认知障碍患者全程照护与管理

主 编　纪　勇　李延峰

中国协和医科大学出版社
北　京

图书在版编目（CIP）数据

认知障碍患者全程照护与管理／纪勇，李延峰主编．—北京：中国协和医科大学出版社，2023.3

ISBN 978-7-5679-2160-3

Ⅰ．①认…　Ⅱ．①纪…　Ⅲ．①阿尔茨海默病－护理　Ⅳ．①R473.74

中国版本图书馆 CIP 数据核字（2023）第 026033 号

认知障碍患者全程照护与管理

主　　编：纪　勇　李延峰
责任编辑：沈冰冰　盖　宁
封面设计：许晓晨
责任校对：张　麓
责任印制：张　岱

出版发行：**中国协和医科大学出版社**
（北京市东城区东单三条9号　邮编 100730　电话 010－65260431）
网　　址：www.pumcp.com
经　　销：新华书店总店北京发行所
印　　刷：小森印刷（北京）有限公司

开　　本：787mm×1092mm　1/16
印　　张：23.25
字　　数：470 千字
版　　次：2023 年 3 月第 1 版
印　　次：2023 年 3 月第 1 次印刷
定　　价：185.00 元

ISBN 978-7-5679-2160-3

编者名单

主 编

纪 勇 天津市环湖医院

李延峰 中国医学科学院北京协和医院

副主编（按姓氏笔画排序）

王志稳 北京大学护理学院

牛建平 厦门医学院附属第二医院

宁玉萍 广州医科大学附属脑科医院

吕 洋 重庆医科大学附属第一医院

乔立艳 清华大学玉泉医院

刘 帅 天津市环湖医院

李 阳 山西医科大学第一医院

张美云 天津市人民医院

郁金泰 复旦大学附属华山医院

袁 晶 中国医学科学院北京协和医院

曾 燕 武汉科技大学附属老年病医院

脑科学先进技术研究院

编 者（按姓氏笔画排序）

丁泓嵘 天津市人民医院

王 静 天津市人民医院

王玉玲 天津市人民医院

王志稳　北京大学护理学院

王晓丹　天津市环湖医院

牛建平　厦门医学院附属第二医院

邓永涛　重庆医科大学附属第一医院

甘景环　首都医科大学附属北京友谊医院

乐文洁　天津市环湖医院

宁玉萍　广州医科大学附属脑科医院

吕　洋　重庆医科大学附属第一医院

吕亮亮　吕梁市人民医院

朱丽君　厦门医学院附属第二医院

乔立艳　清华大学玉泉医院

任　璐　吕梁市人民医院

任媛渊　重庆医科大学附属第一医院

刘　帅　天津市环湖医院

刘欣彤　重庆医科大学附属第一医院

刘春艳　航空总医院

刘艳婷　天津市人民医院

许　斐　太原市中心医院

纪　勇　天津市环湖医院

李　阳　山西医科大学第一医院

李延峰　中国医学科学院北京协和医院

杨　君　重庆医科大学附属第一医院

杨晓平　山西医科大学第一医院

吴　昊　天津市环湖医院

何国英　天津市人民医院

何锡珍　重庆医科大学附属第一医院

余无寒　重庆医科大学附属第一医院

张　玲　天津市人民医院

张贝贝　天津市人民医院

张文博　重庆医科大学附属第一医院

张肖楠　山西医科大学

张美云　天津市人民医院

陈　慧　天津医科大学护理学院

陈小芳　天津市人民医院

郁金泰　复旦大学附属华山医院

周世梅　清华大学玉泉医院

赵　琦　天津市人民医院

赵忙所　清华大学玉泉医院

赵娅蓉　山西医科大学第一医院

郝丽君　天津市人民医院

胡冠群　天津市人民医院

侯　颖　天津市人民医院

袁　晶　中国医学科学院北京协和医院

徐　菲　天津市人民医院

郭晋瑜　晋中市白塔医院

唐　婷　重庆医科大学附属第一医院

黄方杰　清华大学玉泉医院

龚　淼　重庆医科大学附属第一医院

曾　燕　武汉科技大学附属老年病医院
　　　　脑科学先进技术研究院

序

　　认知障碍是发生在老年前期及老年期的一种由多种原因引起的退行性脑病，包括轻度认知功能障碍和痴呆两个阶段，临床上主要表现为持续进行性认知功能减退，以及伴随的社会生活功能减退、精神行为症状，给患者及其家庭甚至社会都带来了巨大负担。随着老龄化社会的到来，老年期认知障碍成为全球关注的热点问题，根据国际阿尔茨海默病协会（Alzheimer's Disease International，ADI）的数据统计，全球每3秒新增一名老年痴呆患者，而我国更是重灾区。据调查，我国65岁以上人群的痴呆患病率为7.5%，痴呆已成为继心血管疾病、脑血管疾病、癌症之后严重威胁老年人健康的第四大杀手。

　　严峻的发病形势催生了全球对认知障碍疾病的持续研究热情，仅2019年，美国国立卫生研究院（National Institutes of Health，NIH）对阿尔茨海默病（Alzheimer disease，AD）和相关痴呆的年度预算就达到23亿美元，超过NIH总预算的5%。然而，巨大的投入并没有带来有效成果，在改善认知障碍的药物研究领域，极高的临床试验失败率一直存在。美国药物研究与制造商协会（Pharmaceutical Research and Manufacturers of America，PHRMA）报告显示，1998—2017年，全球共有146个AD治疗药物在试验中失败，临床失败率高达97.3%。2021年1月，Biohaven Pharmaceutical（BHVN）宣布了一个消息，他们的试验药物Troriluzole未能对AD的恶性进展产生治疗效果，令全球关注该疾病的医生和患者家属再次失望。

　　这样一种导致身体、精神、神经和社会多重伤害的疾病，给患者和家属带来了巨大的痛苦。与此同时，又没有真正逆转病情的有效药物，这导致认知障碍的临床治疗面临巨大挑战。

　　然而，越来越多的相关研究显示，非药物干预对延缓认知障碍的进程具有正向成效。特别是认知训练，为认知障碍的预防和早期干预提供了有益的补充手段，适合的环境、富有意义的活动、生活日程和适切的照顾、全身慢病管理，照料者的干预相结合可以提升患者治疗效果，为维持认知障碍患者的自理能力、保持社交功能点燃希望。

　　一旦被诊断为认知障碍，患者的家人就从家庭成员转变为认知障碍患者的照料者，随着认知障碍症状的加重，很多重度患者不得不进入养老机构，接受专业的照料。而在我国大部分地区缺乏相应的专业化、系统化培训机制和机构,导致无论是家庭成员的照料者,还是专业养老机构的护工,都缺乏系统、全面的认知障碍相关照护知识与技能。因此,编撰一本针对认知障碍家庭成员和专业看护人员照料技能的指导用书非常必要。欣闻中国微循环学会神经变性病专业委员会医养结合学组、北京神经变性病学会认知障碍全程管理专业委员会组织国内认知障碍照料领域从事医疗、护理和康养的专家,历时近 3 年,反复修改,编撰而成了专门针对认知障碍照料者和看护者的培训书籍。本书内容包括认知障碍老人友好化环境的设计、认知功能康复训练、多感官刺激干预、沟通交流、生活照护、精神行为症状管理、全身医学问题管理及晚期护理,同时也对疾病照护者自身心理问题提出了解决方案。本书内容简明、通俗、实用,阅读本书,可以让照料机构的护工全面了解认知障碍疾病的照护知识,引导照料者全面评估认知障碍患者,科学合理提供照料服务,进而更好地改善认知障碍老人的生活质量,提升看护机构的服务效能;同时,本书也非常适合家庭照料者学习相关照料知识和技能,改善认知障碍老人的生活环境,提升照护能力,克服照护困难。

希望本书能尽快走进认知障碍老人家庭和护理机构,成为认知障碍家庭成员照料老人的工具书,成为认知障碍专业看护机构护工的培训书,也希望中国微循环学会神经变性病专业委员会医养结合学组、北京神经变性病学会认知障碍全程管理专业委员会再接再厉,将本书进一步细化,形成系列培训教材,利用多种媒介,组织开展相关培训,使认知障碍患者从发现疾病到临终关怀,都能得到家庭成员或专业机构的全面照料,最大限度地保护和提升认知障碍老人的生存质量,为广大民众健康和家庭幸福贡献力量。

中国工程院院士

中国医学科学院学部委员　詹启敏

2023 年 1 月 30 日

前　言

我国人口众多，一方面人口总数持续增长，另一方面人口平均寿命不断延长，人口老龄化不可避免，且成为愈演愈烈的社会难题。根据《第七次全国人口普查公报》：中国老龄化速度正在加快，60 岁及以上人口为 2.6 亿，占 18.70%；65 岁及以上人口超过 1.9 亿人，占 13.50%。与 2010 年相比，60 岁及以上人口的比例上升 5.44%。调查数据显示，目前我国 65 岁及以上人群的认知障碍患病率已接近于发达国家，而且每增长 5 岁，其患病率增加 1 倍。中国老年认知障碍患者约占世界同类人群的 1/3。老年认知障碍患者群体越来越庞大已成为公共卫生的一大难题。

老年人口规模不断加大，以及数量庞大的失能失智或半失能失智老年人都需要照料，并且随着经济发展和社会进步，老年群体对养老、医疗、社会服务等方面的需求也越来越大，这使得中国老龄健康产业面临越来越多的挑战。未来十几年甚至更长时间，老龄化将会成为常态，养老产业将成为潜力巨大的朝阳行业。中国老龄科学研究中心对于养老产业的需求曾进行过一项测算，中国老龄产业产值将在 2050 年突破 100 万亿元，届时将占国内生产总值（GDP）的 1/3，与养老相关的产业发展空间巨大。国家高度重视"积极应对人口老龄化"，在"十四五"规划中，慢病预防、早期筛查、综合干预，加强心理精神卫生建设等内容均与老年产业、事业相关。未来我们要不断建立健全一个从预防到安宁疗护在内的全方位、全身心、全生命周期服务体系。

本书的编者是从事该专业多年的专家团队，很多具有海外学习和工作的背景。本书是一本专业的医养、培训和照料的书籍，也是具有科学性和专业性的教材，内容包括疾病的相关知识，对认知障碍友好的建筑设计方法，认知障碍各个时期相关的照料技能，语言沟通及各种心理学技巧，各种非药物治疗以及精神行为症状的应对措施等。通过对本书的学习和进行相应的实操培训，受培训人员、医务工作者以及患者家属都会受益良多，使得更多的认知障碍患者得到专业和科学的照料，这些曾经为家庭、社会和国家作过各种贡献的长者，将会以安全和有尊严的方式走完人生的最后一段路程。对于老人的关爱，体现了社会的发展和文明的进步，这也是我们特别荣幸组织编写本书的原因。

　　最后向本书的所有编者以及参与本书出版、发行的所有人员致以最崇高的敬意和最诚挚的感谢。同时，由于知识水平及时间所限，书中难免存在疏漏和不足之处，敬请广大读者提出宝贵意见，以期不断完善。

纪　勇　李延峰

2022 年 10 月 18 日

目　　录

第一章　认知障碍疾病

第二章　认知障碍疾病的非药物治疗

第九章　认知障碍疾病照护者自身心理问题解决方案

第一章
认知障碍疾病

本章学习要点

1. 熟悉不同严重程度阿尔茨海默病的临床表现特点
2. 了解阿尔茨海默病的常见基因突变
3. 了解路易体痴呆的临床表现特点
4. 了解额颞叶退行性变的分类
5. 掌握痴呆的病因分类
6. 掌握认知障碍疾病治疗的常用药物

第一节 什么是认知障碍疾病

人在进行学习、记忆、感知和解决问题等活动的时候，需要完好的认知能力。导致认知能力受到损害的一大组疾病，统称为认知障碍疾病。《精神障碍诊断与统计手册》（DSM-V）定义了六个关键的认知域：执行功能、学习和记忆、感知-运动功能、语言、注意力及社会认知。

疾病状态下，上述一个或多个认知域受到损害，可导致患者出现轻重程度不同的异常认知表现和／或精神行为症状。认知损害轻的患者仍然保留独立进行日常生活的能力，认知损害重的患者则需要他人的监督照料或帮助，不能独立完成日常生活事务，也就是我们常说的痴呆状态。但是需要注意的是，谵妄或其他精神疾病也会造成患者出现认知障碍，需要与痴呆进行鉴别：谵妄与痴呆相对慢性的过程不同，通常在短时间内迅速发展，其特征表现为混乱、兴奋、迷失方向和意识模糊；幻觉和错觉很常见，有些人可能会经历急性的意识改变，持续几分钟、几小时甚至几天，但不会持续很长时间，谵妄可伴随注意力转变、情绪波动、暴力或不寻常的行为以及幻觉，可由之前存在的疾病引起。因此，面对认知障碍的患者，在诊断痴呆之前，需要除外谵妄的可能性。

（袁　晶）

第二节 常见的认知障碍疾病类型

造成认知障碍最主要的一大组疾病是神经变性病，其中阿尔茨海默病（Alzheimer disease，AD）是最常见的类型，此外还包括额颞叶痴呆、路易体痴呆、帕金森病痴呆等。此外，其他病因（如血管性痴呆）也是常见原因之一。尚需要鉴别的其他造成认知损害的原因还包括：正常压力性脑积水、代谢性因素（如甲状腺功能减退、维生素 B_{12} 缺乏）、感染因素［梅毒螺旋体感染、人类免疫缺陷病毒（HIV）感染、朊病毒病］、创伤性脑损伤、亨廷顿病、药物滥用或暴露于毒素等。

（袁　晶）

第三节 阿尔茨海默病的临床表现

AD 是痴呆最常见原因。AD 会给患者及其家人带来很大的痛苦，因此早期诊疗极为重要。

AD 的发生发展是一个非常漫长的过程，其确切原因尚不清楚。目前研究发现，早在出现临床症状之前 10～20 年，患者还没有出现记忆或其他认知问题的时候，脑内就开始出现病理改变，这一阶段被称为临床前期。最主要的改变是出现老年斑和神经原纤维缠结。AD 患者脑内的老年斑，并不是我们口语中常说的老人皮肤上的"老年斑"，而是 β 淀粉样蛋白逐渐沉积在脑内所形成。老年斑会阻挡神经元间的信号传导，造成信息不能正常传递，并且会诱发神经元周围的炎症。此外，神经元内存在很多犹如"高速公路"一样的微管结构，主要成分是 Tau 蛋白。正常情况下，Tau 蛋白维持这些"高速公路"笔直通畅，让各种物质分子能够自由通过，进行神经元内物质的传递。当这些 Tau 蛋白被异常磷酸化，扭曲成束缠结在一起，形成神经原纤维缠结，这些"高速公路"就被破坏，物质不能顺利运输，导致神经元破坏死亡。随着疾病发展，脑开始逐渐萎缩，从局部扩展至更广泛的大脑皮层。在这些病变的基础上，患者出现临床认知能力减退。

患者出现轻度临床认知能力下降的表现，但尚未对日常生活能力造成影响，这一阶段目前被称为"轻度认知功能损害"（mild cognitive impairment，MCI）。随着疾病进展，认知下降逐渐加重，影响日常生活能力，则发展至痴呆阶段。根据痴呆严重程度不同，分为轻度、中度和重度。

早发型 AD（65 岁前出现症状）不常见，有的早发型患者没有明显的家族模式，被认为是散发性病例，但也有一些表现出家族聚集性。早发型 AD 占所有 AD 病例约 10%，一般在 65 岁前（常在 40～50 岁或更早）发病。这些患者通常表现出常染色体显性遗传模式，存在改变 β 淀粉样蛋白生成或代谢的基因突变，这些基因包括淀粉样前体蛋白（amyloid precursor protein，APP）基因、早老蛋白 1（presenilin-1，PSEN1）基因和早老蛋白 2（presenilin-2，PSEN2）基因。早发型 AD 患者常表现为非典型症状，包括语言、视觉或情绪 - 行为改变等。

AD 更常见于 65 岁以上的老人群中，且随着年龄增长，其患病率和发病率逐渐增高。中国 AD 的患病率和发病率与西方国家相当。根据《2015 世界阿尔茨海默病报告》，随着中国人口老龄化，中国有 950 万痴呆患者，占世界痴呆患者的 20%，预计到 2030 年将增加至

1600 万。

AD 发病隐匿，进展缓慢。患者或者家人一般逐渐认识到患者的认知能力出现了问题，因为患者通常看起来正常，但是在日常生活里变得和以前不一样，并且开始频繁地出错。早期轻度 AD 患者，最常见的临床表现是记忆力下降，尤其是最近发生的事情更容易忘记，例如忘记要买什么东西、忘记要做什么事情、经常丢三落四、一件事反复说好几遍、或者相同的问题反复问家人好几遍。但患者对过去发生的事情仍有记忆，很多患者能说出孩提时代或者年轻时候的事情。正因如此，记忆力下降常被患者或家人忽视，认为其"陈芝麻烂谷子"的事情都记得很清楚，或者认为年龄大了记忆力不好很正常，由此错过早期诊断的时机。患者的判断力可能会出现问题，做出错误的决定，例如轻信一些诈骗信息，贪图便宜买很多用不上或质量不好的东西等。在早期轻度患者也可能会表现为：说话找不到合适的词或者东西叫不上名字；比以前容易转向，但通常还能够找回家；兴趣爱好减少，原来喜欢的事情也没有兴趣去做了；人变得淡漠，对家人的事情变得漠不关心；患者也可能会变得特别固执、焦虑、易怒，一点小事就发脾气，与人相处困难；日常生活中一些复杂的事情不知如何处理或复杂的电器不会使用，一些原本比较聪明的患者，会发现学习一些新知识或新技能时非常困难，做事情需要比以前更长的时间，处理钱财的能力下降等。

当老年斑和神经原纤维缠结向脑内其他部位扩展，患者的症状也会逐渐缓慢加重。进展到中度阶段后，患者经常需要家人的监督或照顾。患者记忆力下降更明显，变得更"糊涂"，刚发生的事情很快就忘记了，也学不会新技能。注意力难以集中，难以适应新环境，遇到事情不知该如何处理。在制订计划、做决策以及完成某件事情时出现困难。自己不能根据天气或者顺序正确穿衣服，并且逐渐出现转向迷路，找不到家，不清楚当天的日期，有时候可能出现不认识家人或朋友。很难有逻辑性地组织自己的语言，交谈时准确表达自己的想法可能出现困难，有时也会听不懂别人的话，看不懂文字，书写出现问题，算账也不行。变得多疑，怀疑别人偷东西、老伴有外遇。反复做重复性的动作，例如反复开关家里的抽屉、门、电器等。有可能出现幻觉、妄想，甚至冲动行为，在一些场合做出不合宜的举止，说话粗俗，突然发脾气等。尤其是在下午或晚上，容易出现坐立不安、焦虑激动、哭泣、漫无目的走动等。一些基本的日常生活能力下降，变得邋遢，不注意个人卫生，忘记洗澡换衣服，忘记服药。买东西、做饭变得困难，不能很好管理自己的钱财。日常生活需要他人监督或帮助。

进展到重度阶段，患者很难沟通交流，完全依赖他人照顾。可能不认识家人，不知道自己是谁，对着镜子说话，自言自语，严重时会打骂家人，看到不存在的东西或听到不存在的声音，坚信某些不切实际的事情发生在自己身上。睡眠节律改变，昼夜不分或颠倒，整日不睡或睡眠增多。可能出现痫性发作。日常生活能力严重下降，吃饭、如厕等基本的生活都不能自理，需要喂食，帮助穿衣服、洗澡等。

当疾病到达终末期，患者卧床，体重下降，行动能力也受到影响，缄默不能言语，吞咽困难，二便失禁，丧失全部日常生活能力，容易发生吸入性肺炎导致肺部感染，甚至危及生命。

那么哪些是 AD 的危险因素呢？年龄是最主要的危险因素，越高龄的老人风险越大。携带致病基因或风险基因（如 ApoE4）是另一个风险，因此有家族史的人需要更重视。女性比男性的患病率高。一些危险因素我们可以减少或避免。研究发现，受教育程度低以及糖尿病、高血压、高脂血症、吸烟、酗酒、超重、体力活动少等心血管疾病危险因素会增加 AD 的发病风险。因此，控制这些危险因素有助于降低 AD 风险。此外，提倡地中海式饮食、坚持运动锻炼、学习新知识、保持大脑活跃可能也有助于降低 AD 发生风险。

一旦出现早期症状，正确及时诊断非常重要。目前还没有单一的某一项检测能准确诊断 AD，因此需要从多个方面进行检查评估。在详细了解病史的基础上，医生通常会安排进行神经心理学量表测试来评估认知能力，通常还会安排血液检查，以检查症状是否可能由其他病因引起，例如甲状腺功能减退或维生素 B_{12} 缺乏。也可根据情况进行致病基因或风险基因的检查，或进行头部磁共振成像（MRI）检查来观察颅内病变或脑萎缩的情况。现在一些更新的检查技术也可以辅助早期诊断及监测疾病进展。例如，特殊的示踪剂结合正电子发射计算机断层成像（PET）检查可显示脑功能代谢情况（^{18}F 标记的葡萄糖作为示踪剂），检查脑内是否有 β 淀粉样蛋白或磷酸化 Tau 蛋白的异常沉积（β 淀粉样蛋白及 Tau 蛋白示踪剂）。此外，脑脊液中一些蛋白水平的变化对诊断 AD 或预测疾病的发生可能也有帮助，因此通过腰椎穿刺检查脑脊液蛋白水平的变化也在研究中。科学家们也正在积极寻找血液中的生物学标志物，希望通过静脉抽血这种更简单、创伤小的办法来帮助 AD 的正确及早期诊断。

虽然目前还没有治愈的办法，但是研究发现，AD 患者脑内乙酰胆碱水平下降，导致信息不能正常传递；胆碱酯酶抑制剂可减少乙酰胆碱的分解，提高脑内乙酰胆碱水平，从而改善临床症状。常用的胆碱酯酶抑制剂包括多奈哌齐、卡巴拉汀等。此外，兴奋性氨基酸受体拮抗剂美金刚可以改善 AD 患者脑内谷氨酸能神经通路，从而改善脑内神经细胞间的信息传递。这些药物虽然并不能够治愈 AD，但可以帮助改善症状及延缓功能下降速度。

（袁　晶）

第四节 血管性痴呆的临床表现

人体内各器官、组织、细胞均需正常的血流供应才能维持正常功能。血流供应障碍将导致细胞功能异常甚至死亡。大脑是血管网络最丰富的器官之一，氧需求量大；一旦血流供应出现障碍，大脑尤其容易受到伤害。

血管性痴呆被认为是居于 AD 后的第二大痴呆类型。血管性痴呆的一种起病形式是在脑卒中后突然出现，称为脑卒中后痴呆。脑卒中是急性脑血管疾病，是由于脑血管突然阻塞造成缺血性脑卒中或脑血管突然破裂造成出血性脑卒中，导致血液不能流入大脑而引起脑组织损伤的一组疾病。缺血性脑卒中的发病率高于出血性脑卒中。血管性痴呆起病也可能非常隐匿，缓慢加重，系由小血管病变造成多次轻微梗死、微出血、脑白质病变导致累积性损伤。越来越多的专家更倾向于使用"血管性认知功能障碍（vascular cognitive impairment，VCI）"这一术语，而不是"血管性痴呆"这一术语，认为它更能表达血管因素造成的从轻微到严重的认知变化。本文仍沿用大众更为熟知的名称"血管性痴呆"。血管性痴呆也可与 AD 同时存在，称为"混合型痴呆"。

血管性痴呆由于发病机制、发病过程、受累部位、面积等不同，个体患者之间临床表现的差异较大。血管性痴呆患者的症状随着时间发展，有可能加重，也有可能稳定或有改善。

脑卒中后痴呆的临床表现与脑卒中后脑受累的面积和部位有关。症状一般在脑卒中发生后很快出现。如果梗死部位位于控制记忆力的区域，患者可能仅表现出记忆力下降，而其他能力不受影响；如果累及其他区域，记忆力减退不是患者最主要症状，还可能出现思维混乱、定向力下降、语言理解与表达障碍、视力下降等；或者发生较大面积的梗死，出现认知能力的全面下降。认知能力的下降可能与脑卒中相关其他表现同时发生，例如头痛、行走困难、面部或肢体麻木无力等。

小血管病变造成的轻微梗死、微出血、脑白质病变等，可能会随着损伤的累积造成逐渐加重的认知改变。可以类似 AD 那样起病非常隐匿，缓慢进展，并出现与 AD 相似的认知能力的下降，例如记忆力下降、注意力不集中、沟通交流困难，尤其在黄昏或夜间时思维更加混乱，更加"糊涂"。与 AD 不同的是，患者可以在早期出现明显的人格改变、社交能力受损、情绪变化，焦虑、抑郁、易激惹等表现更突出，强哭强笑等，也可以同时出现步态异常、平衡障碍或二便控制不良。

由于血管性认知障碍经常被忽视，对于高风险患者应当进行认知能力的筛查。高风险患者包括脑卒中短暂性脑缺血发作患者以及具有血管危险因素（如高血压、高胆固醇血症或其他心血管疾病危险因素）的高危人群。对于高危人群，也建议行抑郁症筛查。抑郁症通常与脑血管疾病共存，可加重认知症状。

医生通常会详细采集病史，进行神经系统检查、认知能力测试、血液化验和脑影像检查（如头部 CT 和 / 或 MRI）。根据 2011 年美国心脏协会（American Heart Association，AHA）和美国卒中协会（American Stroke Association，ASA）发表的报告，并经美国阿尔茨海默病协会（Alzheimer Association，AA）和美国神经病学学会（American Academy of Neurology，AAN）的认可，以下三个标准提示轻度认知损害或痴呆是由血管变化引起的：①神经心理学测试证实存在认知能力下降，例如判断力、计划、解决问题、推理和记忆的能力下降；②存在以下脑影像学证据（通常基于磁共振成像），近期脑卒中病变或脑小血管病变，其受累组织严重程度和部位可以解释神经心理学测试的异常；③没有证据表明除血管因素以外的其他因素导致认知能力下降。

该报告及其他研究也发现，血管性痴呆可以单独出现，也可以与其他痴呆类型（如 AD 和路易体痴呆）并存，在这种情况下，认知损害会更严重。

与 AD 一样，年龄增长是血管性认知障碍或痴呆的主要危险因素。其他风险因素与心脏病、脑卒中和其他影响血管的疾病所存在的风险相同。许多这些血管因素也会增加 AD 的风险。因此，为降低疾病风险，提倡戒烟，控制血压、胆固醇和血糖，摄入健康均衡的饮食，开展运动锻炼，保持健康的体重，限制饮酒量。

虽然目前尚未批准任何专门用于治疗血管性痴呆的药物，但有一些临床试验证据表明某些获批用于治疗 AD 的药物也可能使患有血管性痴呆的患者获益。另外，控制脑血管疾病危险因素是一种重要的治疗策略，可以改善预后，并有助于推迟或防止进一步的认知能力下降。

（袁　晶）

第五节　路易体痴呆的临床表现

路易体痴呆（dementia with Lewy bodies，DLB）是最常见的神经变性病性痴呆之一，仅次于 AD。

DLB 的病因尚不清楚，因尸检见患者脑部有被称为"路易体"的蛋白蓄积而得名。帕金森病（一种可影响运动的脑部疾病）患者的脑中也有"路易体"沉积。DLB 患者脑中路易体的分布范围广于帕金森病患者。有研究显示，DLB 的胆碱能及单胺能神经递质损伤可能与患者的认知障碍和锥体外系运动障碍有关。遗传学研究发现部分 DLB 患者和家族性帕金森病患者存在 α- 突触核蛋白基因突变，该基因产物 α- 突触核蛋白既是路易体的成分，也是脑内老年斑的成分，推测可能与 DLB 的发病有关；此外，ApoE4 等位基因也可能是 DLB 的危险因素。

DLB 可有以下主要症状。

1. 难以做出决定、清晰思考或保持注意力（认知功能障碍） ①驾驶问题，DLB 患者可能会迷路，不知道某地距离另一地点有多远，或者看不到其他车辆；②工作问题，患者可能会感到难以完成以前的工作任务，工作表现明显下降；③记忆问题，患者可能会告诉医生自己感觉记忆力明显下降，经常忘记事情；④集中注意力困难，患者集中注意力的时间明显变短，很难完成一项比较系统或难度大的任务；⑤难以规划正常的日常活动：患者可能无法像往常一样决定什么时候该吃饭、睡觉，买菜时无法正确估计合适的需求量。

2. 看到实际并不存在的事物 幻觉可包括颜色、形状、动物或人。

3. 嗜睡、凝视某物或行为怪异 患者可能会在白天长时间地小睡。嗜睡、凝视或行为怪异的时间可持续数分钟或数日。

4. 运动问题 这些类似于帕金森病所引起的运动问题，表现为僵硬、动作迟缓、行走困难、震颤。

DLB 的其他症状如下。

1. 随梦境而做出动作 患者可能击打某人、进食、说话或进行其他所梦到的事情，即快速眼动睡眠行为障碍（rapid eye movement sleep behavior disorder，RBD），其特征是快速眼动（rapid eye movement，REM）睡眠期肌张力低下消失后，出现梦境表演行为。患者在 REM 睡眠期有反复发作的睡眠相关发声和 / 或复杂运动行为，与梦境相关联。RBD 运动的持续时间较短（< 60 秒），看起来有目的性，如扔球或挥舞手臂以保护自己。其严重程度不一，可以是良性的手势，也可以是暴力地乱打、拳打、脚踢。RBD 通常与 DLB 相关，可发生于 85% 的 DLB 个体，并且常出现于病程的早期。RBD 的出现可以比 DLB 临床诊断早达 20 年，但它并不是 DLB 特有的表现。

2. 经常跌倒 多达 1/3 的 DLB 患者会出现反复跌倒，这可能是最早出现的症状之一。这些跌倒通常没有明确的诱因，可能与帕金森综合征、认知波动或直立性低血压相关。

3. 晕厥或丧失意识。

4. 漏尿。

5. 相信不真实的事情 例如，DLB 患者可能认为自己所住的房子不是自己的家。

6. 情绪障碍 如抑郁等。

怀疑患有 DLB 的患者，需要及时接受神经心理评估、MRI 或 PET 等影像学检查、血液检查及脑电图、睡眠检测等辅助检查。尽管还没有 DLB 的诊断性生物标志物，但是通过以上检查或许可以提供一些支持 DLB 诊断的证据，比如皮质和海马萎缩、广泛血流灌注减少和代谢降低等。

同 AD 一样，DLB 目前尚无特异性治疗。疾病症状可随时间推移而加重，但医生能帮助治疗这些症状。包括：

1. 药物治疗，以帮助缓解症状。

2. 物理治疗，以帮助缓解运动问题。

3. 使用设备（如助行器或手杖）来帮助缓解平衡问题（如经常跌倒）。

一些可以减轻患者压力的措施也可以尝试：①规律锻炼；②规律作息（尤其是夜间）；③避免那些导致混乱或奇怪行为的事情；④与宠物相处；⑤听音乐。

对 DLB 患者的照护，预防日常生活中的跌倒非常重要。患者在开车、做饭或做其他事情时，可以通过提前排除环境隐患、家人陪同等确保安全。比如，收好松动的线缆或电线，穿结实且舒适的鞋子，保证走道有充足的光线，在台阶上、浴室中和其他可能难以保持平衡的地方使用扶手等。

（郁金泰）

第六节　额颞叶痴呆的临床表现

大脑半球可以分为五个部位：额叶、顶叶、枕叶、颞叶和岛叶。所谓额颞叶痴呆，顾名思义，就是额叶和颞叶的病变引发患者认知功能损害和痴呆的疾病，以行为和人格改变、失语为特征性表现，在 MRI 上常表现为这两个部位的萎缩。1892 年，德国医生阿诺德·皮克（Arnold Pick）最先报道一例额颞叶痴呆患者。数年后，爱罗斯·阿尔茨海默（Alois Alzheimer）对其病理学特征进行描述：皮质呈海绵状，神经元发生气球样变。神经元内出现特异性球形嗜银包涵体被称为皮克小体，是 Tau 蛋白阳性神经元内包涵体。此后相当长时间内，额颞叶痴呆一直被称为皮克病。直到 20 世纪后期发现许多额颞叶萎缩患者的大脑内并无典型的皮克小体，因而在 1994 年将其改名，统一称为额颞叶痴呆（frontotemporal dementia，FTD）。

FTD 相比于 AD 确实更少见，而且也比血管性痴呆、DLB 少见，但 FTD 比较特殊的地方是其发病年龄一般比较早，50 岁之后发病率逐渐增加，男女的患病率差别不大。FTD 有一定的遗传因素影响，如果家族里面有痴呆患者，发生 FTD 的概率比普通人要高很多，但是也有一部分 FTD 患者的家族里并无痴呆患者。据统计，20%~40% 的 FTD 患者存在家族史，10% 的患者以显性遗传的方式遗传自父母，这其中已证实与一些基因变异有关，例如微管相关蛋白 Tau 蛋白、颗粒蛋白前体、动力蛋白激活蛋白 1 等相对应的基因。

FTD 由某些比较罕见或未知的大脑疾病影响到额叶和颞叶两个部位引起，这两个部位一般影响一个人的性格、行为和言语，所以相关的临床表现会与之相关。根据目前的诊断标准，额颞叶退行性变主要包括 FTD 行为异常型（即狭义的 FTD 或 FTD 额叶型）、语义性痴呆和进行性非流利性失语三种临床类型。

FTD 行为异常型的患者约占额颞叶痴呆患者的 50%，此类型中患者以伴有执行能力损害的个性和行为异常为突出表现，亦可出现言语障碍（但通常不是突出表现，并可能被个性改变等更显著的临床症状所掩盖）。个性改变和社交失范是最主要的临床表现，在疾病早期即出现并贯穿整个病程，而感知能力、空间、运用和记忆功能相对保留。具体主要有以下几个现象：

1. 出现一些不合适的行为，例如偷窃行为等。
2. 失去同情心和一些正常的与人交往的技能。
3. 失去判断力和控制自己行为的能力，例如可能会发生无节制的性活动、暴力行为等。
4. 变得冷漠。
5. 有一些刻板反复的行为，例如不停地搓手。
6. 个人卫生变差，不注意卫生。
7. 饮食习惯发生变化，主要体现是暴食、大量吸烟、酗酒等。
8. 失去思考能力和洞察力。

此种类型的患者 CT、MRI 和功能成像上整个大脑呈现不成比例的萎缩以及额叶的低代谢，通常两个半球不对称。其中有一部分 FTD 患者的影像会有类似帕金森患者影像改变的形态特征。

语义性痴呆主要表现为找词困难、物品常识丧失和理解障碍，还可出现不同程度的面孔失认。早期患者对命名一些事物、叫出他人名字有困难，但是患者是知道含义只不过叫不出名字，此阶段说话相对流畅。但患者对罗列某一类别的事物尤其困难，例如让患者列举出足够多的动物。后期患者会完全忘记一些事物的含义和对一些词的理解。有一部分右侧额颞叶萎缩的患者很容易发展出严重的面孔失认症状，MRI 呈现显著的前颞叶萎缩或者 PET 显示有显著的前颞叶低灌注或代谢低下。

进行性非流利失语以言语表达不流畅、语法错误和电报式言语为主要表现。至少在发病的最初两年，语言的进行性损害是唯一明显的受损领域。因此语言功能的标准化神经心理学测验有助于早期识别原发性进行性失语。早期患者说话减少，说话变得迟疑，说话时找词有困难，会忘记或者乱用一些词语，但是句子结构完整。说出来的句子一般比较短，像以前的电报一样。后期会有发音困难，最后导致患者变得沉默，看起来没有说话表达的欲望，其实是失去了发音的能力。MRI 呈现显著的左侧额叶后部和岛叶萎缩或者 PET 显示有显著的左侧额叶后部和岛叶代谢低下。

一些比较罕见的 FTD 亚型额颞叶痴呆会出现运动障碍，会有一些和帕金森患者类似的症状，例如不自主的、有节律性的肌肉收缩和放松，咀嚼困难，肢体无力，肌肉僵硬等。此外，可与进行性核上性麻痹及皮质基底节综合征或相关的运动神经元疾病 / 肌萎缩性侧索硬化等神经退行性运动障碍合并存在，形成另一些特殊的亚型。

在治疗方面，目前尚无能够减缓 FTD 进展的方法，并且也没有能够治愈的方案。不过，可参照 AD 的治疗，对症治疗有助于管理患者的症状。例如，选择性 5- 羟色胺再摄取抑制剂和曲唑酮有助于改善其行为症状，卡比多巴和多巴胺受体激动剂有助于改善其运动方面的障碍。FTD 和其他痴呆疾病类似，发展较缓慢，一般从症状出现开始平均 6～11 年，确诊之后一般为 2～5 年。早期诊断及早期干预可显著改善 FTD 患者的预后。

（郁金泰）

第七节　其他痴呆的临床表现

多种疾病可导致痴呆，其临床表现各不相同。按照病因可将这些疾病分为神经变性病、脑血管病、其他大脑病变、系统性疾病和器官功能障碍等五大类（表 1-1）。引起中老年（≥ 65 岁）患者认知障碍的最常见病因是 AD、血管性痴呆、FTD 和 DLB。45 岁以下的痴呆患者患有 AD 或血管性痴呆的可能性较小；在这些患者中，必须要考虑神经退行性病变（亨廷顿病、皮质基底节变性）、炎症（多发性硬化、系统性红斑狼疮、血管炎）和感染（朊病毒病）等病因。

罕见的可逆性痴呆病因，例如正常颅内压性脑积水、维生素 B_{12} 缺乏症、甲状腺功能减退和神经梅毒等，在临床上很少见。但是，对这些罕见病因的诊断非常重要，因为早期和恰当的治疗可以阻止甚至逆转认知下降。诊断由亨廷顿病或其他遗传性疾病引起的痴呆，可使患者及其家属从遗传咨询中受益。如果诊断出克 - 雅病或与 HIV 相关的痴呆，可以采取预防措施阻止其传播，并且可以使用抗逆转录病毒药物治疗 HIV 疾病。

约有 15% 的患者被评估为可能的痴呆，但实际上却患有其他疾病（假性痴呆），如抑郁症。识别这种情况下的抑郁很重要。此外，常被认为是老人痴呆原因的药物中毒实际上会导致急性精神错乱，而不是痴呆。

老年期痴呆最常见的 4 种类型，在前文中均有详述，本节将简述其他痴呆的临床表现。

表 1-1 痴呆的病因分类

神经变性病
AD
FTD
皮质基底节变性
进行性核上性麻痹
路易体痴呆
亨廷顿舞蹈症
克 - 雅病
脑血管病
血管性痴呆
慢性硬膜下血肿
其他大脑病变
正常颅内压性脑积水
脑肿瘤和全脑放疗
慢性外伤性脑病
系统性疾病
感染
HIV 相关性认知障碍
神经梅毒
营养和代谢障碍
酒精中毒
甲状腺功能减退
维生素 B_{12} 缺乏
器官功能障碍
透析性痴呆
获得性肝性脑病
肝豆状核变性

一、其他痴呆

1. 皮质基底节变性　是一种与 Tau 阳性额颞叶痴呆相关的神经变性病。其临床表现反映了大脑皮质和基底神经节受累，包括单侧肢体（通常为手臂）笨拙和功能障碍、锥体外系僵硬、运动迟缓和姿势性震颤，其中单侧肢体功能障碍的原因可能是乏力、感觉丧失和肌阵挛中的一种或多种。患者还可能存在精神病学特征，如抑郁、冷漠、易怒和激动等。除皮质基底节变性外，进行性核上性麻痹和额颞叶痴呆中也存在皮质基底节综合征。

2. 进行性核上性麻痹　是一种特发性神经变性病，主要影响脑干、皮质下灰质和大脑皮质。像 Tau 阳性额颞叶痴呆和皮质基底变性一样，它的病理特征是 Tau 阳性细胞内包裹体。临床多为隐匿起病，表现为性格改变、情绪异常、步态不稳、视觉和语言障碍。典型的临床特征是核上眼肌麻痹、假性延髓性麻痹、轴性肌张力障碍、四肢锥体外系僵硬和痴呆。典型症状的患者诊断不难，但在疾病早期和症状不典型病例需与帕金森病、小脑疾病和基底节疾病相鉴别。

3. 亨廷顿病　是一种常染色体显性遗传的神经退行性疾病，多于 35～40 岁发病，其特征是舞蹈症、精神病症状和痴呆。患者最初表现为全身不自主运动和手足徐动，伴有行为障碍，如淡漠、压抑等。早期智力损害以记忆力、视空间功能障碍和语言欠流利为主，后期发展为全面认知衰退、运用障碍加重。

4. 克－雅病　是一种传染性海绵状脑病，它会导致快速进行性痴呆，并伴有大脑皮层、基底神经节、小脑、脑干和脊髓的各种局灶性变性。克－雅病由朊病毒引起，可能是散发性（约占病例的 85%）、遗传性或感染性发病。克－雅病临床可表现为弥漫性中枢神经系统病变或局限性功能障碍。痴呆几乎存在于任何情况，且常常始于轻度的整体认知障碍或局灶性皮质疾病，例如失用症或失语症。患者通常在数月内会发生运动性失语或昏迷。精神症状包括焦虑、欣快、抑郁、不稳定情绪、妄想、幻觉以及人格或行为改变等。除了认知障碍外，最常见的临床表现是肌阵挛（通常由惊吓引起）、锥体外系体征（僵直、运动迟缓、震颤、肌张力障碍、舞蹈病或无神志症）、小脑体征和锥体束征。终末期患者常出现进行性多器官功能障碍综合征，最终往往死于肺炎或自主神经功能衰竭。克－雅病患者平均生存期为 6 个月，约 90% 的患者发病后 1 年内死亡。

5. 慢性硬膜下血肿　常发生于头部外伤之后，其他危险因素包括酒精中毒、脑萎缩、癫痫、抗凝治疗、心室分流和长期血液透析。临床发现大多数患者的初始症状是头痛，随后可出现呕吐和偏瘫，最后发生痴呆。最常见的体征是认知障碍、偏瘫、视盘水肿和伸肌足底反应，罕见表型有失语症、视野缺损和癫痫发作。血肿通常可在 CT 扫描上看到低密度月牙形改变，伴有同侧的皮质沟闭塞，常伴脑室压迫。

6. 正常颅内压性脑积水　是痴呆的一种潜在可逆性病因，其特征是步态障碍、痴呆和泌尿功能障碍的临床三联征。它可能特发性发生或继发于干扰脑脊液吸收的疾病，例如蛛网膜下腔出血、脑外伤或脑膜炎。正常颅内压性脑积水发病的平均年龄约70岁，通常发展数月，步态障碍往往是最初表现。步态障碍的特征表现为站立和行走困难（磁性步态）、转弯不稳定以及向前或向后跌倒的趋势。步态障碍呈双侧对称，没有共济失调，很少出现锥体束征（痉挛、反射亢进和足底伸肌反应）。痴呆表现为执行功能障碍和记忆障碍，并可能伴抑郁症。泌尿功能障碍包括尿急和尿频，可能伴尿失禁，并且在步态障碍和痴呆发作后往往会发作。大小便失禁不常见。

7. 脑肿瘤和全脑放疗　脑肿瘤通过局部和弥散性影响（包括水肿、相邻脑结构受压、颅内压增高、脑血流损害和神经元连接中断）的共同作用导致痴呆和相关综合征，而对脑肿瘤的放化疗也会损伤患者认知功能。尽管此类病变倾向于广泛渗入皮质下白质，但它们最初很少引起局灶性神经系统体征。与脑瘤相关的痴呆的特征在于明显的智力迟钝、冷漠、注意力不集中以及人格的细微改变。根据受累部位，可能会出现记忆障碍、失语症或失用症。脑肿瘤最终会产生头痛、癫痫发作或局灶性感觉运动障碍。用于治疗头颈部各种肿瘤的全脑放射疗法与痴呆的发生率增加有关，尤其是在65岁以下的患者中。可能与发病机制有关的因素包括对脑组织或血管的直接伤害以及对血管生成或神经发生的抑制。

8. 慢性外伤性脑病　严重或反复的脑震荡可能导致进行性认知功能下降，严重时可导致痴呆。研究者最早在拳击手中观察到这种典型现象（拳击醉酒综合征），目前这种现象在遭受头部创伤的运动员和退伍军人等群体中也得到了更多的证实。疾病的早期特征包括头痛、注意力减弱，其次是抑郁、暴发性行为和短期记忆缺陷，随后是执行功能障碍和其他认知障碍，最终进展为痴呆。相关特征包括构音障碍、震颤、痉挛、共济失调和步态障碍。需要注意的是，这类患者自杀倾向较高。神经影像学检查可能显示皮质或海马萎缩，脑室扩大以及弥漫性轴索损伤的迹象。在尸检中，约有1/3的病例表明存在其他神经退行性疾病，例如运动神经元疾病、AD、DLB或FTD。

9. 人类免疫缺陷病毒（HIV）相关认知障碍　HIV感染大脑可产生一系列与HIV相关的神经认知障碍，在15%~55%的HIV感染者中发生。这些综合征包括无症状神经认知障碍（仅可通过神经心理测验证明）、轻度神经认知障碍（轻度至中度认知功能障碍）和HIV相关痴呆（中度至严重认知功能障碍）。HIV感染的联合抗逆转录病毒疗法能降低HIV相关痴呆的患病率，但随着患者寿命的延长，起病温和的神经认知障碍患病率也在增加。因此，无症状神经认知障碍现在约占总体神经认知障碍70%。心血管危险因素、高龄和药物滥用会增加神经认知障碍的风险。神经认知障碍通常起病隐匿，可产生认知、行为和运动功能障碍。无症状神经认知障碍的特征是神经心理学测试异常，而没有明显的功能下降。轻度神经认知障碍会在一定程度上损害记忆、学习或执行功能，但患者通常能独立生活和继续工作，可能会出现步态障碍、震颤和精细运动表现方面的缺陷。HIV相关痴呆则更为严重，记忆力丧失和执行功能障碍增加，并损害了患者独立生活能力。有时会出现帕金森病特征（运动迟缓、姿势不稳）或意向震颤。

10. 神经梅毒　梅毒由梅毒螺旋体引起，通过性接触传播。约40%的患者中枢神经系统受到梅毒螺旋体的攻击，而约12%的患者受到持续侵害。神经梅毒性痴呆是神经梅毒的晚期表现，在青霉素被发现后已日趋少见。早期神经梅毒可能无症状，有时可表现为脑膜梅毒，多发生于初次感染后2~12个月，引起头痛、颈部僵硬、恶心、呕吐、脑神经（尤其是第Ⅱ、Ⅶ或Ⅷ对脑神经）受累；也可能表现为脑脊膜血管梅毒，病程4~7年，通常表现为短暂性缺血发作或脑卒中。晚期神经梅毒可引起全身性轻瘫和背侧轻瘫，可单独或一起发生。发作伴随进行性记忆丧失或情感、性格或行为改变，随后会发生智力减退，包括过分夸大、沮丧、精神病和无力等。最终症状包括尿便失禁、癫痫发作或脑卒中。神经系统检查可见面部和舌震颤、面部表情不足、构音障碍和锥体束征。

11. 酒精中毒　某些并发症可能导致痴呆，包括酒精性肝病引起的后天性肝脑变性、慢性硬脑膜下血肿和营养缺乏状态。目前有研究者提出了乙醇对大脑的直接毒性作用引起的痴呆，但在痴呆酗酒者的大脑中还未发现明显的异常。酒精中毒的痴呆更可能是由先前提到的酒精中毒的新陈代谢、创伤或营养并发症引起的，后者包括黄褐斑和原发性胼胝体变性（Marchiafava–Bignami）综合征。黄褐斑多由烟酸缺乏引起，能损伤大脑皮质、基底神经节、脑干、小脑和脊髓前角中的神经元。全身性受累表现为腹泻、舌炎、贫血和皮肤红斑。神经系统受累可能导致痴呆、精神错乱、锥体束征、锥体外系症状、小脑征、多发性神经病和视神经病变。每天口服10~150mg烟酰胺能够治疗，但神经功能缺损可能持续存在。原发性胼胝体变性综合征的特征是皮质下白质坏死，最常发生在营养不良的酗酒者中。该过程可以是急性、亚急性或慢性的。临床特征包括痴呆、痉挛、构音障碍、步态障碍和昏迷。可以通过CT扫描或MRI诊断。戒酒和改善营养可能改善症状。

12. 甲状腺功能减退　甲状腺功能减退（黏液性水肿）可引起可逆性痴呆或慢性器质性精神病。痴呆的特征是精神迟钝、记忆力减退和易怒，没有局灶性皮质缺陷。精神病学表现通常很突出，包括抑郁症、妄想症、视觉与听觉幻觉、躁狂症和自杀行为。甲状腺功能减退的患者可能会抱怨头痛、听力下降、耳鸣、眩晕、无力或感觉异常。检查可能显示耳聋、构音障碍或小脑共济失调，肌腱反射的延迟松弛也对疾病有提示作用。认知功能障碍通常可以通过治疗逆转。

13. 维生素B_{12}缺乏症　是可逆性痴呆和器质性精神病的罕见原因。痴呆表现为整体性认知功能障碍，包括精神迟钝、注意力不集中和记忆障碍，不会发生失语和其他局灶性皮质疾病。精神病学表现通常很突出，包括抑郁、躁狂和偏执型精神病，伴有视觉和听觉幻觉。下肢震颤和位置感觉减弱较常见。

14. 透析性痴呆　是接受慢性血液透析患者的罕见并发症。临床特征包括性格改变、幻觉、构音障碍、吞咽困难、肌阵挛和癫痫发作。脑电图显示阵发性高压减慢，混合尖峰和慢波。从透析液中去除铝能降低其发生率。

15. 获得性肝性脑病　慢性肝硬化伴自发或手术门体分流的罕见并发症。症状可能与肝脏排毒能力下降有关。在大约 1/6 的患者中，神经系统症状先于肝部症状。临床症状包括神经系统综合征和慢性肝病的其他全身表现。神经系统综合征波动不定，但随着时间的推移逐渐发展。痴呆、构音障碍、小脑体征、锥体外系症状和锥体束征很常见。痴呆的特征是精神迟钝、冷漠、注意力和注意力减弱以及记忆障碍。小脑体征包括步态、肢体共济失调和构音障碍，眼球震颤很少见。锥体外系受累可能会产生僵硬、静息性震颤、肌张力障碍、舞蹈症或肢体无力。扑翼样震颤、肌阵挛、反射亢进和足底伸肌反应常见，截瘫很少见。实验室检查显示肝血液生化指标异常和血氨水平升高，但异常程度可能与神经系统症状的严重程度不符。

16. 肝豆状核变性　是一种常染色体隐性遗传疾病，会引起神经系统和肝功能障碍。受影响的基因（ATP7B）编码铜转运 ATP 酶的 β 多肽，发病机制涉及铜与转运蛋白铜蓝蛋白结合减少，导致大量未结合的铜进入循环系统，随后沉积在包括脑、肝、肾和角膜等组织中。肝豆状核变性的临床症状包括非神经系统和神经系统症状。眼和肝异常是肝豆状核变性最主要的非神经系统表现。最常见的眼部发现是 Kayser–Fleischer（K-F）环，系角膜中的铜沉积所致。肝脏受累会导致慢性肝硬化，并发脾大、食管静脉曲张伴呕血或暴发性肝衰竭。神经系统症状包括静息或姿势性震颤、四肢编排状运动、面部表情怪异、躯体僵硬、构音障碍、吞咽困难、姿势异常（弯曲）和共济失调。痴呆的特征是精神迟钝、注意力不集中和记忆力减退，可伴有情感、行为或人格障碍，很少伴有幻觉等精神病症状。在年轻患者中，疾病可能迅速发展，但随着缓解和加重期的发展，症状进展逐渐减缓。

二、假性痴呆

假性痴呆用于描述可能被误认为痴呆的其他疾病，包括抑郁症、功能性认知障碍、睡眠障碍和药物副作用等，其中被误诊为抑郁症最为常见。

1. 抑郁症　痴呆和抑郁症的特征常表现为精神迟钝、冷漠、自我疏忽、退缩、烦躁、记忆力和注意力集中困难以及行为和性格改变。抑郁症和痴呆可以作为独立疾病并存,晚期抑郁症可能是随后发生痴呆的先兆。表1-2列出了有助于鉴别诊断的临床特征。考虑抑郁症时,应寻求精神科帮助。

表1-2 痴呆与抑郁症的鉴别要点

痴呆	抑郁症
起病隐匿	突然起病
无抑郁病史	可能有抑郁病史
患者常意识不到脑功能损害并且很少抱怨记忆减退	患者能意识到且常常夸大脑功能损害并且频繁抱怨记忆减退
身体不适不常见	身体不适常见
情绪多变	情绪沮丧
植物性症状罕见	植物性症状常见
损害在夜间更严重	损害在夜间不会更严重
神经系统检查和实验室检查可能异常	神经系统检查和实验室检查正常

2. 睡眠障碍　与减少睡眠时间或睡眠碎片化有关的睡眠障碍(阻塞性睡眠呼吸暂停、失眠)可通过干扰记忆巩固来损害认知功能。阻塞性睡眠呼吸暂停,会引起与呼吸暂停相关的脑缺氧。由于阻塞性睡眠呼吸暂停和失眠在老人中更为普遍,因此它们经常影响同一人群,增加了痴呆的风险。识别这些睡眠相关的认知缺陷非常重要,因为它们通常可以治疗且可逆。40岁以上人群中,约40%男性和20%女性受到阻塞性睡眠呼吸暂停影响。疾病由上呼吸道塌陷引起,并导致睡眠破碎、缺氧、血压升高和交感神经亢进。相关症状包括打鼾、夜尿和白天嗜睡。睡眠障碍对认知的不利影响包括注意力减弱、言语记忆和执行功能下降。通宵多导睡眠监测仪即可对阻塞性睡眠呼吸障碍作出明确诊断。

3. 药物副作用　罹患痴呆风险最大的老年人群也极易受到药物不良反应的影响,包括对认知功能的影响,而这种认知功能的改变可能被误认为是痴呆。其中涉及的因素包括该人群中多种医学问题的频率、与年龄相关的药代动力学变化(包括药物分布量、代谢和清除率)以及生理稳态机制的减弱。容易引起精神错乱的药物更可能使患者被误诊痴呆,包括苯二氮䓬类药物和其他镇静催眠药、阿片类镇痛药和抗胆碱药。

引起痴呆的病因多样,临床表现复杂。对于痴呆及其亚型的诊断,需要综合临床、影像、神经心理、实验室检查、病理学等多方面检查共同完成。

(郁金泰)

第八节 认知障碍疾病的药物治疗及用药相关注意事项

长期以来，认知障碍一直被认为是无法预防或治疗的。近年来认知障碍的治疗已经取得了一定进展。认知障碍的治疗包括药物治疗、心理 / 社会行为治疗和康复治疗等，药物治疗仍是现有治疗的主体。目前尚无逆转认知障碍病理过程的有效药物，治疗的主要目的是改善认知功能、延缓疾病进展、提高日常生活能力、延长生存期、减少看护者照料负担等。由于认知障碍的临床症状涉及认知损害、精神行为异常和日常生活能力下降等多个方面，治疗应当遵循个体化和多方面的原则。

药物治疗的主要目的是缓解疾病的症状，主要包括延缓认知功能下降、治疗痴呆的行为精神症状（behavioral and psychological symptom of dementia，BPSD）。改善患者的认知功能方面，目前主要使用两类药物：胆碱酯酶抑制剂和兴奋性氨基酸受体阻滞剂。其他还可以采用中药、脑代谢赋活剂以及影响自由基代谢的药物进行治疗。痴呆相关精神行为症状，包括妄想、幻觉、焦虑、抑郁等，医生可以在应用胆碱酯酶抑制剂和兴奋性氨基酸受体阻滞剂的基础上，合理地选用非典型抗精神病药、选择性 5- 羟色胺再摄取抑制剂类抗抑郁药以及苯二氮䓬类药物。

AD 是痴呆最常见的原因。我国用于改善 AD 症状的一线药物有：胆碱酯酶抑制剂（多奈哌齐、卡巴拉汀和加兰他敏）和兴奋性氨基酸受体阻滞剂（美金刚）。2019 年甘露特钠胶囊在我国获批上市，该药疗效目前仍有待考验。

血管性认知功能障碍是仅次于 AD 的痴呆常见原因。但现在还没有批准专门用于治疗血管性认知功能障碍的药物。治疗血管性认知功能障碍、预防和治疗脑血管疾病及其危险因素是根本方法，包括应用抗血小板药物，监测、控制血压、血糖和血脂。应对患者认知功能障碍可选择的药物包括多奈哌齐、美金刚、美金刚与多奈哌齐联合治疗、美金刚与卡巴拉汀联合治疗。银杏叶提取物可作为血管性认知功能障碍的协同辅助治疗药物。

目前尚无特异性治疗 DLB 和 FTD 的药物。胆碱酯酶抑制剂可以用于 DLB 和帕金森痴呆的治疗，对于严重痴呆患者可使用美金刚。FTD 患者常用治疗药物包括美金刚、5- 羟色胺再摄取抑制剂、非典型抗精神病药物等。

一、痴呆的认知功能障碍治疗

（一）胆碱酯酶抑制剂

胆碱酯酶抑制剂是治疗轻中度 AD 的一线治疗药物。多奈哌齐、卡巴拉汀、加兰他敏治疗轻中度 AD 在改善认知功能、总体印象和日常生活能力的疗效确切，且尽早使用效果更佳。其中，多奈哌齐是最早被国家药品监督管理部门批准用于轻中度、中重度 AD 的治疗药物。胆碱酯酶抑制剂也可用于血管性认知功能障碍、帕金森痴呆和 DLB 的治疗。

AD 的主要表现为认知和记忆障碍，其病理生理基础主要为胆碱能神经兴奋传递障碍和中枢神经系统内乙酰胆碱受体变性、神经元数目减少等。胆碱酯酶抑制剂可以抑制胆碱酯酶的活性，增加中枢乙酰胆碱的含量，增加中枢胆碱能神经功能改善认知功能。

多奈哌齐、卡巴拉汀和加兰他敏均可口服，卡巴拉汀还可以通过透皮贴剂进行给药。建议在 4~8 周逐步增量达到目标剂量且将不良反应降至最低。药物的维持剂量则根据药效和不良反应的情况而调整。多奈哌齐为选择性的乙酰胆碱酯酶抑制剂，用法用量为：起始剂量 5mg，每日 1 次，服用 4 周后可增至 10mg，每日 1 次，晚上睡前或晚饭餐后服用，如有失眠等睡眠障碍可改为早餐前服用。卡巴拉汀为乙酰胆碱酯酶和丁酰胆碱酯酶双向抑制剂，用法用量为：起始剂量 1.5mg，每日 2 次，如患者服用至少 4 周后对此剂量耐受良好可增加至 3mg，每日 2 次；服用至少 4 周以后对此剂量耐受良好可逐渐增加剂量至 4.5mg，以至 6mg，每日 2 次。卡巴拉汀透皮贴剂可用于口服药物困难的患者，轻中度合并帕金森病的患者可选择卡巴拉汀治疗。加兰他敏为乙酰胆碱酯酶抑制剂，并可使烟碱受体发生变构。起始剂量为 5mg，每日 2 次，1 周后可改为 10mg，每日 2 次，餐后服用。

大多数患者可以耐受胆碱酯酶抑制剂，但部分患者可能出现腹泻、恶心、呕吐、食欲下降和眩晕等不良反应。胆碱酯酶抑制剂的疗效随着剂量增高而增强，但是随着剂量的增加，不良反应出现的概率也相应增大。如果在治疗过程中出现不良反应或者体重下降，应将每日剂量减至患者能够耐受的剂量为止。当多奈哌齐、卡巴拉汀和加兰他敏中任何一种药物治疗无效或出现不良反应时，换用其他药物依然可以取得一定的疗效。应注意提醒患者擅自停用药物可能会导致认知功能下降。

（二）美金刚

美金刚是治疗中重度痴呆的一线药物。美金刚治疗可以改善中重度 AD 患者的认知功能、日常生活能力和精神行为症状。明确诊断为中重度 AD 的患者可以选用美金刚或者美金刚与多奈哌齐、卡巴拉汀的联合治疗；出现明显精神行为症状的重度患者尤其推荐胆碱酯酶抑制剂和美金刚的联合使用。美金刚可单独或者与胆碱酯酶抑制剂联合用于治疗血管性认知功能障碍。严重痴呆患者也应使用美金刚。

AD 患者脑内的神经细胞发生了退行性改变，这种改变的确切病因和发病机制尚不清楚。在众多假说中，神经兴奋毒性假说较受重视。该假说认为某些原因引起了脑内兴奋性递质谷氨酸大量释放，通过激动包括 NMDA 受体在内的一系列受体，激活电压依赖性钙通道，使得钙离子大量流入细胞，导致钙超载，最终损伤神经元。美金刚作为 NMDA 受体非竞争性拮抗药，可以和 NMDA 受体上的环苯己哌啶结合位点结合。当谷氨酸水平较高时，美金刚可以阻断钙离子的内流，减少谷氨酸的神经毒性作用；当谷氨酸释放过少时，美金刚可以改善记忆过程所需谷氨酸的传递。

美金刚每日最大剂量为 20mg。为了减少副作用，用法用量为：起始剂量 5mg，每日 1 次；第 2 周增加至每次 5mg，每日 2 次；第 3 周早上 10mg，下午 5mg；第 4 周开始服用推荐的维持剂量每次 10mg，每日 2 次。可空腹服用，也可随食物服用。

不同程度的 AD 患者对美金刚均有较好的耐受性，但少数患者可能出现恶心、眩晕、腹泻等不良反应。饮酒可能加重不良反应。

（三）认知功能障碍的其他药物治疗

用于治疗认知功能障碍的其他药物包括中药、脑代谢赋活剂以及影响自由基代谢的药物。目前用于治疗痴呆的中药有银杏叶提取物和鼠尾草提取物。有临床研究显示银杏叶提取物可以改善患者认知功能、日常生活能力以及痴呆相关症状，对改善精神症状、延缓病程也有一定效果。但美国一项随访 6 年的随机、安慰剂对照、双盲研究表明，银杏叶提取物不能有效降低正常老人或轻微认知功能减退者发生 AD 的概率。有研究报道中药鼠尾草提取物可改善轻中度 AD 患者的认知功能，并能一定程度缓解激越症状；脑代谢改善药奥拉西坦可以延缓老人脑功能衰退和提高信息处理能力；抗氧化剂维生素 E 可能可以延迟痴呆恶化的进程。但是由于研究样本量较小，相关文献报道较少，以上结论还有待商榷。

二、痴呆的精神行为症状治疗

认知障碍伴发精神行为症状很常见，通常随着痴呆的严重程度增加而加重，并且几乎在每一个痴呆的病患身上都有发生。痴呆的精神行为症状包括抑郁、焦虑、失眠、情感淡漠、异常行为、精神病症状等，非药物治疗例如光疗法、音乐疗法、家庭护理应为首选。相较于大多数药物治疗，非药物治疗疗效更佳。

关于药物治疗，有研究表明胆碱酯酶抑制剂和兴奋性氨基酸受体阻滞剂都有显著改善精神行为症状的效果，例如美金刚对中重度 AD 患者的妄想、激越等有明显效果。因此，促智药可作为痴呆患者治疗神经行为症状的基础用药。非药物治疗及促智药无效，或遇到以下严重紧急情况时，建议合并使用精神药物：①严重抑郁发作伴或不伴自杀观念；②造成伤害或有极大伤害可能的精神病性症状；③对自身和他人安全造成风险的攻击行为。

使用精神药物应遵循小剂量起始，根据治疗反应以及不良反应缓慢逐渐增量的原则。痴呆患者在使用精神药物时需谨慎，应明确症状类型，坚持个体化用药，首选口服药物，密切观察药物不良反应、防止药物蓄积，并且尽量避免多种药物联合使用。随着痴呆的发展，精神行为症状也可能加重或减轻，应及时调整剂量、更换药物或者停药，推荐规律地每隔一段时间进行症状评估并采取相应措施。

（一）抗精神病药

若患者出现精神病症状如妄想、幻觉等，可以使用非典型抗精神病药，例如利培酮、阿立哌唑、奥氮平等。相比于传统的抗精神病药（如氯丙嗪等），非典型抗精神病药副作用相对较少，安全性较好，适用于老年痴呆的治疗。

两项观察性研究发现使用传统抗精神病药相比于非典型抗精神病药，老人的死亡风险增加；另一项对 17 例安慰剂对照试验的再分析指出，非典型抗精神病药组相较于安慰剂组死亡率增加 1.7 倍，因此美国食品药品监督管理局（FDA）对传统抗精神药和非典型抗精神病药用于精神行为症状的治疗均发布了黑框警告；但对于中重度痴呆患者，如其精神行为症状严重而又缺乏其他有效治疗手段时，仍可选用非典型抗精神病药。此外，非典型性抗精神病药的不良反应还包括体重增加、糖尿病、代谢综合征、认知损害、嗜睡、锥体外系症状以及异常步态。对于 DLB 的患者而言，非典型抗精神病药出现不良反应的风险增加并且更加严重，因此在给该类痴呆使用非典型抗精神病药时应该更加谨慎。

（二）抗抑郁药

若患者出现抑郁症状，应选择 5-羟色胺再摄取抑制剂类抗抑郁药，如西酞普兰、舍曲林、帕罗西汀、氟伏沙明等。选择性 5-羟色胺再摄取抑制剂比三环类和四环类抗抑郁药副作用少，且服用方便，适合老年痴呆患者使用。西酞普兰和舍曲林对肝 P450 酶的影响较小，安全性好；帕罗西汀、氟伏沙明具有一定的镇静作用，一定程度上可改善睡眠；氟西汀则容易引起失眠、激越，因此适用于伴有淡漠、嗜睡的患者。

选择性 5-羟色胺再摄取抑制剂主要是通过抑制突触后膜上的 5-羟色胺转运体，减少 5-羟色胺回到神经细胞中，增高突触间隙 5-羟色胺的浓度从而发挥抗抑郁的效果。

5-羟色胺再摄取抑制剂的有效治疗剂量为：舍曲林 25 ~ 50mg/d，西酞普兰 10 ~ 20mg/d，氟西汀 20mg/d，帕罗西汀 10～20mg/d，氟伏沙明 25～50mg/d，疗效欠佳者可以适当增加剂量。少数患者可能会出现恶心、呕吐、腹泻、激越、失眠、静坐不能、震颤、性功能障碍和体重减轻等副作用。该类药物抗抑郁的效果需要 2～3 周才显现出来，因此需要嘱咐患者坚持服药。

（三）抗焦虑药

若患者出现焦虑症状且使用选择性 5-羟色胺再摄取抑制剂类药物效果不佳，考虑选择苯二氮䓬类药物。该类药物主要用于治疗痴呆患者焦虑、激惹和睡眠障碍。根据各药物消除半衰期长短可以分为三类：长效类（半衰期 20 小时），例如地西泮；中效类（半衰期 10 小时），例如劳拉西泮；短效类（半衰期 3 小时），例如三唑仑。半衰期较短的药物适用于入睡困难，半衰期较长的药物多用于焦虑、激惹和睡眠的维持治疗。

苯二氮䓬类药物与中枢抑制性神经递质 γ-氨基丁酸（GABA）有关。苯二氮䓬类与 GABAA 受体复合物上的 BZ 结合，促进 GABA 与 GABAA 结合，产生中枢抑制效应。

苯二氮䓬类毒性较小，安全范围较大。苯二氮䓬类药物过量中毒可用氟马西尼进行抢救。该药物最常见的不良反应包括嗜睡、头晕、乏力和记忆力下降。与其他中枢抑制药合用时中枢抑制作用增强，可能会导致呼吸抑制。长期服用可能会产生依赖性，停用时出现戒断症状，表现为失眠、焦虑、兴奋、心动过速、出汗等。

治疗痴呆患者睡眠障碍的目的是为了减轻失眠、易醒和夜间模糊症状，提高患者生活质量，减轻家属的照顾负担。药物选择需要考虑患者除睡眠障碍外的其他症状。如果患者同时有精神病性症状和睡眠障碍，一般睡前给予抗精神病药，如无禁忌可选镇静作用较强的抗精神病药，例如奥氮平、喹硫平等；若患者合并抑郁和睡眠障碍，则应在睡前使用具有镇静作用的抗抑郁药，例如三唑酮、米氮平。当患者只有睡眠障碍和焦虑激越时，才使用苯二氮䓬类药物。

（四）痴呆精神药物的注意事项

1. 肾脏排泄功能减退、肝脏代谢缓慢，应密切观察药物不良反应，防止药物蓄积。
2. 注意躯体疾病和药物的相互影响。
3. 锥体外系副作用可加重运动障碍、跌倒。
4. 抗胆碱能副作用可加重认知损害，导致谵妄，加重心血管和前列腺疾病。
5. 直立性低血压可导致跌倒。
6. 镇静作用可导致呼吸抑制。
7. 尽量避免多药联合。

（郁金泰）

思考练习题

1. 不同类型的痴呆在病理改变上有什么不同？
2. 痴呆有哪些可调控和不可调控的危险因素吗？
3. DLB 和帕金森病痴呆有什么异同呢？
4. 临床试验研究中，如何判断痴呆药物的有效性和安全性？

参考文献

［1］LIVINGSTON G, SOMMERLAD A, ORGETA V, et al. Dementia prevention, intervention, and care［J］. Lancet, 2017, 390（10113）: 2673-2734.

［2］ZOEARVANITAKIS, SHAH R, BENNETT D. Diagnosis and management of dementia: review［J］. JAMA, 2019, 322（16）: 1589-1599.

［3］KALES H C, GITLIN L N, LYKETSOS C G. Assessment and management of behavioral and psychological symptoms of dementia［J］. BMJ, 2015, 350: h369.

［4］KABIR M T, ABU S M, UDDIN M S, et al. NMDA receptor antagonists: repositioning of memantine as multitargeting agent for Alzheimer's therapy［J］. Curr Pharm Des, 2019, 25（33）: 3506-3518.

［5］中国痴呆与认知障碍写作组，中国医师协会神经内科医师分会认知障碍疾病专业委员会. 2018 中国痴呆与认知障碍诊治指南（二）：阿尔茨海默病诊治指南［J］. 中华医学杂志, 2018, 98（13）: 971-977.

［6］中华医学会精神医学分会老年精神医学组. 神经认知障碍精神行为症状群临床诊疗专家共识［J］. 中华精神科杂志, 2017, 50（5）: 335-339.

［7］王拥军. 中国血管性认知障碍诊疗指导规范（2016 年）［J］. 全科医学临床与教育, 2016, 14（5）: 484-487.

［8］中华医学会老年医学分会老年神经病学组，老人认知障碍诊治专家共识撰写组. 中国老人认知障碍诊治流程专家建议［J］. 中华老年医学杂志, 2014, 33（8）: 817-825.

［9］杨宝峰. 药理学［M］. 8 版. 北京：人民卫生出版社, 2013: 136-139.

［10］贾建平，王荫华，蔡晓杰，等. 中国痴呆与认知障碍诊治指南（五）：痴呆治疗［J］. 中华医学杂志, 2011, 91（14）: 940-945.

第二章
认知障碍疾病的
非药物治疗

本章学习要点

1. 了解常用的非药物治疗方法
2. 了解认知干预效果评价方法
3. 了解运动干预对认知障碍患者的意义
4. 掌握 WHO 体育运动指南建议的 65 岁以上老人运动强度
5. 熟悉感官刺激及常用方法
6. 掌握音乐疗法在认知障碍不同阶段的应用
7. 熟悉光疗法在认知障碍患者中的应用
8. 了解针刺疗法在认知障碍患者中的应用

第一节　概　　述

阿尔茨海默病（Alzheimer disease，AD）是一种与年龄相关的慢性进行性中枢神经系统变性疾病，为老年期痴呆最常见的类型，以进行性认知功能损害、人格精神异常为主要表现。目前尚缺乏可以逆转 AD 病程的方法，常用治疗 AD 的药物包括胆碱酯酶抑制剂（cholinesterase inhibitor，ChEI）和 N-甲基-D-天冬氨酸（N-methyl-D-aspartate，NMDA）受体阻滞剂。药物仅能部分延缓疾病进展。近年来，AD 非药物治疗（non-pharmacotherapy）由于副作用少、患者及家属接受性高等优点受到更多的关注。非药物干预强调以人为本，很大程度上可能促进应对和改善功能、增加社会活动和体力活动、增加智力刺激、减少认知问题、处理行为问题、解决家庭冲突和改善社会支持。面向患者的非药物干预方法有认知干预，运动疗法，多感官刺激治疗，针刺疗法，电、磁刺激疗法，行为干预，认可疗法，环境干预等多种形式。另外，面向照料者的支持性干预同等重要，制定和实施非药物干预技术时尤其应注意个体化及多种方案联合应用。

一、常用非药物治疗方法

（一）认知干预

认知干预（cognitive intervention）可以作为单独治疗或者与药物联合应用，对 AD 痴呆前期及痴呆期均有一定作用。神经可塑性是认知干预治疗认知功能障碍的理论依据。认知干预主要包括认知训练（cognitive training）、认知刺激（cognitive stimulation）和认知康复（cognitive rehabilitation），三者之间存在着一定区别：认知训练是指通过对不同认知域和认知加工过程的训练来提升认知功能，增加认知储备；认知刺激通常是指以团队活动或讨论的形式，采用非特异性的认知干预手段，如手工制作、主题讨论和数字迷宫任务等，以改善认知障碍患者的整体认知功能或社会功能，其干预对象主要为轻中度痴呆患者；认知康复是指通过医生和照料者协作，采用个体化干预手段或策略，帮助认知障碍患者维持或改善某些日常生活能力或社会能力，如进食、服药和洗漱等。认知干预主要基于补偿策略（compensatory strategy）和修复策略（restorative strategy），二者可单独或联合使用。补偿策略指改变患者的日常记忆模式，使其学习新的方法以完成认知任务，不断改善其受损的认知域。该策略强调记忆的内在联系，如信息重组以便记忆，或通过多感官参与记忆内容编码，也包括使用记忆辅助设施（如笔记本、电子记事簿等）。修复策略强调改善某个或者某些特定认知域，使其改善甚至恢复至发病前状态。有研究显示，对于中重度 AD 患者，修复策略较补偿策略具更为显著的疗效。

（二）运动疗法

AD 非药物治疗中，运动疗法（exercise）的报道也比较多。有研究提示，认知功能与运动量存在相关性：较少的运动量可能是认知功能下降的危险因素，增加运动量可以减缓认知功能恶化进程，同时也能改善运动能力，多模式运动训练可以降低认知功能障碍发展为痴呆的风险。Roach 等研究发现，对中重度需要强化护理的 AD 患者进行有针对性的运动训练（包括平衡、力量及灵活性）后，患者的移动能力较一般步行组明显改善。一项有氧运动（aerobic exercise）治疗神经退行性疾病的荟萃分析显示，有氧运动可提高患者注意力、执行能力、记忆力以及处理事情的速度。Erickson 等研究显示，有氧运动可以改善正常老人记忆力，逆转 1~2 年衰老所致海马萎缩，且检测到血清脑源性神经营养因子含量增加。

（三）多感官刺激干预

感官经验是人类认识自我、环境以及发展自身功能的必要条件，对人类的生存和发展起着重要的作用。多感官刺激疗法源于 20 世纪 70 年代的荷兰，最初命名为 Snoezelen，传至英国后，英国人根据其含义将其命名为"多感官环境"（multi-sensory environment）。多感官刺激疗法是以灯光效果、真实的触感、冥想音乐和令人放松的香气为媒介，为患者提供以视觉、听觉、触觉、味觉和嗅觉为主的感官刺激的治疗方法。多感官刺激疗法作为一种刺激或放松的方式，为患者提供了一种无压力、娱乐的环境。该疗法因具有智力要求低、适用范围广、时间安排灵活等特点，已被国外学者广泛应用于老年痴呆、神经发育障碍、慢性疼痛及教育学等领域。

听觉刺激方面，Simmons-Stern 等发现，音乐可以增强 AD 患者记忆力，其对 AD 患者记忆力影响主要表现在一般日常工具性活动内容方面，而对于某些特定日常工具性内容并未发现其优势作用。据此推测，音乐疗法可能是通过非选择性启发作用增强患者记忆力。视觉刺激方面，欣赏名画也可改善轻中度痴呆患者情景记忆和语言流畅性，对其情绪也有促进作用。Hattori 等就彩绘和画画对轻度 AD 患者认知功能及生活质量的影响进行观察，发现绘画组治疗后简易精神状态检查（Mini-Mental State Examination，MMSE）评分较治疗前有统计学差异，但彩绘和画画组间无统计学差异。香薰按摩疗法（aromatherapy）也是常用的非药物干预疗法。Daiki 等发现香薰按摩疗法（薰衣草油、迷迭香、柠檬）可以改善 AD

患者认知功能。宠物疗法也用于改善 AD 患者的情绪，研究发现宠物疗法能减轻痴呆患者激越 / 攻击性行为及照料者的抑郁发生率。Mossello 等研究显示，宠物疗法可改善 AD 患者情绪，但对认知功能及 NPI 评分较对照组无显著差异。

（四）针刺疗法

一项针灸治疗 AD 疗效及安全性的系统性评价显示，针灸治疗可以改善 AD 患者 MMSE、AD 评定量表认知部分（Alzheimer Disease Assessment Scale-Cognition，ADAS-Cog）评分及 ADL 评分，增强多奈哌齐对认知的改善作用，对日常生活能力的改善可能优于单纯药物治疗。也有一项持续 16 周的研究观察了针灸与胆碱酯酶抑制剂治疗 AD 患者的临床效果，结果显示，针灸治疗组 MMSE、ADL 以及 ADAS-cog 评分均较药物组显著改善，治疗过程中未发现明显副作用，但其远期疗效及不良反应有待进一步证实。

（五）电、磁刺激疗法

电磁刺激疗法主要包括深部脑刺激（deep brain stimulation）、重复经颅磁刺激（repetitive transcranial magnetic stimulation，rTMS）及经颅直流电刺激（transcranial direct current stimulation，tDCS）。目前应用较多的是重复经颅磁刺激，这是一种基于脑电活动的神经刺激及调节技术。rTMS 主要通过给予重复的 TMS 脉冲，改变大脑皮质兴奋性从而调节大脑功能。rTMS 是神经精神疾病诊断和治疗的常用方法，研究表明，rTMS 对抑郁症有治疗作用。以左侧背外侧前额叶（dorsolateral prefrontal cortex，DLPFC）为靶点，给予 20Hz rTMS 刺激治疗，AD 患者语言功能较治疗前明显改善。给予轻度到中重度 AD 患者双侧 DLPFC 高频 rTMS 治疗，也发现有类似作用。对轻度认知功能障碍及早期 AD 患者非优势半球额下回进行高频（10Hz）rTMS，其注意力改善，运动速度提高。在刺激方式方面，高频 rTMS 对 AD 患者认知功能的影响较明显。有研究比较高频（20Hz）、低频（1Hz）rTMS 对 AD 的治疗效果，结果显示高频组较低频及假刺激组 MMSE、ADL、老年抑郁量表（Geriatric Depression Scale，GDS）评分明显改善、胼胝体抑制时间明显缩短，但动作电位及静息电位无明显改变。这同时也提示，rTMS 对 AD 患者认知功能影响可能与其调节神经网络活动和突触功能可塑性有关。

总体来看，非药物治疗对 AD 患者认知功能及精神行为症状确实存在一定疗效，可以提升患者及照料者的生活质量。临床中应根据患者个体情况，联合不同非药物治疗以增强其作用。与此同时，非药物治疗尚有很多问题需要进一步明确，如精准适应证、持续时间、治疗强度、治疗频率以及疗效评价体系等，尚需更多高质量的研究去证实。

二、非药物治疗方案制定原则

（一）以人为本

非药物干预强调以人为本，我们首先就要"认识其人"。我们怎样去了解一个人？为什么必须了解？我们通过询问患者亲密的家属或者他（她）本人，或者通过观察获取讯息，逐步与患者建立牢固的关系，增强其依从性及非药物干预的持续性，减少冲突。

我们可以通过以下这张清单"认识"患者：

他（她）搬过很多地方还是一直居住在同一个城市	干扰他（她）的声音或音响
他（她）的职业经历	他（她）喜欢或令他（她）平静或愉悦的声音或音响
他（她）特别喜欢的活动	通常他（她）躺下来小睡的时间
他（她）特别喜欢的游戏活动	他（她）特别喜欢的毯子
他（她）特别喜欢的食物	他（她）特别喜欢的家具
他（她）特别喜欢的零食	他（她）特别喜欢的衣服
他（她）不喜欢的食物	他（她）特别喜欢的照片
他（她）通常吃东西的时间	他（她）特别喜欢的颜色
他（她）特别喜欢的饮料	他（她）的听力有问题吗
他（她）特别喜欢的电视节目和播放时间	他（她）喜欢散步吗
他（她）喜欢看电视新闻	他（她）喜欢去
他（她）能不能自己操作电视机	他（她）喜欢看
他（她）特别喜欢的电台节目和播放时间	他（她）喜欢谈论关于
他（她）能不能自己操作收音机	他（她）不喜欢谈论关于
他（她）最喜欢的音乐、唱片、光碟	他（她）喜欢听笑话
他（她）能不能自己操作录音机	他（她）喜欢听关于
他（她）最喜欢的电影、录影带	他（她）可以接电话
他（她）喜欢看见的人	他（她）不能接听电话
让他（她）欢笑的人	他（她）能记下留言

令他（她）不开心的人	他（她）不能记下留言
令他（她）不开心的事	他（她）特别喜欢的书
令他（她）害怕的人	他（她）会阅读
令他（她）害怕的事	他（她）可以阅读，但他（她）喜欢别人读给他（她）听
令他（她）生气的人	他（她）不能再阅读，但他（她）喜欢别人读给他（她）听
令他（她）生气的事	他（她）每天都看报纸
令他（她）平静的人	……
令他（她）平静的事	

认识了患者，还要了解他（她）当前的认知功能水平。AD 会影响患者的记忆力、判断力，也会导致注意力减退。随着病情进展，患者做事情和处理事务的能力会逐渐减退。

（二）照料者支持

照料者的客观负担包括患者夜间游荡、易激惹、尿便失禁带来的压力，主观负担包括因照顾患者而疏离了朋友以及与痴呆患者之间角色关系的转变而带来的抑郁、无助感、孤独感等。研究发现，教育程度低的照顾者因缺乏采取正确应对患者 BPSD 症状的能力、缺乏老年痴呆专业护理知识，常对患者采取恐吓、强制等方法。分担照顾的人数少也是老年痴呆患者遭受虐待的危险因素。

针对痴呆患者照料者进行护理方法告知、精神行为症状应对、改善家庭环境、改善与患者的交流方式、帮助照料者解决他们担忧的问题，以减轻他们的压力。干预结果发现患者在日常生活独立性、活动参与度的改善有统计学意义。在医院内对照顾患者的亲属进行心理干预可以间接改善患者精神行为症状。非药物干预的实施依赖于老年痴呆患者照料者对于此方法的态度。目前心理状态好、家庭经济负担小、患者认知功能低、患者精神行为症状严重的照料者有较高的使用非药物治疗的意愿。因此，要增加照顾者对非药物治疗的认知，使他们相信该方法是切实可行的。在非药物治疗中还要特别关注患者情绪变化，探索对痴呆患者个体适宜的干预方法。

三、非药物治疗效果评价

到目前为止，常见非药物疗法对 AD 的潜在治疗效果及相关机制尚未完全阐明。已有研究表明大脑的海马以及前额叶皮质与人体的认知功能紧密相关。非药物治疗改善认知功能可能的机制为：认知干预、运动干预、感官刺激、针刺和非侵入性脑刺激作用于前额叶，促进前额叶皮质活性增强；可能通过提高大脑皮质可塑性、重塑神经突触之间的连接进而加速了神经传导，提高了神经的兴奋性。

多项研究显示，进行非药物干预明显改善了 AD 患者的整体认知功能，提高记忆、注意、语言、视空间、理解和操作能力等技能。可以通过神经心理学量表，如简易精神状态检查（MMSE）、蒙特利尔认知评估量表（MoCA）、阿尔茨海默病评估量表 – 认知部分（ADAS-Cog）以及成套认知评估量表听觉词语学习测试、连线测试、Stroop 色词、语言流畅性、波士顿命名、日常生活能力、照料者负担等工具进行评估。

非药物治疗效果评价不要拘泥于量表分数变化，照料者应着重观察：患者的语言表达能力是否提高？是否可以配合执行训练任务？生活自理能力是否提高？精神行为问题是否减少？哪怕是很细微的变化，也值得我们关注，并且也是进行非药物干预的切入点。

（李　阳　赵娅蓉）

第二节　认知干预

认知干预（cognitive intervention）主要是指采用非药物干预手段对认知功能进行直接或间接治疗。认知干预分为三种类型，即认知刺激（cognitive stimulation）、认知康复（cognitive rehabilitation）和认知训练（cognitive training），其采用的干预方法、靶向治疗人群和治疗目的各不相同。

一、认知刺激

（一）认知刺激的概念

认知刺激通常是指以团队活动或讨论的形式，采用非特异性的认知干预手段，如手工制作、主题讨论和数字迷宫任务等，以改善认知障碍患者的整体认知功能或社会功能。其干预对象主要为轻中度痴呆患者。

（二）认知刺激的作用机制

认知刺激作用机制以 Spector 等提出的痴呆的生理心理社会模型为基础。在这个模型中，痴呆的发展被看作是生理因素和心理社会因素相互作用的过程。这两个因素又被看作是很多不可改变因素和可改变因素的结合，干预一般作用于可改变因素。心理社会的可改变因素包括心理刺激、对生活事件的应对方式、情绪、社会和个人心理、环境等，这部分的干预包括认知干预、行为干预、社会干预、多感官刺激等。认知刺激作为认知干预的一种，主要针对心理社会因素中的可改变因素，为痴呆患者提供促进或维持整体认知功能的心理刺激、良好的学习环境等。

（三）小组认知刺激方案制定与管理

通过循证，英国伦敦大学的 Spector 等共同创立了认知刺激疗法（cognitive stimulation therapy，CST）。CST 通常包括 14 次小组课程，每周 2 次，每次约 45 分钟，建议每个小组人数控制在 5～8 人。每次课程前 10 分钟以非认知性的热身活动开始，如传球游戏、唱歌等，并使用"现实定位板"（RO board）注明小组名称、时间等以展示定向信息，然后进行相应的趣味性主题活动，通过含蓄、内隐刺激法避免使参与者感到压力，并在整个课程中尽可能使用多感官刺激。另外，CST 强调以患者为中心，尊重个体差异。课程被设置成不同水平以配合参与者能力的差别，每次课程会有一系列相应的备选活动，便于组织者结合参与者的认知能力、兴趣等进行调整。最后是 10 分钟的结束活动，包括活动总结或者唱歌。

（四）个体认知刺激方案制定与管理

部分痴呆患者由于某些原因（如资源受限、身体不便、个人喜好等）而不能或者不愿参加团体形式干预，Yates 等对团体 CST 项目进行改良，形成基于家庭的个体认知刺激疗法（individual cognitive stimulation therapy，iCST）。该方法中干预由患者的朋友或家庭成员实施，每次课程 20～30 分钟，每周 3 次，持续 25 周。iCST 简化了 CST 课程的结构，直接以讨论定向和时事开始，随后是主题活动，使其更适用于家庭环境中。

（五）认知刺激实施范例

例 1　物品归类训练方法：训练员呈现彩色图片给患者，图片内容有水果、蔬菜、日用品、交通工具等，图片色彩包括有红色、绿色、黄色等，图片内容数量有 1 个、2 个或 3 个。首先请患者命名图片内容，并仔细观察图片，然后根据自己的认知将这些图片进行分类。在 5 分钟、20～30 分钟后请患者回忆之前看过的图片内容（图 2-1）。

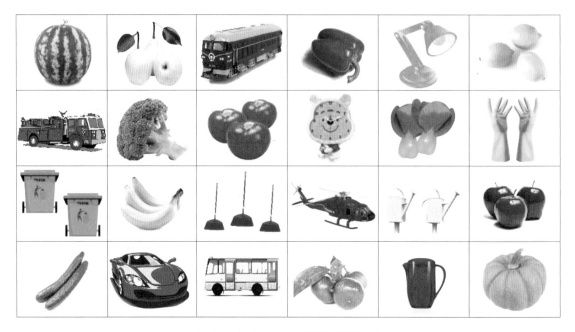

图 2-1　认知刺激物品归类训练举例

　　例 2　怀旧疗法训练方法：训练员拿出一张老式缝纫机的照片（图 2-2），询问患者是否曾拥有过这样的一台缝纫机，请大家聊一聊：当年是在什么情况下买的缝纫机？花费了多少钱？对当时的家庭而言，这台缝纫机有什么特别的意义？这台缝纫机给大家留下什么难忘的记忆？训练员要注意引导、鼓励患者参与话题讨论。

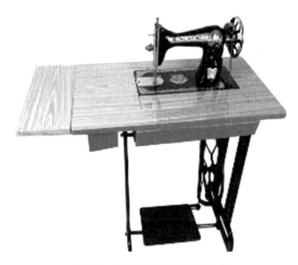

图 2-2　认知刺激怀旧疗法示例

二、认知康复

（一）认知康复的概念

认知康复是指通过医生和照料者协作，采用个体化干预手段或策略，帮助认知障碍患者维持或改善某些日常生活能力或社会能力，如进食、服药和洗漱等。

认知康复的实施通常是结合患者的日常生活，其主要目的不是提升患者的认知功能，而是维持和改善患者在日常生活中的独立性和关键个体功能，其干预对象主要为因认知功能障碍而导致日常生活能力或社会功能受损的患者。一项小样本研究比较了认知康复和认知训练对 AD 患者疗效的差别，发现认知康复组能更好地改善患者沟通技能和应对机制，但是对日常生活能力影响十分有限，说明对 AD 患者采用认知康复方案是可行的。日常生活能力没有改善的原因可能是因为治疗环境和现实生活之间缺乏转换，提示应该在更加真实的环境（如家庭或护理院）中执行认知康复，以达到改善日常生活能力的目的。澳大利亚研究团队对轻度认知障碍和轻度 AD 患者开展了居家面对面个性化认知康复研究，制定个性化的目标；在为期 4 周的认知康复后，发现认知康复组较对照组有更好的目标绩效和满意度，认为认知康复有效地改善了轻度认知障碍和早期痴呆患者的目标执行能力和满意程度。2019 年一项在比利时的 1 年随访研究中，认知康复的方案是每周 1 次，持续 3 个月，居家执行，以后每月随访 1 次，持续 9 个月。由经验丰富的治疗师执行康复技术，并针对患者做适应性调整。在干预后以及 6 个月和 1 年随访时，发现患者的独立性提高、照料者负担降低，且患者认知功能仅有轻度降低。因此轻度 AD 患者采用认知康复技术可获益。

（二）个体化方案制定与管理

通过对患者进行起床、穿衣、洗脸、刷牙、如厕、打电话、整理内务、简单购物等方面的训练，使患者具备最起码的生活自理能力。

例如：患者出现了穿衣困难，我们可以试着将患者的衣物鞋子上不好操作的拉链、纽扣、鞋带换成粘扣、磁铁吸扣等易打理的扣子，套头衫换成开衫，去掉皮带换成松紧裤腰。每日将要穿的衣物按照穿衣顺序叠放在患者手边。照料者指导 / 协助患者依次将衣物穿戴好，注意在这个过程中不要催促患者或过度替代，经过反复训练后达到患者可自行穿衣。

三、认知训练

（一）认知训练的概念

认知训练是指通过对不同认知域和认知加工过程的训练来提升认知功能、增加认知储备。

认知训练可以针对记忆、注意和执行加工过程等一个或多个认知域开展训练，可以采用纸笔式或计算机化的训练形式。随着计算机化训练方法的应用，认知训练可以针对被训练者的认知水平选择训练难度，并可根据表现进行动态调整，实现适应性的训练效果。目前认为，大多数的认知域具有可塑性，即针对一个认知域的训练，可以提升在训练任务和没有训练的同认知域任务上的表现。部分研究显示认知训练的效果具有迁移性，即针对一个认知域开展训练，可以同时提升本认知域和其他认知域的表现。

（二）认知训练的方法

认知训练可以改善健康老人和轻度认知障碍患者的整体认知功能和多个认知域功能。针对痴呆期 AD 患者，认知训练可以作为药物治疗的补充。原则上只要个体有意愿就可以开展认知训练。当前循证医学证据支持多认知域和多模态认知训练对整体认知功能的提升效果。认知训练涵盖的认知域包括但不限于定向、感知觉能力、注意力、记忆力、执行功能、逻辑推理、加工速度及语言功能等。

认知训练的实施要优先考虑综合性的训练方案以及不同认知域的可塑性和个体差异。从荟萃分析的结果来看，综合认知训练对轻度认知和损害（mild cogllitive impairment，MCI）患者记忆功能的提升不如单纯记忆训练（Ⅰ级证据），而在健康老人中，记忆训练对记忆功能的提升效果不如执行控制或综合认知训练（Ⅰ级证据）。从 Hill、Sherman、Lampit 和 Webb 等所开展的荟萃分析结果来看，包括加工速度、语言、记忆、视空间功能和执行功能等在内的多认知域的综合性认知训练能够有效提升整体认知功能（Ⅰ级证据）。考虑到个体差异，在设计认知训练方案时，可发挥大数据和人工智能算法优势，对训练方案进行个体化调整。认知训练实施的方式有多种，如采用纸笔材料进行训练或借助计算机辅助程序进行训练，还可以通过虚拟现实、生物反馈等方式进行训练。

在训练剂量上，基于健康老人的研究显示，每次训练时间不短于 30 分钟，每周 3 次训练，总训练时间在 20 小时以上，可以取得更为明显的训练效果（Ⅰ级证据）。在训练方式上，一对一的训练效果较好，居家训练应该增强家属协助，或采用基于互联网的认知训练和效果监控。在明确训练目标和内容的基础上，可灵活运用训练策略，原则是个体化、循序渐进，在难度设置、训练时长上进行差异化设置以争取患者的配合。对于依从性欠佳的患者，可以尝试以游戏的形式进行记忆力训练，在形式上可以通过纸笔、实物、一般计算机程序或虚拟现实等方式进行，以争取患者最大程度的配合。

（三）小组认知训练方案制定与管理

医疗机构认知训练门诊或专业的老年照护机构可以为患者提供小组训练方案，通常需要在记忆门诊对患者进行系统的评价和诊断，并对患者的兴趣、爱好、文化背景、职业经历、生活方式进行评估。组织者将认知损害程度相当，兴趣爱好等相近的患者编为一组，制定小组认知训练方案，训练方案既要考虑患者整体认知功能和不同认知域的改善，又要兼顾小组成员的互动性、趣味性、竞技性、语言交流等。

例如：将认知训练患者分为 2 人一组，共 4 组，每组拿到 12 张扑克牌，牌面两两相同（花色、数字均相同），由一人洗牌后，牌面朝上摆在桌面，两人同时观察 10 秒；然后迅速将牌全部翻转，两人依次翻转扑克牌，每次两张，要尽量选择完全相同的两张。如果翻出的牌不一致时继续倒扣。由另一人翻牌，如果两张一致则收起，可视为赢得两张牌。此训练锻炼患者的注意力、记忆力、执行功能及语言交流理解功能等。

每次训练课程还需设置一系列相应的备选活动，便于训练员结合患者的认知能力、兴趣等进行调整。这里给大家列举一个失败的案例是："拼音九键"是当下电子设备非常常用的文字输入方法，我们曾在一次训练课上设置了"看谁打字快"的游戏（训练参与者专注力、执行功能、记忆力等），就是让患者将汉字快速转化为拼音九键的数字（例如，健 jian 康 kang 键入方式 5426 5264）。但是我们忽略了患者对拼音技能的掌握情况，很多六七十岁以上老人不会汉语拼音（中国 1958 年 2 月 11 日第一届全国人民代表大会第五次会议批准颁布《汉语拼音方案》）。这时，我们及时纠正训练方案，拿出备选内容继续当天的训练课程。

（四）个体认知训练方案制定与管理

认知训练采取门诊、居家相结合的一体化管理模式。训练人员对患者的兴趣、爱好、生活方式进行评估，结合患者的诊断和认知功能评定结果为患者"量身定做"认知功能训练方案。通过工娱治疗、益智游戏和认知训练相结合的综合训练方案对患者进行一对一训练，同时向家属传授居家训练方法。训练可以使用图片、实物相结合的训练教程、信息化平台等方式完成线上或线下的训练任务。家属将居家训练情况进行记录，复诊时检查作业完成情况，从而做好门诊训练与居家训练的有效衔接。

持续、高效的认知训练是保障认知训练效果的关键。认知障碍患者因其自身疾病特点，往往难以自主持续完成认知训练任务，因而需要医生和家属进行有效监测，督促患者进行训练。可以结合患者和训练环境的特点开展训练监测。常用的监测手段包括建立任务清单，每当患者完成一次训练就消除一次训练任务；根据患者和家庭情况建立奖赏机制，使患者愿意坚持训练等。随着互联网技术的普及，可以充分利用互联网技术进行跨场景、实时、在线监测。基于互联网的计算机化认知训练可以定时提醒患者进行训练，并监测训练任务完成情况，同时也可以协调照护者、社区医疗、专科医护人员。对患者的认知训练进行贯穿家庭、社区、医院的监测，从而便于患者认知训练的管理和训练方案调整。

（五）认知训练实施范例

例1　图形临摹记忆　首先请患者观察左边图形，然后执笔在右边完成临摹。训练员将图片收起，5分钟后再交给患者一张右边图形纸，请患者回忆出左边图形。训练难度根据图形复杂程度分高、中、低3个程度。此训练锻炼患者使空间能力、注意力、记忆力、执行功能、逻辑推理、加工速度等（图2-3）。

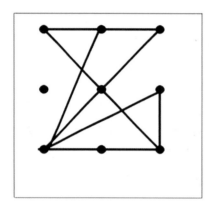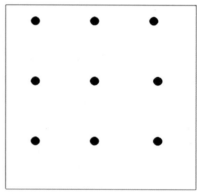

图2-3　视知觉、执行力认知训练示例

例2　超市购物　请患者记忆简短的购物清单，在超市或者模拟购物环境下选出要购买的商品，并计算要花费的价钱、计算找零，或者给患者一些不同面额的钱，请患者找出几种不同的付款组合。训练难度分高、中、低3个程度，根据患者完成情况选择适合的训练内容。此训练锻炼患者记忆力及计算能力（图2-4）。

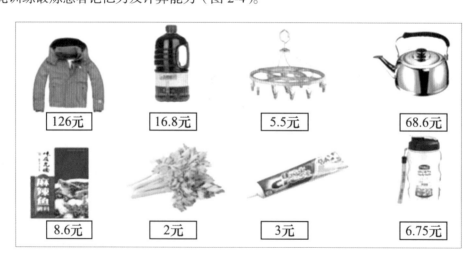

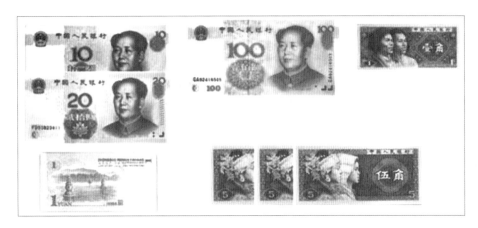

图 2-4 记忆力、计算力示例

例 3 语言训练 可利用图片命名、看图说话等方式锻炼语言表达能力，可以通过读报纸、抄写古诗词，锻炼阅读书写能力。我们准备一些成语故事图片，请患者看图说成语，并简单讲述这则成语故事。通过训练锻炼患者的记忆力、语言能力、视知觉、逻辑思维能力（图 2-5）。

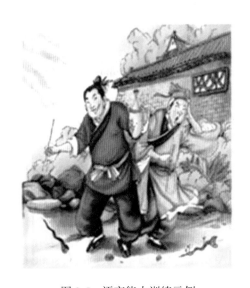

图 2-5 语言能力训练示例

四、认知干预的效果评估

针对患者日常性认知训练的疗效监测，可以与患者的定期认知功能评价相结合。通常采用经过信效度检验的量表（表 2-1）进行，这包括评价整体认知功能的量表和各认知域功能评定表。

表 2-1　常用推荐神经心理量表

检查内容	推荐量表和测验
认知筛查量表	简易精神状态检查、蒙特利尔认知评估量表
全面神经心理学评估	阿尔茨海默病评估量表
记忆功能	Rey 听觉词语学习测试、California 词语学习测验、Hopkins 词语学习测验修订版、韦氏记忆量表逻辑记忆分测验
语言能力	波士顿命名测验、词语流畅性测验、汉语失语成套测验
注意力	数字广度测验、数字划消测验、符号数字模式测验
视空间结构能力	画钟测验、Rey 复杂图形测验、积木测验
执行能力	词语流畅性测验、数字符号测试、Stroop 测验、威斯康星卡片分类测验、连线测验、迷宫测验
精神行为症状	阿尔茨海默病行为病理评定量表，神经精神量表，科恩 – 曼斯菲尔德激越行为量表
日常生活能力	日常生活能力量表、阿尔茨海默病协作研究日常能力量表

简易精神状态检查（mini-mental state examination，MMSE）：MMSE 是国内外应用最广泛的认知筛查量表，内容覆盖定向力、记忆力、注意力、计算力、语言能力和视空间能力。MMSE 对识别正常老人和痴呆有较好的价值，但对识别正常老人和 MCI 以及 MCI 和痴呆作用有限。

蒙特利尔认知评估量表（Montreal cognitive assessment，MoCA）：MoCA 覆盖注意力、执行功能、记忆、语言、使空间结构技能、抽象思维、计算力和定向力等认知域，旨在筛查 MCI 患者。国内学者证实 MoCA（以 26 分为划界值）识别 MCI 的敏感度显著优于MMSE。

AD 评估量表认知部分（Alzheimer disease assessment scale-Cog，ADAS-Cog）：由 12 个条目组成，覆盖记忆力、定向力、语言、实践能力、注意力等，可评定 AD 认知症状的严重程度及治疗变化，常用于轻、中度 AD 的疗效评估。

记忆评估主要集中于情景记忆。对情景记忆的检查主要通过学习和延迟回忆测验，如Rey 听觉词语学习测试、California 词语学习测验、Hopkins 词语学习测验修订版、韦氏记忆量表逻辑记忆分测验等。检查内容包括瞬时记忆、短时延迟回忆、长时延迟回忆、长时延迟再认等。不同指标联合能反映记忆的编码、存储和提取 3 个基本过程，揭示记忆障碍的特征。

AD患者以情节记忆障碍为突出表现，但也存在语言障碍。早期患者出现找词困难、语言空洞、理解力轻度受损、书写障碍；随着病情进展，阅读书写能力进一步减退。重度AD患者出现刻板语言甚至发展为缄默。失语常用的检查方法包括波士顿命名测验（Boston naming test，BNT）、词语流畅性测验（verbal fluency test，VFT）、汉语失语成套测验（aphasia battery of Chinese，ABC）等。

注意的评估工具包括韦氏记忆测验的注意分测验数字广度测验（Digit Span Test，DST）、视觉记忆广度测验、数字划消测验、符号数字模式测验等。

视空间和结构能力测验包括两大类：一是图形的临摹或自画，另一是三维图形的拼接。临摹主要反映视空间能力，自画和三维图案拼接还考查患者对测验的理解、计划性、视觉记忆和图形重建、运动和操作能力、数字记忆、排列能力、抽象思维能力、抗干扰能力、注意力等，这些测验在一定程度上也能够反应执行能力。常用的测验有临摹交叉五边形或立法体、画钟测验、Rey复杂图形测验等。

执行功能是指有效的启动并完成有目的的活动的能力，这一过程涉及计划、启动、顺序、运行、反馈、决策和判断。有多项执行功能测验侧重执行功能的不同环节：语义词语流畅性测验侧重于精神灵活性；连线测验A、数字符号测试、Stroop测验A部分等侧重信息处理速度；威斯康星卡片分类测验、连线测验B等侧重推理和转换能力；Stroop测验C部分侧重对干扰的抑制能力；Rey复杂图形测验、迷宫测验等侧重解决问题的能力。

精神行为症状是指痴呆患者经常出现的紊乱的知觉、思维内容、心境及行为等，可表现为焦虑、抑郁、淡漠、激越、妄想、幻觉、睡眠障碍、饮食障碍、冲动行为等。可使用AD行为病理评定量表（dehavioral pathology in Alzheimer disease rating scale，BEHAVE-AD）、神经精神量表（neuropsychiatric inventory，NPI）、科恩-曼斯菲尔德激越行为量表等量表（Cohen-Masfield agitantion inventory，CMAI）测评，不仅可以发现患者是否有症状，还能评价症状的频率、严重程度及对照料者造成的负担。

日常生活能力减退是痴呆的核心症状之一，常用的量表包括阿尔茨海默病协作研究日常能力量表（Alzheimer disease cooperative study ADL，ADCS-ADL）、Lawton工具性日常活动能力量表（instrumental ADL scale of Lawton）。

为了评估疗效的持续性，推荐每6~12个月对患者进行一次全面的认知评估。随着计算机辅助认知功能测评的发展，可以选择具有良好信效度的基于互联网的认知测评工具进行疗效监测。针对个体重复接受认知功能测评可能带来的熟悉性效应，一方面可以科学设计评估间隔，另一方面也可以通过训练任务本身的成绩变化来评估训练效果，从而科学调整训练方案。

针对认知训练临床研究的疗效评估，应注重对近迁移性、远迁移性和时效性进行评估，具体可以分解为以下指标：①训练表现出的疗效是否可以迁移到没有训练过的同认知域任务（近迁移）；②训练表现出的疗效是否可以迁移到没有训练过的不同认知域任务和日常生活相关任务（远迁移）；③训练疗效的维持时间；④推荐以阳性对照（active control，指对照组接受难度较弱或没有难度变化的认知训练任务，与 no-contact control 相对，即对照组没有接受任何认知训练任务）作为研究的对照组；⑤建议纳入可以反映神经可塑性改变的生物标志物作为疗效监测指标，如功能磁共振和电生理指标等评价效果。

（李　阳　赵娅蓉）

第三节　认知障碍患者的运动管理

运动干预作为认知障碍的临床综合治疗措施之一，其在健康、预防和康复医学中占有越来越重要的地位。运动干预作为认知障碍发生的保护性因素，对于生命晚期的认知功能具有保护效应。同时，因其具备高效性、经济性和可及性的特点，运动干预在社区认知障碍人群公共健康的促进及维护中具有普适意义。适当的锻炼和健康活动，可以使许多患者在较长的时间内保持一定的身体健康状况和智力水平。因此要尽量维持患者现有的生理及心智能力，可视患者的健康状况和以往的兴趣爱好来安排适当的运动，必要时可向医生咨询。

目前，学术界尚缺乏对"运动干预"的科学界定。运动干预相关研究均将其视为动宾组合词，而非一个固有名词进行科学而权威的解释。国内学者邓妮首次对运动干预的内涵和外延进行了明确界定，即用主动或被动的运动方式，按照一定的运动方案，运用创意性、趣味性体育运动为引导，用适当的运动负荷、运动强度和频率，有计划地对受试者进行持续一段时间、循序渐进的干预，从而改善因为缺少运动或运动量、运动强度、运动方式不当以及高强度的生活、工作压力而引起的生理或心理的不良反应，以达到干涉的预期目的（促进人的全面发展）。

运动有益于老人健康，包括预防冠心病、2 型糖尿病、高血压、脑卒中和某些癌症，平衡血脂水平，增进体质，降低跌倒和骨折的风险。更为重要的是，运动作为认知障碍发生的保护性因素，对于生命晚期的认知功能具有保护效应。一项研究显示，33 816 例未发展为痴呆的 MCI 患者，在中等强度至高强度的运动锻炼后，MCI 的发生风险至少减少 35%。加拿大一项关于健康与老龄化的相关性研究显示，女性每周至少锻炼 3 次，在强度比步行更剧烈的情况下，通过 5 年的观察，认知功能障碍发生率降低 50%，AD 的发生率降低 60%。

由此可见，躯体运动的强度及频率已成为临床及社区情境下延缓 MCI 患者认知功能障碍的热点研究方向。

一、运动干预对认知功能影响的生理机制

（一）运动可增加大脑容量

大脑两个关键性的区域是前额叶皮质和海马体，主宰学习和记忆功能。研究表明，随年龄的增加，海马和前额叶皮质白质年老化萎缩率增加 1%～2%。即使前额叶皮质和海马体的损失与认知功能无直接相关性，但其体积的减少也会增加认知障碍的发生风险。有研究显示，1～2 年规律适度的躯体运动可增加个体 2% 的海马体积，并且即使在停止运动 6 个月后，运动干预对认知功能维护的延续反应仍然存在。

（二）运动可增加分子和细胞构造，增进大脑重塑

运动可通过多种路径促进大脑重塑，包括基因和蛋白质表达的变化以及细胞、亚细胞水平的调节，最终影响认知功能的改变。值得注意的是，运动可能通过改变神经通路从而对认知功能下降产生保护作用。一方面，运动可以诱发神经元再生。运动通过增加神经营养因子，增加脑血流量，促进新的神经元成熟，包括齿状回（DG）中的细胞增殖、存活和神经元分化，降低心血管和脑血管疾病的风险，直接对认知功能进行保护。新的 DG 神经元形成的新突触不仅与 CA3 伴侣区（经典的 DG-CA3 环路）相联通，还与大脑其他部位相关，促使大脑海马区神经通路重新布局，进而提高大脑学习和记忆等其他功能。同时，运动还可以通过诱导神经元再生，不断产生新的记忆容量，并且不断清除未输出和固化在皮质模块中的记忆，从而促进海马功能。另一方面，运动可以促进神经元突触的可塑性，后者为大脑适应或改变自身的能力提供了生物学基础，以回应短期和长期的新奇体验或环境变化，从而为记忆和学习建立充足的生物学条件。

二、运动干预对认知障碍患者临床结局的影响

运动干预可改善认知障碍患者认知功能，包括情节记忆、注意力、执行能力、处理速度、工作记忆、语言、阅读等多方面功能。在情节记忆方面，研究显示，参与运动的老人在言语回忆和延迟单词表识别、视觉情景记忆测试以及面部名称联想方面均有改善。MCI 患者 6 个月有氧运动组相比伸展运动对照组，在执行控制能力方面（如选择性注意力、搜索效率、处理速度和认知灵活性）改善尤为明显，并且有氧运动对认知功能的影响呈现性

别差异，女性执行控制功能改善更明显，是男性的 2 倍以上。在记忆巩固方面，Snigdha 等探讨了在跑步机上运动 10 分钟之后即刻、1 小时、24 小时测试运动对记忆储存和固化（如对象连续性识别、对象定位记忆以及新的对象识别任务）的影响，结果显示运动干预使记忆储存和固化得到加强。然而，有学者提出，运动干预对老人身体健康及认知功能改善并不显著，认知功能短暂的改善可能是由运动以外的其他机制共同驱动所致。可见，运动干预对认知功能的影响并非呈现一致性结论，这可能与参与者身体和认知状态基线水平、运动干预的持续时间、频率和强度、运动干预方法和认知结果的差异等有关。

运动干预可增进 MCI 患者身心健康，延缓 MCI 向痴呆进展。运动通过降低体重，改善糖脂代谢、改善神经平衡、提高胰岛素敏感性、增强血管内皮功能、改善血流状态等降低与心脑血管疾病相关的一系列危险因素，进而改善 MCI 患者的心脑血管健康水平。原芳等通过 3 个月的跟踪观察，发现低强度有氧运动可提高轻度原发性高血压病患者肱动脉内皮依赖性血管舒张功能，从而改善内皮功能。运动对神经系统亦有益处：①在中枢神经系统形态学方面，运动可增加大脑和小脑皮质神经元树突棘数量，减少脊髓前角细胞的丢失，促进小脑皮质和脊髓灰质内突触素的合成，以增强大脑智力水平。②在神经递质方面，运动可以增加神经递质（如去甲肾上腺素、多巴胺、5- 羟色胺等）水平，以调动中枢肾上腺素系统和多巴胺系统。运动可调节氨基酸类递质（如 γ- 氨基丁酸、甘氨酸、谷氨酸等）水平，以提高脑组织神经活动的稳定性和对运动的适应性。③在脑抗氧化能力方面，运动可控制超氧化物歧化酶（SOD）活性，加强大脑抗氧化能力，促进神经系统的发育，有助于抗衰老。一项荟萃分析显示，运动干预对 MCI 患者的认知功能产生积极影响，主要表现在总体认知、执行功能、注意力和延迟回忆等方面。运动可有效减少 MCI 患者促炎症细胞因子的产生，增加葡萄糖代谢水平，降低空腹血糖水平，进而降低痴呆的发生率和延缓认知功能损害。运动还可通过改善脑部血液供应延缓大脑萎缩进展，并可通过增加大脑海马体积、促进神经元和突触的重塑、减少 β 淀粉样蛋白沉积及神经原纤维缠结等机制延缓 MCI 向痴呆进展。

三、运动干预的分类

（一）按照运动强度分类

运动强度是指运动时消耗的能量及功率的大小。根据美国体育医学院发布的指南，运动强度可分为极轻度、轻度、中度、重度、极重度，即运动时的心率分别维持在最大心率储备的 < 50%、50% ~ 63%、64% ~ 76%、77% ~ 93%、> 93%。Baker 等研究显示，心率储备为 75% ~ 85% 的高强度有氧运动与小于心率储备的 50% 的伸展运动相比，在执行控制能力方面对认知功能的改善有积极作用，且女性 MCI 患者比男性改善更明显。一项有关不同强度的短期身体活动对认知速度和准确性影响的分析显示，中等强度的运动能显著增强参与者处理信息速度的能力；当运动强度过大时，将造成个体运动性疲劳，影响谷氨酸 / 氨基丁酸（Glu/GABA）调节系统，进而造成个体学习记忆能力的下降。由此可见，中等强度的运动对老人认知功能的维持和改善作用最明显。

（二）按照运动频率和持续时间分类

运动频率多指每周训练的次数，而参加运动训练的总时长界定为运动持续时间。既往文献针对运动频率和持续时间对认知功能的影响展开过广泛的研究，Knab 等对 998 例成年人进行研究，以适当增加呼吸频率且流汗 20 分钟为界值，将参加有氧运动频率分为 <1 次 / 周、1~2 次 / 周、3~4 次 / 周、≥5 次 / 周，探讨有氧运动频率与神经认知功能、心理功能、生活质量等变量的关系；调整人口学资料后，此项研究发现，运动频率与 6 项认知功能（神经认知指数、精神运动速度、反应时间、认知灵活性、记忆力、注意力）均无相关性，但与心理精神状态、生活质量、感知压力显著相关。可见，运动频率对老年认知功能的影响缺乏内在定律。Lam 等研究亦证实，12 个月的运动干预项目与 5 个月相比，MCI 患者总体认知功能、延迟回忆得分均改善，并且在第 12 个月时，MCI 患者痴呆转化率降低程度更为显著，患者平衡能力进一步加强，可见运动持续时间越长，干预效果越明显。因此，世界卫生组织（WHO）制定的体育运动指南建议，65 岁及以上老人每周应至少进行 150 分钟中等强度的有氧运动，或每周至少进行 75 分钟高等强度的有氧运动，有氧活动每次至少持续 10 分钟，可达到健身益智的效果。

（三）按照运动种类分类

1. **体育锻炼**　体育锻炼或运动是指人们根据身体需要自我选择有计划、有结构、具有重复性的体力活动，目的是为了提高或者保持一种或几种身体能力。既往文献缺乏对认知功能产生影响的体育项目进行系统分类。根据不同的分类标准，体育锻炼项目分 3 类。

（1）有氧运动：指使用身体的大肌肉群持续进行长时间的、节奏性的一种运动模式，如步行、跑步、游泳、骑自行车或类似的连续活动。有研究显示，有氧运动对老年 MCI 患者执行能力有潜在的积极影响，对记忆力（包括即时回忆能力和延迟回忆能力）有重要但并非显著影响，对注意力、言语流畅性或视空间能力（包括处理速度、分配性注意力、选择性注意力）无影响。然而，考虑到有氧运动干预的类型、频率和持续时间的差异以及纳入研究样本量的限制，有氧运动对认知功能的影响仍需要更为严格的设计和标准化的培训方案，在大样本的基础上加以证实。

有氧运动保健操不仅锻炼了患者的肌肉收缩力量，达到疏经活血、按摩穴位、提高免疫力的功效，还能转移患者的注意力，使患者在精神上产生欣快感，使不良情绪得以改善，对自身状况有更积极准确的评价，从而增强战胜疾病的信心。

有氧运动可以减轻患者焦虑、抑郁、恐惧等不良情绪。有氧运动通过人体大肌肉群参加中等强度的体育运动，可以提高人体吸入、输送与使用氧气的能力，刺激垂体分泌 β- 内啡肽（一种良好的生理镇静剂），提高中枢神经系统的反应能力，增强机体对刺激的耐受力。运动时机体的神经系统产生微电刺激，这种刺激可缓解肌肉紧张和精神抑郁，使大脑皮质放松，减轻心理紧张；参加有氧运动过程中，患者的不良情绪和多余的能量得到合理的释放，并且与病友及医务人员进行交流的机会增多，患者能体验到自我价值的存在，自己的优势和兴趣得到他人的赞赏和激励，使患者情绪更加稳定；参加有氧运动后，患者能够分散对自身忧虑和挫折的注意力，而这种注意力有效转移，可以使焦虑、抑郁等情绪出现下降，从而达到调节情绪和改善心境的目的。

有氧运动对 MCI 患者脑结构影响的可能机制有 3 种。①突触可塑性：突触是神经元之间或神经元与靶细胞之间相互接触、传递信息的部位，是神经系统执行各种功能的基本结构。突触形态结构的变化是 MCI 神经病理改变的特征之一。有氧运动被认为可以改善突触长时程增强（heterosynaptic long-term potentiation，heterosynaptic LTP）现象减弱所导致的认知能力下降，还可以调节突触数量的减少以及突触体膜流动性的下降，在一定程度上对脑结构产生影响，减缓甚或逆转大脑结构的萎缩。②基因表达：c-Fos 基因失活和脑源性神经营养因子（brain-derived neurotrophic factor，BDNF）表达的减少也是脑老化的重要因素。Jee 等研究发现，AD 大鼠可见长期记忆功能的损害和特定脑区 c-Fos 阳性表达细胞数量的减少，而长时间的跑步机锻炼不仅可缓解长期记忆障碍，还能增强大鼠的 c-Fos 蛋白表达。此外还有研究表明，有氧运动可显著增强 MCI 患者 BDNF 阳性表达，且 BDNF 阳性表达的增强具有明显的时间效应。故有规律的有氧运动可增加 c-Fos 基因和 BDNF 的表达，从而防止或者延缓 MCI 患者脑区的萎缩，改善认知功能障碍。③神经递质：神经递质对人的认知和运动能力都有重要的调节作用，而运动对神经递质同样产生重要影响。徐波等也证实 7 周的游泳训练能使 SD 大鼠的学习记忆能力显著提高，相关脑区神经递质的含量显著增加，表明有氧运动可能调控着神经递质从而减缓大脑相关脑区结构的萎缩，保留甚至恢复 MCI 患者的认知功能。

投球训练：投球是综合运动，简单的投球需视感觉、手触觉、大脑综合分析判断和肢体运动协调方能完成全过程。感受器的外界信息不断反复地传入大脑中枢，不断激活神经介质的释放加快残存神经细胞功能的修复，唤醒抑制和休眠的神经细胞；促使大脑功能可逆发展，重塑丧失的认知功能和内隐记忆的开发等综合效应。

有氧平衡训练如下。①坐位：扶患者坐起，让患者静坐在病床上，如果患者能够保持此体位再嘱患者转动头部或躯干位置直到患者能够保持平衡。②坐 – 立 – 坐：指导患者从坐位逐步练习站起，身体保持住平衡后再指导患者坐下。③立位：患者在病床前站起后静立几分钟，让患者学会用双膝关节控制平衡。④行走：随着平衡功能及下肢负重能力的提高，指导患者从利用步行器开始逐步练习自行步行，并可增加上下楼梯以及跨越障碍物的训练。

有氧运动操干预包括：①热身运动。主要内容包括踏步运动（原地踏步2个8拍）、体转运动（身体左右扭转4个8拍），时长约3分钟。②有氧运动。主要内容包括头部运动（头部前后左右运动4个8拍）、绕肩运动（左、右肩关节顺、逆时针各2个8拍）、屈肘运动（左、右臂屈肘各4个8拍）、拍手运动（双手击掌4个8拍）、出拳运动（左、右拳向前侧、对侧运动各4个8拍）、屈膝运动（左、右腿屈膝4个8拍）、踢腿运动（左、右踢腿4个8拍）、点脚运动（左、右脚尖侧点各4个8拍），时长约25分钟。③整理运动。踏步呼吸运动（原地踏步并调整呼吸4个8拍），时长约2分钟。运动期间避免老人过度疲劳，如有不适应立即减小运动强度，并通过深呼吸自我调节，待症状缓解后再适度增加运动负荷。

有氧运动放松操：①自我放松操，包括耸肩、提臂活肩、绕肩、活颈强项和足部运动。②揉搓保健操，双手互搓，双手搓脸，并进行震耳等干预。

（2）抗阻运动：指肌肉在克服外来阻力时进行的力量训练，如自由重力训练、机械阻力训练或类似的运动训练。研究显示，抗阻运动对MCI患者执行能力、视空间认知能力的改善具有推动作用，且对女性患者的影响更为明显。不过，抗阻运动干预策略对情节记忆、言语流畅性等认知功能的提升仍缺乏更有利的证据。

具体方式如下：①弹力带上肢部分训练。站姿肩外展外旋，保证肩和双脚宽度一致，双手紧握弹力带，在呼气时外旋肩打开前、上臂，完成扩胸动作，并与吸气时缓慢回归起始姿势，肩与双脚宽度一致，微屈双膝，双手掌心相对紧握弹力带，放置在前胸部位，呼气时双手向后拉开，促使肩与肘呈水平状态，吸气时收回。②弹力带下肢部分训练：固定弹力带在右肩后方，提起右腿保证小腿处于垂直的部位，伸直大腿，双脚交错站立，弯腿，固定弹力带在后脚外侧，握紧弹力带，呼气时朝左转动身体，向斜上方拉弹力带，吸气时收回，运动频率为20分钟/次，4次/周。

（3）身心运动：指在进行身体活动的同时伴随注意力集中、呼吸控制，以此来提高身体力量、平衡、柔韧性，促进身体健康。太极拳、八段锦和手指操等均属有益的身心运动。

太极拳：太极拳在我国健身运动中，凝聚了中国养生文化精髓。太极拳是融阴阳之理、经络学、导引术和吐纳术，集意识、呼吸、动作三者所形成的一种内外兼修、柔和缓慢的传统拳术。它不仅能改善抑郁、睡眠状况、心血管功能，对认知功能（尤其是言语记忆）也有显著的影响。从西方运动医学角度分析，太极拳是一种中小强度的有氧运动，其心静体松，柔和缓慢，连贯圆整，采用逆腹式呼吸的特点，有助于改善人体血液循环，增加脑组织的血液灌注，改善脑组织的代谢，满足脑组织能量和氧气的供给，加速疲劳神经细胞功能的恢复，减少氧化应激反应，促进神经营养因子（如脑源性神经营养因子）的生成，促进神经突触的建立。与西方体育运动相比，太极拳在改善认知功能方面还具有其独特的优势：①太极拳强调"静心用意""动静结合""以意随行"，有利于不断地刺激中枢神经系统，激发脑神经网络的兴奋性，促进脑神经网络的建立，加快神经元间的传导速度。②太极拳动作富于多变，不是简单的动作重复做，要求学习和记忆每一个动作的要点，准确掌握每个动作前后的顺序，连贯地进行动作的转换，强调手眼协调，意念、呼吸和运动相结合，从而有助于改善控制记忆、执行功能的海马、额叶等核心脑区的结构和功能。从实际应用的角度分析，太极拳动作缓和，不单调，不受器械和场地限制，在我国有广泛的群众基础，是一项经济且易在 MCI 老年人群中广泛推广的运动。

传统太极拳主要有两种分类方法。第一种是以拳法为分类依据，主要包括陈、杨、武、吴、孙五大流派，在此基础上又创编了二十四式、四十二式、四十八式等，其中二十四式为国家体育总局于 2003 年颁布的简化太极拳，招式更简单，老人更易接受，且效果显著。第二种分类方法是以架势为依据，主要分为高、中、低架势。二十四式多采用高架式，且高架势耗能更小，其特点是拳式舒展大方，轻灵沉稳兼而有之。对于初学太极拳的认知障碍的老人来讲，适宜学习高架势八式太极拳。太极拳运动处方一般主要包括运动强度、运动时间、运动频率和运动级数。根据老人太极拳运动强度的过渡与适应需求，靶心率的具体要求为：在开始阶段、逐渐适应阶段和适应阶段应分别达到最大心率的 65%、70%、75%。美国卫生与公众服务健康指南显示，每周 150 分钟的中度运动训练是老人认知功能和心血管的保护因素；同时，根据 2007 年美国运动医学会与美国心脏协会发布的改善和维持老人身体健康的运动指南，每周 5 天、每天 30 分钟中等强度的有氧运动有益于身心健康。因此认知障碍老人更适合每周 5 天、每天 30 分钟的太极拳运动量。应当注意的是，以上的运动处方只是针对一般的 MCI 老人；对于伴有其他疾病的老人，应根据其实际情况做出适当调整。Dietrich 等认为若能将具体的运动分配不同的认知负荷，低强度的运动也能改善认知功能；太极拳集运动与认知锻炼相结合，对老人认知干预有较大潜能。因此，对 MCI 伴虚弱老人，可根据我国老人运动处方，从低强度的量开始，循序渐进，以保证干预安全与有效。

八段锦：八段锦是我国的一种传统健身运动，动作简单舒缓，柔和、连绵、流畅，易学易练，较为安全易被老人接受。从中医角度来讲，认知功能减退的病机为本虚标实：髓海和心脾肾衰减为致病之本，痰浊血瘀为致病之标。而八段锦运动将呼吸、体势、意念相结合，动作流畅连绵、气机流畅、动静相兼，有助于认知障碍患者平衡阴阳、活络疏经、固本培元、补肾益脑，从而改善认知。八段锦运动可提高认知障碍患者的日常生活能力，这可能与八段锦提高了老人神经系统灵活性及平衡能力等有关。

手指操：作为一种保健操，手指操方法简单易学，容易被老人接受。主要针对手部穴位的按摩，适当的按摩可增加对大脑皮质的刺激，增加大脑血氧供应，从而提高认知水平，提高日常生活能力、社会交往能力，增强战胜疾病的信心，促进患者康复，减轻患者及家属的心理压力，具有一定的临床意义。

具体手指操训练步骤如下。第一组：①吐气握拳，用力吸足气并放开手指，用一手的示指和拇指揉捏另一手的手指。从拇指开始，每指做10秒。②吸足气用力握拳，然后用力吐气，同时急速依次伸开小指、环指、中指、示指。左右手各做若干次（握拳时将拇指握在掌心）。③用示指、中指、环指、小指依次按压拇指，刺激各指端穴位。④用拇指按压各指指根，刺激各经络。⑤双手手腕伸直，使五指靠拢，然后张开，反复做若干次。第二组：①抬肘与胸平，两手手指相对，互相按压，用力深吸气，特别是拇指和小指要用力。边吐气，边用力按。②将腕抬到与胸部同高的位置上，双手对应的手指互勾，用力向两侧拉。③用右手的拇指与左手的示指，右手的示指与左手的拇指交替相触，动作熟练后加快速度。再以右手拇指与左手中指，左手拇指与右手中指交替作相触的动作，依此类推直做到小指。④双手手指交叉相握（手指深入手心），手腕用力向下拉。⑤两手手指交叉相握手指伸向手指，以腕为轴来回自由转动。⑥肘抬至与胸部同高的位置上，使各指依次序弯曲，并用力按压劳宫穴。第三组：①将小铁球（或核桃）握在手中，用力握同时呼气，然后深吸气并将手张开。②将两个小铁球（或核桃）握在手里，使其左右交换位置转动。③两手心用力夹球相对按压，先用右手向左手压，然后翻腕使左手在上，边按边翻转手腕。④用示指和拇指夹球，依次左右交换进行。

2. 日常活动　日常活动指人们为了独立生活而每日所必须进行的最基本的、最具共同性的活动。按日常活动的层次及要求分为基本的日常活动或躯体日常活动（如进食、如厕、沐浴、穿衣、行走等）和工具性日常活动（如使用交通工具、管理钱财、打电话、购物等）。日常活动能力对认知功能的影响存在直接效应，即日常活动能力越低，个体认知功能损害越严重。同时，研究亦发现，日常活动能力减退的认知障碍患者进展为痴呆的风险更高。这可能是因为老人日常活动能力受限后，与外界环境刺激接触减少，大脑接受并加工处理各种信息的活动随之减少，影响大脑认知功能的自我训练。另外，认知功能下降进一步加速日常活动能力的受限和减退，造成恶性循环。因此，在社区医疗干预实践中，有必要通过宣传、教育等方式鼓励老人积极参与各种日常活动能力训练，接触新鲜事物，减缓身体功能退化，以改善日常活动能力，提高认知功能。

（李　阳　赵娅蓉　吕亮亮）

第四节 认知障碍患者多感官刺激干预

一、多感官刺激含义

多感官刺激疗法是以灯光效果、真实的触感、冥想音乐和令人放松的香气为媒介，为患者提供以视觉、听觉、触觉、味觉和嗅觉为主的感官刺激的治疗方法。多感官刺激疗法起源于 20 世纪 70 年代的荷兰，最初命名为 Snoezelen，传至英国后，英国人根据其含义将其命名为"多感官环境"（multi-sensory environment）。临床研究将其称为"Snoezelen"或"多感官刺激疗法"（multi-sensory stimulation，MSS）或"多感官环境刺激疗法"（multi-sensory stimulation environment，MSSE）。多感官刺激疗法作为一种刺激或放松的方式，为患者提供了一种无压力、娱乐的环境。因其具有智力要求低、适用范围广、时间安排灵活等特点，被国外学者广泛应用于老年痴呆、神经发育障碍、慢性疼痛及教育学等领域。

二、芳香疗法

（一）芳香疗法的概述

1. 概念 芳香疗法（aromatherapy）是一种整体治疗方法，在西方文化中是指经严格训练的芳香师在考虑人的身体和心理的需求，并结合日常生活等诸因素的基础上，以萃取自芳香植物的精油为物质基础，用按摩、沐浴、闻香等方法帮助人体恢复身体、心理健康的补充疗法。"芳香疗法"这一称谓源于欧洲，与中国古代的"熏蒸疗法"或"熏洗疗法"类似。中国的"熏蒸疗法"是指在中医理论的指导下，选配一定的中药材，经过不同的方式，或加工制成中药液进行全身、半身或局部熏洗，或点燃某些芳香药物进行熏燎，以调和气血，平衡脏腑功能，实现治疗疾病、强身健体和美容养颜的一种透皮外治方法。

2. 应用历史 芳香疗法作为古老的治病方法，至今已有 6000 多年的历史，最早可追溯到公元前 4500 年，随后在大量古籍中都有记载。

西方芳香疗法源于古埃及。古埃及人使用一种普通的浸渍方法，从芳香植物中萃取出精油。薰香有可能是香料最早使用的方法之一。在欧洲，古希腊人向古埃及人学了不少有关芳香油的知识。12 世纪著名的神秘主义者和治疗师 Hildegard 写下了许多用芳香油涂在皮肤上治疗身体内部疾病的方法。例如，把紫罗兰汁液与橄榄油和山羊油脂混合在一起，可以用于治疗癌症。澳大利亚的土著居民把白千层属的植物用于医药，已经有了几千年的历史。而利用芳香油进行按摩，一直是印度民间医学的一个重要组成部分。北美洲的印第安人同样使用芳香油并创造出他们自己的药草治疗法。

中国的芳香疗法源远流长。殷商甲骨文中就有熏疗、艾蒸和酿制香酒的记载，至周代就有佩带香囊、沐浴兰汤的习俗。春秋战国时期，随着药物学知识的积累，见于文献记载的芳香药物显著增加。《神农本草经》集东汉以前药物学之大成，全书记载药物 365 种，其中有不少芳香药物，如"菖蒲，味辛温。主风寒湿痹，咳逆上气，开心孔，补五脏，通九窍，明耳目，出声音。久服轻身、不忘、不迷惑、延年"。唐代国家药典《新修本草》补充了许多新发现药物和外来药物，如苏合香、阿魏、安息香、龙脑香等外来香药也正式收入。宋代时芳香药物的中外交流达到了高峰，我国与印度、越南及阿拉伯国家等友好往来，互赠礼物，其中含有大量的芳香药物。元代，在对外经济贸易中，芳香药物仍是主要的商品。明代，随着方药学的兴盛发展，芳香疗法的应用和研究有了长足的进步。例如，《普济方》中专列"诸汤香煎门"，收集 97 方，并详细记载方药组成、制作、用法等，较全面地总结了芳香疗法的经验。清代，芳香疗法的研究与实践产生了质的飞跃，代表医学家为杰出的外治大师吴师机。吴师机《理瀹骈文》对芳香疗法的作用机制、辨证论治、药物选择、用法用量、注意事项等做了系统的阐述，使芳香替代疗法有了完整的理论体系。

3．精油的特性

（1）种类繁多：如薰衣草、柠檬、迷迭香、佛手柑、乳香、薄荷、生姜、甜橙、桉树等。

（2）不同精油的不同潜在治疗特性：如薰衣草有良好的镇静催眠作用，佛手柑可减轻压力和焦虑作用，生姜有治疗便秘 / 食欲减退及镇吐的作用，甜马郁兰油有止痛作用，薄荷有镇静作用等。如果由专业人员对患者进行芳香治疗，该方法可能比直接药物治疗疗效更确切。芳香疗法的精油使用剂量、温度、所处环境的大小及气流变化和质量都会影响疗效。

（3）易氧化性和致敏性：精油在空气中暴露后，接触光线会被氧化。一旦被氧化后，精油会产生抗原性比较强的物质，致敏强度是氧化前的 5 ~ 10 倍，可引起使用者光过敏。非氧化的芳香物质很少引起过敏。为了获得所需的香料，人工合成的香料在生产的过程常不可避免地暴露于空气中。如需要搅拌，这意味着芳香本身来源于这些氧化物，所以人工香料的安全性更需要谨慎。使用时要询问患者是否对某些物质过敏，并注意可能的交叉反应。

（4）怕强光、怕高温、易挥发性：精油一经制成就要装在暗色玻璃瓶（不能用塑料瓶），密封，储存在远离光源和热源的阴凉处（20℃最佳）。

（5）价格昂贵：生产少量精油就要耗费大量的植物原料，尤以花瓣精油最贵。例如，约 4000g 玫瑰花瓣才能提取出 1g 玫瑰精油（4000：1）。200g 薰衣草可提取 1g 薰衣草精油（200：1）。

（6）质量可以凭经验区别：一瓶精油放在桌子上，打开盖子就能闻到一股芳香气味散发出来，说明该精油的质量较好。如果必须靠近才能闻到它的香味，说明质量较差。

4. 精油的给药途径　精油的给药途径主要有口服、肠道、阴道、局部皮肤给药及吸入等途径。最常见的为口服、经皮给药（包括外涂按摩、洗浴足疗等）及经鼻吸入。研究表明，精油经口服后一般全部快速吸收；经过门静脉进入血液循环，剂量不易控制，而且不同的精油成分差异明显，使用者也存在个体差异。口服精油后的不良反应个体差异也巨大，相比其他给药途径，口服精油风险较大。从安全角度看，以吸入和局部皮肤给药的方式较安全有效，其原因是吸入和局部皮肤方式给药时体内吸收量有限，容易控制，一般情况下，即使患者有头痛等不良反应，离开香源后症状很快就会缓解。

芳香吸入法又可以归纳为雾化释放、加热释放、常温释放等。

（1）雾化释放：芳香雾化吸入疗法是目前治疗呼吸亚健康等疾患常用的方法，是以不同的雾化器利用气体射流的原理，将液体撞击成微小颗粒悬浮在气流中，进入呼吸系统，进行局部湿化；同时，在雾化液中加入针对性的芳香物质，可以达到稳定情绪、改善心智、消炎、解痉、祛痰等局部治疗目的。

（2）加热释放：用明火加热，即明火热源对芳香物质加热升温后，释放香氛气息，这种工艺一般在室内小面积范围内使用，从安全性考虑，目前已淡出市场。另有电热源加热方式，目前该类产品在市场上占较大比例。电加热器接入电源后，PTCR 元件就开始升温加热，使温度恒定在天然香料最佳释香状态。

（3）常温释放：常温香气释放比较有代表性的是家居、公共场所、单位办公环境、汽车用品。该产品利用类似于灯芯纤维素物质的毛细管状物把香气从容器吸引到空气中散香或者利用溶胶缓慢释放香气，称为常温香气释放。

5. 作用机制　目前关于芳香疗法的作用机制主要有心理学和药理学两种假说。

（1）心理学假说：心理学假说是解释人的行为、情绪、认知和生理反应受气味影响的最好模型。芳香疗法通过香气挥发刺激嗅觉，唤醒患者过去的情绪经验，对芳香气味产生不同回应，影响机体做出相应认知、行为、生理等判断。特定的气味会带来人特定时期对于过去的记忆，这种现象称为"普鲁斯特效应"。

研究还表明，个人对某种气味的喜好直接影响他的情绪变化。例如，有研究发现，只有受试者自己认为愉悦的气味才能够提高其情绪、减轻焦虑和痛苦，而一个讨厌的气味会使情绪变得更糟。另外，信念和期望也明显影响着芳香疗法的效果。在一个经典实验中，受试者分别处于薰衣草香味（放松气味）、橙花香味（刺激气味）、安慰剂（无香味仅通过心理暗示）环境中，测定受试者的心率和皮肤电导率并进行情绪问卷调查，结果显示无论在什么气味中，甚至是没有气味而仅仅通过心理暗示的环境中，如果给受试者暗示他 / 她处于放松的环境里，那么他 / 她的心率和皮肤导电率会降低；如果暗示受试者处于刺激的气味环境中，那么他 / 她的心率和皮肤电导率会上升。值得注意的是，经过试验后，所有的受试者都认为他们的情绪提高了。这些发现说明气味本身的化学性质起着次要作用，而气味诱导受试者产生心理和生理方面的反应起重要作用。因此，心理学假说是目前解释气味影响人的情绪、认知、行为和生理反应的最好模型。

（2）药理学假说：芳香疗法的药理机制尚未阐明，但目前学者普遍接受的假说是，在嗅分子作用于鼻腔的神经末梢后，通过三个层次的传导和修饰，最后在皮质形成嗅觉。

第一层次是鼻腔黏膜中的嗅觉受体，它们感受空气中的不同嗅分子即嗅质，在鼻腔中经过初步处理后，由嗅神经传到第二层次——嗅球。信息在嗅球中经过加工和修饰后，经嗅球神经元发出的纤维经嗅束至外侧嗅纹而终止于嗅皮质（皮质梨状区），最后在皮质形成各种不同的嗅感觉。嗅球中的嗅觉信息也经另一部分纤维经传到邻近脑区，例如杏仁核、海马、下丘脑、内嗅皮质区等，从而调节自主神经系统和内分泌系统，产生放松、镇定、愉悦或兴奋的效果。因此，嗅觉信息传到中枢后，不仅在皮质产生嗅感觉，它还与学习、记忆、行为、情绪等活动有关，这些功能的实现，需要皮质和其他脑区共同完成。

嗅中枢病变不引起嗅觉丧失，因为双侧有较多的联络纤维。研究发现，梨状皮质是嗅觉的初级中枢。虽然 AD 患者存在嗅觉障碍，但主要表现为识别或辨别障碍，如闻不出啥味、闻不到臭味，很少有嗅觉功能障碍，这可能与 AD 患者的记忆损害有关。

（二）芳香疗法对 AD 患者的作用

芳香疗法作为一种自然疗法，在国外已被广泛应用于高血压、抑郁症、焦虑症和 AD 等临床疾病研究中，并被英国国家研究所推荐作为痴呆的行为精神症状（BPSD）的有效干预手段。所以，芳香疗法有望成为治疗 AD 的补充疗法。使用芳香疗法介入 AD 的预防和治疗不可或缺。

研究者们发现，AD 患者在发病前，嗅觉敏锐度普遍降低，且在情绪上有害怕、沮丧甚至抑郁的表现。嗅觉能力的降低某种程度上可以看作海马退化的先兆。较之其他感官，嗅觉和大脑之间有一条"捷径"，当我们嗅闻到某种气味时，鼻腔内的嗅觉细胞一边"收集气味"，一边将"气味信息"快速传递给嗅球，继而马上进入大脑边缘系统（这里是海马的所在，掌管着人类的情绪、行为、性欲和记忆）。在短短几秒钟内我们就会有认知和情绪反应：气味好不好闻？是安全的还是危险的气味？令人愉悦的，放松的，还是感到害怕的？所以对于大脑退化的预防，可以使用嗅觉激励的方法，来改善、减缓乙酰胆碱神经元的衰老式减少。

芳香疗法可分为两部分：一部分是非常适合推广，可在每个人的日常生活中去践行；另一部分是更适合治疗师以及专业人员在咨询、配方方案以及配方思路中应用。

1. 日常生活践行　以"嗅觉与大脑认知和记忆反应的关联性"为理论基础，我们若能在日常生活中经常使用精油进行环境扩香，则能在很大程度上帮助延缓大脑退化的进程。但是要注意：①使用的精油一定要是真精油，含有任何人工合成成分的香精都不会有效，反而会刺激和损伤嗅觉；②环境扩香需要长期坚持，不会快速见效，尤其是对于已经出现嗅觉退化症状的人群，还建议配合主动的嗅觉练习。

这种主动嗅觉练习的原型是来自德国德雷斯顿嗅觉和味觉跨学科研究中心学者们的"发明"。他们在对 AD 以及帕金森病患者的临床研究中发现，每周多次、每次嗅闻 4 种左右不同的天然气味，持续 1 年以上的时间，患者的嗅觉敏感度有所提升，负面情绪、思考能力下降等问题都有所改善。

其中嗅闻的天然气味并不局限于精油，气味较为强烈的天然水果（如芒果、甜橙、苹果、凤梨等）或是一些很容易获得的芳香中草药（如艾草、佩兰、藿香、木香等）都可以根据个人喜好和习惯被充分利用，只要贵在坚持。但要注意：①嗅闻水果前请将水果清洗、擦拭，以免残留农药等物被误吸入；②中草药可以放入棉麻材质袋子后再进行嗅闻；③嗅闻精油可以放入吸香棒或调和成滚珠使用。

只要我们有意识地去感知嗅觉，去锻炼它，使其更敏感，那我们就可以通过这些气味活化大脑，从而达到预防认知症的目的。

2. 专业治疗　有些人能够通过选择健康的生活方式来减缓或逆转 AD 的影响，例如，运动可以减缓 AD 患者的认知能力下降。但对不喜欢运动的人，精油也可以缓解症状。精油可被吸入、涂到皮肤上或根据精油的种类和浓度水平加到食品或茶中。虽然精油的应用被认为是安全的，但是在使用前一定要咨询医生以确保精油不会与患者正在服用的任何药物有冲突。

下面所列 7 种精油可有效治疗和控制 AD 的不同症状。

（1）柠檬精油：它是柠檬的主要活性组分，而其中的柠檬烯是自然界中最常见的萜类，也是柑橘类精油的主要成分。柠檬烯是一种无色的液体，以两种光学异构体的形式存在，称为 D- 柠檬烯或 L- 柠檬烯，并作为外消旋混合物。它拥有令人愉快的柠檬气味，被广泛用作香料和常见食品中的添加剂，如糖果、口香糖、冰激凌。柠檬烯不仅常用于化妆品中，也用于食物的存储中。口服后，柠檬烯会迅速在肠道吸收、分布和代谢，对人体呈低毒性，无致癌或损伤肾脏的风险。

Schmidt 等研究了柠檬烯的人体代谢和消除动力学后发现：受试者在口服柠檬烯 5 小时后血液中检测到的代谢物为香芹酚、紫苏酸、柠檬烯 -1,2- 二醇和柠檬烯 -8,9- 二醇，不含紫苏醇或柠檬烯本身，这证明了柠檬烯的快速首过消除作用。尿液中的代谢产物与血液中酯似。代谢产物柠檬烯 -8,9- 二醇主要经肾脏代谢。柠檬烯或其代谢物也经呼吸消除，在呼出的空气中留下特有的气味。人类柠檬烯的新陈代谢迅速发生，几乎在摄取的 24 小时后完全从体内清除。

柠檬精油具有抗炎、抗氧化、抗癌、镇痛、修复消化道溃疡、调节代谢等作用。多项临床研究发现，柠檬精油能有效改善痴呆患者的认知功能及 BPSD。

（2）薰衣草精油：薰衣草精油含有 100 多种成分，主要有效成分是芳樟醇，该成分是一种链状萜烯醇类物质，可经肺迅速吸收入血，24 小时内从体内清除。

薰衣草被认为具有镇静、镇痛、抗焦虑、平衡情绪和治疗失眠等作用。AD 患者可能会因病情恶化而变得焦躁不安，可以使用薰衣草精油来缓解这种症状。多年来，薰衣草一直用来缓解焦虑和抑郁。使用时可直接吸入，也可以涂抹在皮肤上或喷洒在床单上。

其可能的作用机制包括：①薰衣草精油可抑制谷氨酸和 GABA 受体结合，改善行为冲突，从而改善痴呆患者的激越行为；②降低皮质醇水平，减少患者对麻醉剂的需求；③通过鼻吸入，可以发挥缓解疼痛的作用。

薰衣草在缓解中国痴呆患者激越行为方面是一种有效的辅助疗法。对于易诱发精神类药物副作用的患者，使用薰衣草进行芳香疗法可能是另一种选择。

（3）薄荷：它是一种兴奋剂，可以在同一时间既刺激又镇静，可改善注意力、记忆力和心理表现。薄荷可以通过镇静神经来支持患者，最好在早晨使用。薄荷精油可以直接吸入、用作按摩油或喷洒在空气中，甚至放在浴盆。

（4）迷迭香：类似薄荷，迷迭香具有兴奋作用。它可以改善认知功能和情绪，还具有缓解便秘、重振食欲、改善抑郁等作用。迷迭香油可以直接吸入，也可以室内喷洒。

（5）佛手柑：佛手柑精油对心理健康有益，可缓解焦虑、抑郁和躁动情绪。在一项研究中，受试者吸入佛手柑精油 15 分钟后情绪有所改善。在一些情况下，佛手柑精油也能用于缓解失眠。可以喷洒在房间里、滴几滴在浴盆中或用作按摩油。

（6）依兰：依兰精油有助于缓解抑郁和压力的作用。由于大部分 AD 患者都患有抑郁症，故使用这种精油是有益的。患者和照护人员也可以使用依兰精油来对抗失眠。一般将依兰精油与柠檬精油联合使用可达到最佳效果。可吸入、喷洒在房间或放置在浴盆里。

（7）生姜：生姜精油是对消化问题有效。经常用来治疗便秘、食欲减退，能促进消化，帮助患者形成良好的饮食习惯。生姜精油可以吸入、喷洒在房间或直接用于腹部按摩。

薰衣草和香蜂草精油是用来治疗 BPSD 最常用的芳香精油，有镇静作用，可以使人放松，促进健康睡眠，改善躁动，提高痴呆患者的生活质量。提高精油的浓度可以增强其有效的生物活性，也可以降低过敏的发生。这两种芳香治疗方法都比较直观，易于临床应用，但需要更大规模、更长期的研究。初步证据表明薰衣草或香蜂草精油芳香疗法在治疗躁动方面有一定疗效。

（三）芳香疗法改善 AD 患者 BPSD 和认知功能的临床研究

在中国，居家和疗养院 AD 患者激越行为的发生率分别为 86.1% 和 90.8%，激越行为是 AD 患者 BPSD 中最具破坏性的症状之一。由于抗精神病药物不良反应较大，痴呆患者的非药物治疗越来越受关注。临床芳香疗法是一种辅助疗法，可以减轻患者激越行为，改善认知功能，改善精神状态，提高生命质量，并减轻照护者负担。Ballard 等指出，芳香疗法可作为 AD 患者激越行为的一线管理策略及非典型抗精神病药物的潜在替代品。

1. 国内外临床实践研究　Ballard 等于 2002 年对英国国家卫生护理机构的 72 例重度痴呆伴激越行为患者进行了研究，受试者被随机分为两组（每组 $n = 36$），一组接受香蜂草提取物（主要为柠檬精油）疗法，一组接受安慰剂（向日葵精油）疗法，两组都将精油与基础乳液（1 : 9）调合后涂抹于患者面部及手臂，每日 2 次，共 200mg/d，维持 4 周，并使用科恩 – 曼斯菲尔德激越行为量表（Cohen-Mansfield Agitation Inventory，CMAI）评估患者。安慰剂组有 14% 的患者 CMAI 评分改善超过 30%，治疗组有 60% 的患者评分改善超过 30%；与安慰剂组相比，该治疗显著改善了患者的躁动，未出现不良反应。该研究表明，小剂量经皮柠檬精油治疗能显著改善患者的激越行为。Akhondzadeh 等于 2003 年对伊朗 3 家照护中心的 42 例轻中度 AD 患者开展了为期 4 个月的研究。患者随机分为治疗组（$n = 21$）和对照组（$n = 21$）。治疗组给予香蜂草提取物（主要为柠檬精油），每天 60 滴（3 ~ 5ml）的治疗，维持 4 个月；对照组给予安慰剂治疗。分别在治疗开始前、开始后 8 周和 16 周评估患者病情变化情况。结果发现，在治疗 8 周时，两组患者的认知功能改善就存在显著差异；在治疗 16 周后，组间差异更显著，治疗组患者的激越行为普遍比安慰剂组少。所以该研究认为，香蜂草提取物不仅可以改善轻中度 AD 患者的认知功能，还能减少 AD 患者激越行为的发生。与其他研究不同的是，该研究并没有要求患者停用改善认知及情绪的药物，因为研究者认为，在实际临床工作中，芳香疗法是药物治疗的补充治疗，故未停用药物治疗。研究者的观点完全符合临床实际工作，但这也成为研究的一个短板。如何匹配药物对认知及情绪的影响需要进一步的研究佐证。

前两个研究采用小剂量、长期随访观察疗效；与此不同的是，Kennedy 等于 2002 年对 20 名健康大学生进行了研究，采用大剂量并评估患者用药即刻的认知功能改善情况。该研究为随机自身前后对照研究，受试者平均年龄为 19.2 岁，随机分为 4 组，给予研究对象单次安慰剂，300mg、600mg、900mg 香蜂草提取物（柠檬精油为主），并在当天治疗后的 1 小时、2.5 小时、4 小时、6 小时时通过认知药物研究（cognitive drug research，CDR）评估患者认知功能，结果发现口服中等剂量（600mg）精油时，研究对象的注意力能持久改善，口服低剂量（300mg）精油时，在最早时患者自评情绪最稳定，但是服用高剂量（900mg）时，患者的注意力会持续减退，所以该研究认为低剂量的芳香疗法能稳定情绪，而中等剂量对改善认知有益。

Lin 等于 2007 年对中国香港 70 名老年痴呆患者进行了研究。患者随机分为两组：一组先给予薰衣草精油吸入 3 周，随后向日葵精油吸入 3 周；另一组则按相反顺序治疗，于晚上入睡前吸入 2 滴（维持时间至少 1 小时）。经过治疗后，患者的激越行为显著改善。该研究之所以在夜间进行是因为夜间镇静效果更好。该研究整个过程未要求患者停用精神科药物，因为芳香疗法目前只是辅助治疗，尚不能替代经典药物治疗，这样更符合临床实践。

Jimbo 等于 2009 年在日本痴呆照护中心对 28 例痴呆患者（AD 17 例，血管性痴呆 3 例，其他 8 例）进行芳香疗法：上午 9 时至 11 时吸入柠檬精油（0.04ml）+玫瑰精油（0.08ml）；晚上 19 时 30 分至 21 时吸入薰衣草精油（0.08ml）+柑橘精油（0.04ml），持续治疗 4 周。治疗前后各有 28 天的药物导入和清洗期，由专人在导入期和清洗期前后分别用日语版 Gottfries-Brane-Steen 量表（Gottfries-Brane-Steen scale Japanese edition，GBSS-J）和触摸式痴呆评价量表评定 4 次。结果显示：患者 GBSS-J 和触摸式痴呆评价量表的认知功能评分均有提高，表明芳香疗法对改善认知具有一定作用。同时发现，不同的精油有不同的生物活性，柠檬和玫瑰精油具有交感神经活性，可以提高注意力和记忆力；薰衣草和柑橘提取物具有副交感活性，可以缓解精神紧张。相较其他痴呆患者，中度 AD 患者的认识功能改善更明显。

Yoshiyama 等于 2015 年对日本医疗机构的 14 例轻中度 AD 患者进行了研究。患者分为干预组（$n = 7$）和对照组（$n = 7$）。干预组给予 1%~2% 的 D & H 油（枳实叶、玫瑰草、黑云杉、狭叶薰衣草、突厥蔷薇、葡萄柚、巴戟天），对照组给予荷荷巴油，治疗 4 周后，再经过 4 周的洗脱期，使用与之前不同的精油再干预 4 周。操作者由上至下缓慢轻柔地按摩患者前臂、手腕、手掌、手指和手背。每次用 3ml 精油按摩 10 分钟，每周 3 次，共 4 周。干预前和两次试验后，均由一名经培训的专员使用量表进行评估，结果显示，芳香疗法能改善患者 BPSD，且安全无不良反应。

Kaymaz 等于 2017 年对土耳其两所医院的 28 例 AD 患者及护理人员进行了研究，分为干预组（$n = 14$）和对照组（$n = 14$）。干预组给予柠檬和桉树（2:1）混合精油按摩手部 5 分钟，每周 3 次，共 12 次，并在每晚睡前使用香薰仪 1 小时（距床边 1m，加入 6 滴薰衣草精油）。对照组给予常规护理，护理人员也给予干预组同样的芳香治疗方法，共进行 4 周。通过神经精神量表（neuropsychiatric inventory，NPI）、科恩－曼斯菲尔德激越行为量表（Cohen-Mansfield agitation inventory，CMAI）和 Zarit 负荷量表（Zarit burden interview，ZBI）进行干预后评价。结果显示，在第 2 周和第 4 周，干预组患者的 NPI 评分显著降低（$P < 0.05$）；在第 4 周时，干预组的 CMAI 和 ZBI 评分也显著降低（$P < 0.05$），表明经过芳香疗法，患者激越行为和神经精神症状明显减轻，同时照护者痛苦降低，照护负担减轻。

Fung 等在芳香疗法干预 AD 患者的系统性综述中提到，患者接受芳香疗法后，其激越行为、神经精神症状、生命质量、日常活动能力得分均有改善，且安全无不良反应，可以在临床广泛应用。

2. 芳香疗法处方

（1）减轻患者激越行为，改善精神状态　处方一：建议使用柠檬、桉树、薰衣草混合精油治疗，白天使用柠檬和桉树（2∶1）混合精油，取适量涂抹于患者手上，每次按摩5分钟，每周3次，同时晚睡前使用薰衣草精油，取6滴薰衣草精油放在香薰仪中，距离床边1m，疗程为4周。处方二：建议使用1%～2%的D＆H（枳实叶、玫瑰草、黑云杉、狭叶薰衣草、突厥蔷薇、葡萄柚、巴戟天）精油治疗，每次取量3ml，由按摩师由上至下缓慢轻柔地按摩患者前臂、手腕、手掌、手指和手背，每次按摩10分钟，每周3次，疗程为4周。处方三：建议使用薰衣草、向日葵精油吸入治疗，先给予薰衣草精油治疗3周，再给予向日葵精油治疗3周，每日取2滴放在香薰仪中，晚睡眠期间吸入，维持时间至少1小时，疗程为6周。

（2）提高患者记忆力，改善认知　处方一：建议使用柠檬、玫瑰、薰衣草、柑橘混合精油吸入治疗，在上午9时至11时吸入柠檬精油（0.04ml）＋玫瑰精油（0.08ml），晚上19时30分至21时吸入薰衣草精油（0.08ml）＋柑橘精油（0.04ml），两种精油混合后放在薰香仪中，每天1次，疗程为4周。处方二：建议使用香蜂草精油治疗，将精油和平时使用的基础乳液（1∶9）混合后涂抹于患者面部及手臂上，每次取量100mg，每天2次，疗程为4周。处方三：建议使用香蜂草精油（主要成分为柠檬精油）治疗，每次60滴，3～5ml，每日1次，将精油涂抹于患者面部和手臂上，使用8周可改善认知，使用4个月可同时改善患者认知和激越行为。

在使用上述芳香疗法处方期间，勿停用改善认知、激越行为、情绪等药物，建议联合使用。

（四）芳香疗法存在的争议

目前关于芳香疗法的使用效果，尚存在争议。一方面，大多数研究证实芳香疗法能显著改善AD患者的BPSD，且对改善患者认知、提高患者生活质量和降低照护者负担均有一定帮助。另一方面，AD患者多数存在嗅觉障碍，无法证明是芳香气味的嗅觉刺激对患者产生疗效，还是通过按摩或干预人员的陪伴等因素对患者产生心理支持。仅通过量表评估易受主观性的干扰，缺乏高质量的原始研究证明。

同时，使用这些药物的芳香疗法在临床实践中尚未被广泛应用，也缺乏循证依据和操作指南。但我们认为，在自己或他人未产生不良反应的情况下，这种方法应该被认真考虑作为药物的替代疗法。要针对性地选择患者，并不是所有的痴呆患者都适合芳香治疗。Holmes等研究表明，DLB患者接受芳香治疗会使病情恶化。所以，要有目标地根据不同的患者，有针对性地选择合适的精油。

三、音乐疗法

（一）音乐疗法的概述

"我已经不记得你，但是我记得当初遇见你时的背景音乐。"有一位 70 多岁的老人记忆力严重受损时，他已经不认识与他共同生活几十年的老伴了，更不能回答今天是否吃过药之类的问题；但是当问起他最喜欢谁的歌曲时，他竟然能说出准确的歌名及作者，并能够一起歌唱。由于许多老年痴呆患者的语言功能受到很大的损害，当他们想表达自己的一些要求时，却想不起来应该使用的词汇；然而，当他们歌唱时，却可以十分清楚地唱出其中的歌词。于是，治疗师们发现音乐疗法对认知障碍患者可以起到促进治疗的作用。

一说到音乐治疗，很多人会问："听听音乐就能治病？"这只是相当片面、单一的理解，音乐疗法在我国有着悠久的历史。五音的产生源自于生活。例如，"商音出西方"，即西部地区流行高亢的高音，那里的人普遍肺功能比较好；而在农耕文明发达的中原地区，人们最常接触到的声音是耕牛发出的"哞哞"声，低沉如大地般敦厚。根据阴阳五行学说，通过对生活的质朴观察，人们总结出古代五声音阶"角、徵、宫、商、羽"，认为其分属"木、火、土、金、水"，分别对应人体的五脏"肝、心、脾、肺、肾"，并逐渐形成以五音来调节人体功能的音乐治疗。

音乐治疗是指由合格的音乐治疗师与治疗对象一起使用音乐或音乐元素（声音、节奏、旋律与和声）的过程，目的是促进交流、学习、动员、表达、组织和其他相关治疗目标，以满足生理、心理、社会和认知方面的需要。早在 4000 多年以前，埃及古书籍中曾记载，音乐可以增加妇女的受孕能力，并以音乐的旋律为咒语治病。18～19 世纪期间，音乐疗法受到了极大的肯定。克里米亚战争中，护理先驱南丁格尔用音乐来抚慰伤者的焦虑抑郁情绪及思乡情怀。第二次世界大战中，美国野战医院的护士用音乐来缓解患者的战壕休克，同时，当地医生展开了音乐在患者康复过程中的研究。其实在我国两千多年前，《黄帝内经》提出"五脏相音"理论，将五行、五音、五脏、五志的客观对应关系联系起来，辨证施治，最终促进机体处于一个平衡的健康状态。宋代文学家欧阳修通过演奏古琴达到修身养性的目的。元代刘郁的《西使记》记载了一位阿拉伯国家元首通过欣赏琵琶乐治好了头痛病。不仅如此，目前北京回龙观医院已经成立了音乐治疗协会，美国密歇根州立大学也早在 1944 年成立全世界第一个音乐疗法学位项目。与此同时，美国多所大学开设了音乐疗法专业。

音乐治疗运用一切与音乐有关的活动形式作为手段，如听、唱、乐器演奏、音乐创作、歌词创作、即兴演奏、舞蹈、美术等各种活动。每个流派使用的技术和方法不尽相同，常用技术的方法就有几十种之多。音乐治疗必须包括有音乐、治疗对象和经过专门训练的音乐治疗师这三个因素。缺少任何因素都不能称其为音乐治疗，有些人在商店买一些所谓的"音乐治疗光盘"回家聆听的做法也许对身心有一定的放松作用，但这不能称为音乐治疗，因为这里没有音乐治疗师的介入，也没有治疗师与患者的治疗关系这一关键动力因素的存在。治疗师常常通过带领他们唱歌来训练他们的语言功能，有时甚至把他们生活中常用的语句（例如"我要上厕所"）配上音律教会他们，帮助他们向护理人员表达自己的要求。老人们非常喜欢这种治疗，临床效果也十分明显。

目前，音乐疗法成为认知障碍患者非药物治疗中的一种有效方法。认知障碍患者一般保留对音乐的感受能力，很多患者无法说话，却能较好地唱歌，甚至能够清楚地记得歌词。在音乐声中，人们可以体验美的感觉，回到现实中来。音乐的这一特点对于临床十分重要，特点是当语言的努力归于失败时，音乐可以建立良好的医患关系，这一关系成为治疗认知障碍患者的关键。

（二）音乐疗法的作用机制

1. 生理机制

（1）神经重塑机制：Satoh 等使用功能磁共振检测 AD 患者唱歌时大脑功能活动的变化，结果表明经过 6 个月的音乐疗法，AD 患者完成"日本瑞文彩色推理测验"的时间减少，并且功能磁共振提示患者大脑右角回和左舌回神经活动的增加，表明歌唱训练能提高患者的认知功能。

（2）神经发生、修复和再生机制：一项研究表明音乐影响了人类从胎儿到成人的脑神经，科学家们发现音乐对神经元的反应有影响，并且改变了细胞计数。Sarkamo 等开展了一项临床研究发现音乐能促进脑卒中后早期神经元的恢复和认知功能的保留，因为类固醇激素可以调节神经的发生、神经的保护和认知，而类固醇激素与音乐活动间关系密切。因此，Fukui 等认为音乐疗法在神经发生、修复和再生方面的作用是通过调节激素水平发挥作用的。

（3）神经内分泌机制：过去的文章表明音乐疗法对激素的分泌有影响，包括皮质醇、睾酮、雌激素等。Fukui 等招募老年痴呆患者，经过专业的音乐治疗师为期 1 个月的训练，患者表现出的游走行为明显减少，这与 17β- 雌二醇和睾酮的释放有关，表明音乐对改善痴呆患者的行为问题有明显的效果。用音乐代替激素治疗，会大大减少激素产生的严重副作用。此外，音乐会刺激神经递质、活性肽及其他生物化学物质的释放，包括内含子、多巴胺、一氧化氮等。这意味着音乐参与了人类的奖赏、压力、觉醒、免疫和社会联系等方面的内容。

（4）神经精神机制：Irish 等用 Vivaldi 的《四季》中的《春天》为背景，证明了在音乐条件的干预下老年痴呆患者的记忆明显提高，并且焦虑抑郁激素如皮质醇的分泌也显著减少。作为补充，García 等发现悲伤的音乐更能唤起痴呆患者的回忆。

2. 物理机制　节律与振动机制音乐属于节律性听觉刺激（rhythmic auditory stimulation，RAS），运动系统对于这种听觉刺激的反应非常灵敏，通过节律反复的特性来促进运动的稳定性、协调性的提高。"磁效应"是指两种事物之间的一种生物学的谐振效应，其被认为是 RAS 能改善步态的原因，RAS 以接近步行固有频率的频率发放提示，患者能够借"磁效应"来改善异常的步行节律。同时，音乐作为由一连串不同性质固有节律的谐振组合而产生的特殊的声波振动，使颅腔、胸腔等产生生理共振，从而影响心率、心律、呼吸、血压、脑电波、肌肉伸缩等。这种生理震动还会和细胞同时产生共振，刺激身体释放内啡肽等天然阿片制剂，达到松弛身心、降低痉挛和舒缓疼痛的效果。

除了以上两种机制，听觉刺激对脑损伤者的唤醒作用也十分重要。音乐的节奏、旋律可以调节大脑边缘系统和脑干网状结构功能，促进未受损的细胞进行代偿，从而弥补变性受损细胞的功能，通过自身调节加快意识的恢复。以音乐为形式的听觉刺激经耳接受后形成神经冲动，沿蜗神经传导到脑桥，刺激脑干网状结构上行激活系统，大脑皮质的兴奋灶增加，较多觉醒状态的脑电波出现，使患者容易被唤醒。同时，音乐感知对心血管反射、自主神经之间产生应激效应，影响大脑神经递质如去甲肾上腺素、肾上腺素、多巴胺的释放，产生的生物学效应使血压下降、呼吸与心率减缓、迷走神经兴奋性降低、血容量增加、疼痛减轻、免疫力提高、镇静催眠、产生愉悦感等。听觉中枢与痛觉中枢相邻，而音乐刺激大脑听觉中枢形成的兴奋能够有效抑制相邻的痛觉中枢，维持大脑的兴奋状态。

（三）音乐疗法的方案制定与管理

好的音乐总是能勾起回忆，一段旋律或者一个音乐节拍就能带我们回到某个印象深刻的地方，比如一段往事、一个情节、一段关系，激发情绪，刺激记忆或感觉。AD 患者最初表现为健忘、记忆力减退，逐渐发展为地点定向力、计算力的减退，最后出现精神行为的异常。许多临床资料及实验研究证明，音乐在改善注意力、增强记忆力、活跃思想、丰富和改善情绪状态等方面有明显的功效，对于认知障碍患者的各种表现有不同的方法及作用。下面简单介绍目前音乐疗法针对认知障碍患者不同行为的研究进展。

1. 游走行为　Frizgerald-Cloutier 做了一项关于音乐疗法对于缓解游走行为的研究。受试者为 30 名年龄在 60～91 岁的晚期 AD 患者。干预前，接受至少 3 天的游走行为测量，测量时间为每天下午 2 点至 5 点半。将受试者随机分为音乐组和阅读组，每天进行 15 分钟的活动，为期 1 周。将音乐组和阅读组进行对比，在干预中，坐在椅子上或治疗室的时长会被记录下来，作为测量游走行为的标准之一；同时，在每次治疗前后用简易精神状态检查

（MMSE）来测量实验对象认知功能的变化。结果显示两组人员在前测和后测的 MMSE 得分上没有显著变化，而在注意力表现上，音乐治疗和阅读活动都有效地转移了患者的注意力，并且在音乐治疗中注意力集中的时间是参与阅读活动时的两倍。因此，音乐治疗对于改善老年痴呆患者的游走行为有明显的作用。

2. 焦躁行为　Clair 等探讨了轻柔的音乐与激烈的音乐对于缓解焦躁行为的不同效果以及音乐播放的不同时间对焦躁行为的影响。28 例患者参与了该研究，并分为干预组和对照组。干预组每周有 5 天要全天聆听音乐，为期 8 周；对照组为无音乐干预。每天对每组进行 3 次记录，总共记录了 10 天。在该研究中，音乐干预下的焦躁行为并没有出现明显变化。但是，有趋势显示，与无音乐和激烈的音乐相比，轻柔的音乐更能缓解焦躁行为，由此表明舒缓的背景音乐可以有效地缓解焦躁不安。Ragneskog 等研究了音乐的不同类型对于焦躁行为的效果以及音乐聆听对于增加进食量的作用。他们选用了 3 种不同类型的音乐：舒缓的音乐，20 世纪二三十年代的瑞典流行歌曲以及当代流行乐。每种音乐都会在餐厅播放 2 周，中间有 1 周没有播放音乐。所有的过程都用摄像机拍摄下来。结果发现，5 人中有 4 人在饭桌上停留的时间增加。所有的患者都受到了音乐的影响，尤以舒缓的音乐效果最明显。而且在干预过程中，一名经常烦躁的患者变得安静了，另一名患者进食量增多了。易激惹、恐惧、抑郁等症状也明显改善。由此得出结论，舒缓型音乐时最为有效，不仅可以改善 AD 的一些症状，并且可以刺激患者的进食量。

歌唱在痴呆病程发展中，始终具有独特价值。对于痴呆早期的患者，鼓励他们参与歌唱活动，无论是单独歌唱还是和其他人一起。我们建议采取每天在家定时歌唱的方式，或者参加社区或其他场合的歌唱活动，这显然可以为患者的日常生活增添积极的、有益的内容。此外，每天有规律地参与歌唱活动有助于提升情绪状态和对生活的控制感以及自我效能感，还可以缓解肌肉紧张。建议采用以下活动：鼓励患者多跳舞，广场舞也好，找到患者喜欢的音乐，播放音乐，鼓励患者玩乐器，培养喜好，买一台卡拉 OK 机，或者让他们参加陪唱网站，提供歌谱给他们，帮助他们记住歌词。痴呆中期阶段的患者，由于认知功能受损，不能很好地进行语言对话或者与他人共同参与活动，参加歌唱活动可能是他们唯一获得社交体验的机会，也为其家属和陪护者提供了一个能与患者进行有效互动的机会。在痴呆中期的歌唱干预为患者及其家人提供了一个有助于令活动正常化的方式。走路时给他听音乐，能够帮助患者获取平衡感；在房间里播放音乐，改善心情；睡前避免快节奏音乐，此阶段的患者多有失眠的问题。当痴呆发展到晚期阶段，患者完全丧失了日常生活行为能力，对外界的刺激几乎没有反应。Clair 等针对痴呆晚期患者的研究使用了歌唱作为刺激，引发了患者的警觉反应，包括头部向声源方向移动、眨眼、眼球移动、手或脚移动，或者嗓声反应，这个研究还显示，为痴呆晚期患者读报也是一个有效的刺激；但是相对于读报，歌唱对于引发警觉的反应更有效。除此之外，跟患者一起唱喜欢的歌，跟着音乐一起动起来，或许能帮助患者操练运动神经；善用丰富的脸部表情，让患者感染喜悦；可以考虑打击乐器，帮助患者动起来。以上这些措施都能帮助不同阶段的认知障碍患者有效延缓病程。

音乐治疗老年认知障碍患者的疗效可以总结为以下几点。

1. 功能恢复 可以帮助参与者恢复某些技能，如恢复记忆力、恢复语言功能、稳定情绪等。音乐可以刺激储存的记忆，使患者想起自己是谁，可以从音乐中找到自信。

2. 功能改善 改善睡眠，稳定情绪，增强表达能力等。

3. 沟通渠道 大部分晚期老年痴呆患者对于语言或触碰可能都无法回应，但是他们仍然对音乐有反应，这是仅存的沟通渠道。

4. 音乐刺激脑活动 唱歌需要左边的大脑，听歌需要右边的大脑，而看对方指挥需要启动大脑的视觉神经区。音乐治疗可提供丰富的刺激。

5. 情绪"活化" 音乐疗法可以改善患者的某些认知功能及举止行为。当患者有不良情绪时，进行音乐治疗可采取重新定向的办法进行改善。音乐可以引导人们步入音乐所赋予的意境，对患者的精神及心理产生巨大的调节作用。

作为认知障碍患者的家人，如何用音乐疗法帮助他们呢？根据音乐治疗师艾米高尔的建议，首先要投其所好，知道父母喜欢的音乐，尤其关注他们年轻时代的音乐；播放父母不喜欢的音乐，会出现相反效果，甚至激怒他们；让父母尝试不同的音乐活动形式，观察哪一种形式父母最容易接受，有些父母就喜欢静静地听，有些喜欢唱或跳，有些喜欢弹乐器或敲鼓，根据节奏互动；如果发现患者的情绪"活化"了，那就表示音乐治疗对患者有效。

认知障碍患者在整个治疗过程中需要称职的照料者的照顾，但是长此以往照料者的精神也会崩溃，因此照料者需要一种可以解压的方法，音乐疗法则是一种极其有效的方法。一个关于 AD 患者照护者的心理健康研究将照护着分为三类：已经照顾患者超过两年的；或是照顾了不到 1 年而患者死亡的；或者患者在他们照顾的第一年内就转到了专门的机构的。与普通人群相比，这三类照护者都出现了明显的抑郁，并出现了全面的心理损害。因此，照护者的睡眠质量往往很差，利用音乐的镇静、催眠作用，使照护者的紧张情绪得到释放，全身肌肉放松，工作中产生的压力得以宣泄，改善照护者的睡眠问题，变消极情绪为积极情绪，更加全身心地投入照顾患者的工作中。

除此之外，音乐疗法在其他疾病中也发挥其特有的作用。

1. 对脑卒中后运动功能的影响 Tong 等使用即兴演奏式音乐治疗，将 33 名脑卒中后患者随机分为可听组和静音组，用以观察音乐的独立效应。4 周相同程度的训练后，两组患者的上肢运动功能均有显著改善；但两组的 Wolf 运动功能测试表现出统计学差异，可听组的运动功能比静音组恢复得更好，证明音乐治疗对脑卒中后患者的上肢运动功能恢复有积极影响。

2. 在帕金森病的非药物干预中的作用 应用音乐疗法，通过刺激患者的听觉中枢，产生谐振效应，改善异常节律，缓解震颤、肌强直的症状，减少运动迟缓，使运动功能规律化，提高姿势控制能力和步态的稳固性。

研究表明，音乐治疗可提高健康成人胃肌电活动的兴奋性，进而促进胃蠕动。音乐治疗还可以降低个体对疼痛的敏感程度，提高对疼痛的耐受，减少护理和治疗中的副作用，提高患者的满意度。

综上所述，音乐疗法以其独特的魅力发挥着巨大的作用，研究者们通过不同临床试验也证明了音乐疗法的疗效，下面简述音乐疗法的种类及适用情景。

1. 接受式音乐疗法 它是个体或者团体患者聆听治疗师的现场演奏或是之前录好的音乐，以聆听法为主，并以口头或另一种方式对他 / 她的体验进行无声的回应。音乐可以是直播或录制的即兴表演，有患者或治疗师或商业用途的，以各种风格的音乐（如古典、摇滚、爵士、乡村等）录制的录音。在聆听中，可集中于身体、情感、智力、审美或精神方面的音乐。接受式的音乐治疗方法很多，常见的有超觉静坐法、聆听讨论法、音乐想象法三种，具体可分为歌曲讨论、歌曲回忆、音乐肌肉渐进放松训练、指导性音乐想象、音乐引导想象、音乐同步脱敏再加工技术、音乐现实定位、音乐镇痛、音乐减压放松、音乐催眠、音乐点针灸等方法。

2. 主动式音乐疗法 主动式音乐疗法需要个体或者团体患者与治疗师一起演奏乐器或者演唱。它包括歌唱、跳舞、演奏乐器以及其他有节奏的活动，强调缓和的参与性，而非仅仅要求治疗对象聆听音乐。它利用特定的音乐变化和感情变化的复杂对应关系，让来访者参与一些音乐活动，使他们投身音乐表演及创作工作中，感受音乐，并通过歌曲欣赏和音乐想象等方法及原理，使其自身心理能在音乐活动中被同化和感染，从而达到身心和谐。Satoh 等使用主动式音乐疗法对 10 例 AD 患者进行每周 1 次的干预，持续 6 个月。测量工具为神经精神症状问卷、功能性磁共振成像和睡眠时长。研究显示，干预组患者神经精神症状问卷评分降低，精神症状明显减轻，睡眠时间延长。因此，音乐疗法能够减轻老年痴呆患者的神经症状和认知行为。在以歌唱作为治疗方案时，音乐治疗师要努力创建一个没有威胁的舒适环境，鼓励自认为嗓音很糟的患者消除顾虑，积极参与歌唱活动，这时我们在治疗过程中的前提条件。

20 世纪五六十年代，Paul Nordoff 和 Clive Robbins 发现那些智力发育迟缓的儿童即兴创作出来的音乐有助于与他人建立联系，发展相互沟通的能力。他们称之为创造性音乐治疗，旨在强调主动参与性和即兴创造的自发性的重要性。在此过程中，患者可以参与创造一些利于自身表达和交流的方式，使得 AD 患者从孤立黑暗的世界中走出来，体会到自我存在的价值，有效地与音乐治疗师建立信托关系，以便能更好地配合治疗，提高治疗的效果。

接受式音乐疗法和主动式音乐疗法并非孤立，需要根据 AD 患者的功能水平选择。在早中期阶段，主动式和接受式的治疗方法都可以选择；到了晚期阶段，由于患者的整体功能水平较差，更适合接受式音乐疗法。

在进行音乐疗法时，要注意选择合适的环境和做好心理准备：室内的光线要明亮柔和，不要过于幽暗；空气要清新，最好室内有些花草植物，使环境富有生机。在开始聆听音乐前最好洗一把脸，清醒一下头脑，或者搓热双手，用掌心按摩颜面几分钟，效果会更好；闭目养神，静坐片刻，或做几次深呼吸运动；在聆听音乐时心理状态不同，效果也不相同，这是因为音乐选择和鉴赏是一种智力运动。采用积极的态度可导致情绪智力良性化。现在，心计学家、音乐学家认为情绪智力的作用，主要体现在以下几个方面：对个人和个性的尊重；"全人"或"全人性"的自我意识；个人的意志和自我实现目的的发展；选择的自由；理解他人，在良好的人际关系中做到自我成长或自我实现；创造性开发；爱情；至高体验或感动体验；感情的自尊等。

音乐结合其他的可控因素如舞蹈、艺术、体育等是临床上另一个重要的研究领域。这种相互结合的方式可能会改善运动和认知损害以及老年痴呆患者的神经精神症状。然而目前，音乐疗法仍然存在一些问题，举例如下。

1. 音乐选择问题　音乐疗法不是简单地给予音乐干预，因为特定的音乐产生特定的频率和声波，影响大脑的不同区域，产生不同的作用。何种音乐、何种曲目、怎样的频率和声波效果比较好？不同的疾病、不同年龄阶段的人群所需音乐的频率和强度是否应有所不同？这些都有待探究。

2. 个体差异问题　每个人的喜好不同，生活背景、文化背景不同，对于音乐的鉴赏能力也不同。Harikumar 和 Kumar 研究发现，每个国家和民族所流行的音乐不同，每个人喜好的音乐也不同，音乐疗法实施过程中，患者自行选择自己喜欢的音乐是比较合适的。

3. 规范化问题　目前音乐疗法在临床上的应用缺乏规范化，主要是缺乏规范学习综合音乐知识心理学及医学的专业音乐治疗师。目前临床上的音乐治疗，都是由本科医生和理疗护士协助完成，无法制定专业的音乐治疗方案，无法更加准确地评估患者的心理状态和身体状态，导致音乐疗法没有完全发挥作用，没有呈现最佳效果。所以，注重音乐治疗师专业人才的培养，可改善音乐治疗的效果，提高临床受益。

此外目前的音乐疗法在临床应用过程中尚缺乏：①研究对象筛选的规范化；②音乐种类选择的规范化与个体化；③音乐治疗时间的规范化与个体化；④观察指标的规范化。

（四）范例

音乐疗法使用范围很广，依据时间、地点等不同而具体实施干预。

1. 干预地点安排　在社区内选择合适的音乐治疗室，要求治疗室周围环境安静、宽敞、光线柔和、温度适宜、空气畅通，内设沙发和音响，沙发摆放要围成一个大圈以有利于相互间交流。

2. 干预时间安排　每次干预50分钟，每周六、周日晚上各1次，持续8周。

3. 干预曲目选取　依据社区老人的文化背景和欣赏水平选择音乐，以优美舒缓、松弛安静、活跃欢快的乐曲为主旋律。依据认知障碍老人的心理状况，可以选用不同的音乐处方：

（1）抑郁：利用具有开畅胸怀、疏解郁闷功效的乐曲。可选择节奏明快、旋律流畅的曲目，如贝多芬《G大调小步舞曲》、莫扎特《浪漫曲》、民族乐曲《喜洋洋》《阳关三叠》《假日的海滩》等。

（2）烦躁失眠：利用某些具有安神宁心、镇静催眠的乐曲，以消除患者的紧张焦躁情绪。可选择旋律缓慢轻悠、低沉柔和曲目，如《摇篮曲》《小夜曲》《梅花三弄》《春江花月夜》等。

（3）悲观：利用使人轻松欣喜的音乐。可选用轻松悠扬，节奏明快多变，音色优美的曲目，如贝多芬《e小调第五交响曲（命运）》第一乐章、民族音乐《鸟投林》《白鸟朝凤》等。

（4）食欲不振：利用音乐旋律刺激改善胃分泌及胃蠕动功能，帮助消化。可选择旋律优美淡雅、自然舒展平稳、强度变化不大的乐曲，如贝多芬《春天奏鸣曲第一乐章》、柴可夫斯基《四只小天鹅》等。

对长期照顾认知障碍患者的照料者来说，其心情等各方面也会出现问题，在中医中音乐疗法中对人体五大脏器"心、肝、脾、肺、肾"可能出现的问题可选择合适的音乐，以便在认知障碍患者进行音乐治疗的同时能让照料者也得到身体的放松。

1. 心脏出现问题，常出现失眠、心悸、胸闷等情况，导致胸痛、烦躁等。最养心曲目：养心气最重要的是平和，所以推荐的曲目为《紫竹调》。这首曲子中运用了属于火的徵音和属于水的羽音，配合独特。补水可以使心火不至于过旺，补火可使水气不至于过凉，利于心脏的功能运转。最佳聆听时间为21:00~23:00。道医最讲究睡子午觉，所以一定要在子时之前就要让心气平和下来。

2. 肝不好常出现抑郁、易激惹等情绪，而乳房胀痛、口舌、痛经、舌边部溃疡、眼部干涩、胆小、容易受惊吓则是外在表征。最养肝曲目：肝顺需要木气练达，适合欣赏的曲目为《胡茄十八拍》。这首曲子中属于金的商音元素稍重，刚好可以克制体内过多的木气，同时曲中婉转地配上了较为合适的属于水的羽音，水又可以很好地滋养木气，使之柔软、顺畅。最佳聆听时间为19:00~23:00，这是一天中阴气最重要的时间，一来可以克制旺盛的肝气，以免过多的肝气演变成火，另外可以利用旺盛的阴气来滋养肝，使之平衡正常。

3. 长期暴饮暴食、五味过重、思虑过度等都会让脾胃产生不适，腹胀、便稀、肥胖、口唇溃疡、面黄、月经量少色淡、疲乏、胃或子宫下垂等都是常见的症状。最养脾曲目是《十面埋伏》。脾气需要温和，这首曲子中运用了比较频促的徵音和宫音，能够很好地刺激我们的脾胃，使之在乐曲的刺激下，有节奏地进行对食物的消化、吸收。最佳聆听时间：在进餐时以及餐后 1 小时内。

4. 吸烟、过度疲劳、呼吸道疾病、厨房油烟、汽车尾气、滥服药物、饮食不当可以引发肺部疾病，甚至致癌。眼部溃疡 / 疼痛、咳嗽、鼻塞、气喘、容易感冒、易出汗，都是肺不好的表现。最养肺曲目是《阳春白雪》。肺气需要滋润，这首曲子曲调高昂，包括属于土的宫音和属于火的徵音，一个助长肺气，一个平衡肺气，再加上属于肺的商音，可以通过音乐把你的肺从里到外彻底梳理一遍。最佳聆听时间为 15：00～19：00，太阳在这个时间段西下，体内的肺气在这个时间段里是比较旺盛的。随着曲子的旋律，一呼一吸之间，里应外合，事半功倍。

5. 肾乃先天之本，经常熬夜、过度劳累、喝酒喝浓茶都会伤肾。面色晦暗、尿频、腰酸、性欲低、黎明时分腹泻都是肾不好的表现。最养肾曲目：《梅花三弄》。肾气需要蕴藏，这首曲子中舒缓合宜的五音搭配，不经意间运用了五行互生的原理，繁复而逐一地将产生的能量源源不断输送到肾中。一曲听罢，倍感轻松。最佳聆听时间为 7：00～11：00，在这个时间段，太阳在逐渐高升，体内的肾气也蠢蠢欲动地享受着外界的感召，此时能够用属于金性质的商音和属于水性质的羽音搭配比较融洽的曲子来促使肾中精气的隆盛。

药物治疗老年痴呆患者目前效果不明显，尚无根治该类疾病的有效药物。音乐治疗作为一种有效的非药物干预方法现在使用范围很广，而且研究表明音乐治疗效果甚佳，我们应该重视并正确应用。音乐疗法对认知障碍患者及照护者有明显促进作用，能够有效改善患者和照护者的心理状态，对症状改善和社会功能恢复具有至关重要的作用。

四、光疗法

（一）光疗法的理论基础

生物钟（biological clock）控制生物各种生理活动的变化周期。视交叉上核（以下简称 SCN）接收外界光信号并向人体发出同步指令，是生物钟的中枢组织。人类的睡眠 - 觉醒周期约为 24 小时，这个周期被称之为昼夜节律（circadian rhythm）。光是影响昼夜节律的主要因素。相对平衡的昼夜交替可以保障人体昼夜节律的持续及稳定。

控制人体昼夜节律的节律振动体存在于 SCN。SCN 位于下丘脑视交叉之上，与第三脑室相接，是一对神经核，通过视网膜接收视神经脉冲。SCN 的每个细胞都有独自的昼夜节律，节律周期不尽相同。哺乳动物的视网膜除了视锥细胞与视杆细胞以外，存在含有褪黑素的第三类感光细胞，我们称之为神经节细胞。神经节细胞独立于视锥细胞和视杆细胞，直接感受环境中的光强信号，并将其转换为神经脉冲。神经脉冲经过视网膜下丘脑通道，到达 SCN。神经节细胞同时也接受来自视锥细胞和视杆细胞的光信号。这条神经通路有别于视觉通路，因此我们称之为非视觉通路。非视觉通路从 SCN 离开大脑，继而转入副交感神经节，通过交感神经节的后纤维再次进入大脑，直接作用于松果体。暗环境下松果体细胞的 β 接收器受到刺激分泌酶，促进褪黑素合成。褪黑素分泌量增加，会催生 5- 羟色胺，进而促进慢波睡眠。褪黑素的分泌周期很大程度上代表了人体昼夜节律，而褪黑素分泌状况与光照刺激有极强的相关性。

睡眠障碍是 AD 患者主要的精神和行为症状之一，主要包括入睡困难、早醒、片段睡眠、日落激越、昼夜节律紊乱、日间过度嗜睡、睡眠呼吸紊乱、不宁腿综合征、打鼾、梦魇、尖叫、夜间躁动或游荡等。

AD 患者在睡眠周期的时间和持续时间内表现出干扰，主要表现为夜间增加醒来（由于睡眠延迟增加和夜间醒来次数增加），白天增加睡眠，这可能会导致昼夜节律的变化。在睡眠结构方面，与年龄匹配的对照组相比，AD 患者快速眼动（REM）睡眠的持续时间减少，导致 REM 睡眠不足。慢波睡眠也在 AD 中减少，这些变化在疾病的早期就会发生。值得注意的是，白天嗜睡的增加已经被证明与患痴呆的风险增加有关。虽然昼夜节律可能是 AD 的结果，但它可能反过来导致记忆丧失的主要症状恶化。

晚期 AD 患者在白天睡觉的时间越来越多，在夜晚醒来的时候会有更多的清醒状态。睡眠障碍的间接负面影响是跌倒的风险可因昼夜节律失调而加剧。患者更有可能在半夜醒来。通常这些患者会从床上爬起来，要么如厕，要么就在他们的房间里闲逛。有老年痴呆的人跌倒的概率是健康人的 3 倍，他们的康复时间通常比健康的老人要长。美国老年病学协会指出抑郁症容易同时发生在老年痴呆患者中。抑郁会导致更差的健康结果、心理痛苦和功能障碍。这些抑郁症状会给护理机构和家庭的护理人员带来额外的压力。

尽管这些睡眠和生理异常曾经被认为是疾病过程的结果，但越来越多的证据表明，睡眠和昼夜节律可能发生在疾病的早期，并可能参与 AD 的发病机制。即使在 AD 病理学的发展之前，尽早治疗睡眠 – 觉醒和昼夜功能障碍，可能会阻止或减缓痴呆的发展。

大量证据表明，睡眠 – 觉醒周期与小鼠和人类大脑的调节有关。利用活体大脑微透析 [一种硬脑膜组织液（interstitial fluid，ISF）取样的方法]，可以在入睡时、清醒时、自由移动时对小鼠 ISF 进行取样分析。结果显示，ISFAβ 的水平显示出明显的昼夜节律。当小鼠生活在标准的 12 小时∶12 小时（光照∶黑暗）的环境中，在黑暗阶段 Aβ 水平是最高的（当小鼠趋向于清醒时），光明阶段水平是最低的（当小鼠倾向于睡觉时）。ISFAβ 的水平与完全清醒的时间密切相关，如果小鼠被禁止睡眠，则在光相位开始时，Aβ的下降可能会被延迟。在人类使用腰导管来收集脑脊液的实验中，发现了类似于小鼠ISF水平的昼夜节律变化。因此，在小鼠和人类中，大脑中的淀粉样蛋白水平似乎与睡眠 – 觉醒周期密切相关。对转基因老鼠的几项研究表明，大脑中的淀粉样蛋白沉积（在某些情况下是Tau蛋白聚合）会导致正常睡眠结构的紊乱，这种效应通常先于淀粉样蛋白斑块出现。

AD导致睡眠和昼夜节律失调的方法很可能是多因素的，反映了SCN水平的病理以及生物钟的输入和输出。此外，有证据表明有许多途径是双向的。

对AD患者的解剖研究显示，SCN中神经元的显著丧失与昼夜节律活动模式的丧失有关。更具体地说，含有AVP的神经元和MT1亚型的褪黑激素受体是受影响最严重的。因此，SCN能够产生每日的节律和对相控信号的反应能力都受到了影响。

人类的一些研究已经表明，功能障碍和退化的SCN根源在AD患者的生理功能障碍。人类病理研究揭示垂体后叶素和血管活性肽的大量丧失，其表达在AD患者的SCN上。在分子水平上，在衰老的细胞和年老的啮齿类动物脑组织中，BMAL1和CLOCK表达的下降。尽管长期以来人们一直认为生理节律失调是AD的结果，但最近的证据表明，在AD发病机制中，昼夜节律失调可能是一个原因。

褪黑素从松果体中释放出来，不仅可以调节昼夜节律，还可以防止淀粉样蛋白的进一步积累。在AD患者中，脑脊液中褪黑素已经降低（即使在临床前阶段），并随着疾病的进展而持续下降。此外，ApoE4等位基因是AD的一个风险因素，它与降低脑脊液褪黑素的水平有关。

睡眠与淀粉样蛋白之间存在双向关系。在临床前AD患者中，淀粉样蛋白沉积与睡眠质量差有关，而睡眠时间短与较高的淀粉样蛋白沉积有关。在小鼠的AD模型中，睡眠中断与淀粉样蛋白斑块形成相关。β淀粉样蛋白沉积可以在症状出现在症状性前，这表明睡眠和昼夜节律可能是后来发展到AD的早期生物学标记。

淀粉样蛋白也可能直接影响昼夜节律失调，因为生物钟基因表达的紊乱。通过使用一个AD小鼠模型，宋等发现淀粉样蛋白导致BMAL1和CBP（CREB结合蛋白）的降解，导致生物钟基因（如BMAL1和PER2）的表达发生改变，继以随后的昼夜节律变化。通过5XFAD小鼠模型表明，5XFAD的小鼠在生物钟基因调控方面存在缺陷，淀粉样蛋白过度表达和在他们的大脑淀粉样蛋白沉积，受损的生理行为与生物钟分子的表达改变有关。淀粉样蛋白增强BMAL1和CBP的降解，导致mRNA和蛋白质水平的干扰表达。这些结果共同表明，淀粉样蛋白是一个重要的致病因素，与AD中经常观察到的生理功能紊乱相关。

尽管对昼夜节律和基因在AD发病机制中的作用的调查还处于初级阶段，但人类和动物的数据都表明，昼夜节律失调发生在AD中，可能先于症状出现。随着其他疾病中生物钟基因的作用继续被阐明，对健康和患病大脑中生物钟功能的进一步研究可能会对AD发病机制产生重要的见解。

目前，已有的报道显示给予 AD 患者足够的日间光照，可显著减少其行为异常（如日落综合征、夜游、兴奋和谵妄等），且可明显改善患者的睡眠 – 觉醒节律。此外，对于有严重精神症状而无视力障碍的 AD 患者，采用增加室内光照的方法也可以达到同样的效果，但对于有严重视力障碍的患者，其生物节律无明显的改善。研究表明光疗法对 AD 患者的睡眠质量、日间过度嗜睡、生活质量、神经精神症状有益，但对患者的认知能力及痴呆程度没有明显的影响。每日给予充足的日光照射有助于改善痴呆患者的昼夜节律，其原理是以光照控制褪黑素的产生，调整人体生物钟，以达到提前或延迟睡眠周期的效果，从而使患者的睡眠恢复正常。

（二）光疗法的相关应用

光疗法起源于 19 世纪 90 年代，用于治疗结核病，随后丹麦内科医生尼尔斯·芬森利用蓝光和紫光治疗狼疮病，此后关于光疗法的研究越来越多。

光疗法是一种运用不同强度和时长的光线照射，影响视交叉上核，调节褪黑素在人体中的分泌，促进丘脑和皮质的连接，起到调节昼夜节律作用的非药物治疗方式。光照疗法作为一种非药理学的治疗方法来研究和应用于各种与健康相关的问题（如各种皮肤状况的治疗）以及生理节律相关的问题等。

国内外对于光疗法的强度、时间和时长还没有统一的标准。但根据国内外研究大致采用以下几种分类方式。按强度：可分为 7000Lux 的强光疗法（bright light therapy，BLT）和低强度（< 300Lux）的光疗法，即暗光疗法（dim light therapy，DLT）。按时间：将光照疗法安排在早晨进行，为晨间光疗法；安排则在晚上进行，即晚间光疗法；或者两者都存在，或者全天给予光疗法。按时长：关于光照疗法的持续时间，设定光疗法的时长为 30 分钟或 1 小时或 2 小时，并且进行全天光疗法。

1. 光疗法对睡眠的作用　40%～70% 的老人患有睡眠障碍或紊乱，这在 AD 患者中更普遍。光疗法是一种可以调节患者生物钟的治疗方法，目前已被广泛应用于睡眠障碍中，也有相关临床研究探索其对 AD 睡眠障碍的作用。有研究表明，光疗法可以缩短 AD 患者的入睡潜伏期，缓解 AD 患者的入睡困难症状。

McCurry 等采用随机试验评估光疗法等能否改善 AD 患者睡眠情况。AD 患者 2 个月内接受每晚 1 小时的光疗法。结果显示，AD 患者的平均睡眠潜伏时长相比干预前降低 36 分钟。亦有研究者探索低强度（< 300Lux）的光照疗法对 AD 患者睡眠质量的影响，结果显示，AD 患者接受光疗法后，平均入睡潜伏期缩短 21 分钟。然而 Sloane 等研究发现，给予 AD 患者为期 6 周的光疗法干预后，试验组和对照组的平均入睡潜伏期没有显著性差异。由此可见，光疗法对缩短 AD 患者入睡潜伏期的作用尚存在争议，今后可以多进行此方面的研

究以确定其治疗效果，服务于临床实践。

此外，有研究发现，光疗法对改善 AD 患者嗜睡、增加夜间睡眠总时间也有帮助。将 127 例 AD 伴睡眠障碍患者随机分为空白组（不进行光疗法）及 30 分钟光照组、60 分钟光照组和 120 分钟光照组接受为期 1 个月、强度为 10 000Lux 的光疗法，结果显示，光照组嗜睡症状均得到改善。Ancoli-Israel 等招募 92 例 AD 患者参与为期 10 天的试验，研究者将 AD 患者随机分为晨强光组、晨暗红光组和傍晚强光组，不同的时间段进行不同的光照疗法。结果显示，光疗法干预后，晨强光组和傍晚强光组夜间总睡眠时长增加，而晨暗红光组夜间睡眠时长没有明显变化。

综上所述，光疗法在一定程度上有利于改善 AD 患者的睡眠障碍，然而对光照强度和时间的选择仍处在探索阶段，未来可以进行更多的临床研究。

2. 光疗法对认知的作用 光疗法可以应用到 AD 患者中，调节 AD 患者的生理节律，提高 AD 患者的认知功能。Riemersma-van der Lek 等进行一项为期 5 年的随机试验，通过对荷兰 12 家护理机构的 189 例 AD 患者进行光疗法，观察其对患者的认知功能影响，结果显示，在光疗法的作用下，AD 患者简易精神状态检查 MMSE 得分提高 0.9 个百分点，AD 患者认知功能的下降出现减缓。与之结果类似的研究采用安慰剂对照设计，比较 BLT 和 DLT 对 AD 患者认知功能的影响，患者被随机分配接受 BLT（3000Lux）或 DLT（100Lux），光疗法于每天傍晚进行 2 小时，持续 10 天；结果表明，BLT 组患者的 MMSE 评分提高，傍晚 BLT 能够明显改善 AD 患者的认知功能。

然而，光疗法对 AD 患者认知功能的治疗效果仍存在争议。国内研究发现，无论是光疗法干预组还是空白对照组，光疗法后 AD 患者的 MMSE 评分没有明显改善。Wade 等也发现，24 周褪黑素联合光疗法后，AD 患者认知功能的改善作用不明显。由此可见，国内外可以进行更多高质量的临床研究去探索光疗法对 AD 患者认知功能的作用。

3. 光疗法可以改善情绪表现 70%～80% 的 AD 患者有悲伤、抑郁、焦虑和激越等情绪表现，这不仅影响患者的日常生活，也加重照护者的身心负担。多项研究证实，适宜的光疗法可以帮助 AD 患者控制和缓解其抑郁、激越、焦虑和悲伤等负性情绪，改善其生活质量。

Figueiro 等对 35 例痴呆患者进行为期 4 周的光疗法干预（350～400Lux），干预前后 AD 患者的老年抑郁量表（geriatric depression scale，GDS）得分改善。Riemersma van der Lek 等的研究显示，光疗法干预可使 AD 患者康奈尔痴呆抑郁量表（Cornell scale for depression in dementia，CSDD）评分平均降低 1.5 分。

光疗法在改善 AD 患者抑郁症状的同时，也可以对 AD 患者的激越情绪有所帮助。Figueiro 等在 14 个疗养院住客房间安装低强度的光疗法的设备，进行为期 4 周的干预，可显著改善患者的激越情绪。Saltmarche 等发现有 AD 患者在进行光疗法前十分焦虑，常抱怨自己的头重、头痛不止，普通的烹饪和清洁工作也不愿参加，12 周的光照治疗后，患者变得不再经常抱怨、担心，更乐观更合作，焦虑情绪有所缓解。

上述研究表明，适宜的光疗法可以帮助 AD 患者控制和缓解抑郁、激越和焦虑等症状。

4. 光疗法可以减少异常行为　躁动行为和攻击行为等异常行为作为 AD 患者的常见表现，给患者及其照顾者带来痛苦。Skjerve 等每天上午给予痴呆患者强度为 5000～8000Lux BLT 45 分钟，治疗 2 周和 4 周后患者的 AD 病理行为评分量表得分下降。多项研究证实光疗法对改善 AD 患者的躁动行为有一定的帮助。其中，Haffmans 等研究发现，AD 患者上午接受强度为 10 000Lux 的光疗法干预 30 分钟后，患者变得不那么焦躁不安，躁动行为有明显改善，更能够安静地坐下来或更长时间地从事之前的活动。另有研究测试晨间或午后的 BLT 对 AD 患者行为的影响，持续 10 周光疗法后，出现躁动行为的 AD 患者人数晨光组减少 20%，午后光组减少 8%；同样的，光疗法干预后，晨间光疗法组出现异常运动行为（如踱步、反复开抽屉、拉扯东西等）的 AD 患者人数减少，然而午后光疗法组发生异常运动行为人数则增加 12%。

综上所述，光疗法对缓解 AD 患者的异常行为表现有一定治疗作用。然而，具体在什么时间开展光照疗法仍然有待进一步研究，以确定一个适宜进行光疗法干预的时间。

5. 光疗法提高生活质量　光疗法对 AD 患者的日常生活也有帮助。Riemersma van der Lek 等发现，在光疗法干预后，AD 患者的功能限制减少 53%，缓解 AD 患者功能限制的急剧增加。Nowak 等观察蓝绿色光疗法对 20 例 AD 患者的作用，结果提示，光疗法后 AD 患者较之前更加清醒，警觉性、记忆力和语言能力进一步改善；AD 患者被认为变得更有方向感，更能识别当前的状况；同时 AD 患者的协调能力有所提高，如可以自己进食、梳理头发和洗脸等，AD 患者对自己也更加满意。Saltmarche 等在一项研究中发现，12 周的光疗法后，AD 患者较干预前可以更加独立地活动，例如走路时更挺直，步伐也更加平稳，可以独立穿衣服、自行调整行车路线，同时也变得不那么健忘，需要的提醒变少，更加幽默，互动性更强。光疗法亦对增加 AD 患者的日常活动量有帮助，有研究采用随机对照法研究晨间光疗法（≥ 2500Lux）联合褪黑素对 AD 患者休息 – 活动节律的作用，为期 10 周的研究结果显示，AD 患者的 10 小时内最大活动量增加，而接受普通室内照明的对照组没有发生明显变化。同时该研究表明光疗法有助于 AD 患者更多地参与身体和心理社会活动（如探访家人、参与健康治疗活动等），而这些均提高 AD 患者及其照顾者的幸福感和生活质量。

（三）光疗法方案制定与管理

对于 AD 患者，设计白天和夜间活动可以独立使用的照明系统很重要。建筑环境中的照明应该在白天提供高昼夜节律的光刺激，在晚上提供低昼夜节律的光刺激，在醒着的时候提供良好的视觉表现（如阅读），低亮度的夜灯能够在夜间活动中提供适宜的光线避免摔倒，最大限度地减少睡眠中断。在白天，室内环境的光照水平应该足够高，以激活昼夜节律系统。这可以通过使用日光或电力照明系统来实现。应注意避免在室内空间中引入刺眼的光照。除了影响衰老的昼夜节律系统，光还会影响衰老的感知系统。视觉和能见度对良好的感知很重要；因此，提供支持感知系统的光是很重要的。在晚上，灯光应调暗，以便可以提供安全的视觉导航，特别是在卧室和浴室。作为健康计划的一部分，鼓励老人多接触灯光也是很重要的。日光可以通过添加天窗和日光房，添加到家庭环境中，特别是在长期护理环境中。

在奥地利维也纳的圣卡塔琳娜老人院进行的研究认为，高达 60% 的 AD 患者的光对比敏感度有困难，如对刺眼的光照、人物和面部识别、视觉注意力、颜色和深度感知知觉、运动觉和视觉等，所以其跌倒的风险大大增加。此外，他们难以沟通，还有幻视的情况出现。因此，尽量保证 AD 患者所处建筑的室内拥有良好的自然采光，最大化利用日光，适当增加 AD 患者所处的建筑室内照明的亮度将起到十分积极的作用。

我们建议使用较高的照明度水平，在室内应使用漫射照明与间接照明，避免直接照明，建筑室内表面可考虑使用高漫反射率的材料，以消除刺眼的照明。白天使用高强度的冷光源（角膜上至少 400Lux 和 CCT > 5000K）和夜晚使用温暖光源（角膜上不超过 100Lux 和 CCT < 2800K）比当前的照明系统设计（即持续暗淡的灯光）更适合 AD 患者。Figueiro 指出，在 1 小时的光照水平下，冷光源将提供良好的昼夜节律刺激。类似的照明规范被证明可以改善 AD 患者的不安行为。

此外，还要注意灯光亮度的突然变化，因为这对 AD 患者来说需要更多的适应时间。所以在针对 AD 患者进行建筑室内光环境设计时，应避免光照亮度的突然变化，对于不同亮度的区域，在其区域内应提供适当的过渡照明。清醒时的良好视觉环境可以由高亮度的照明提供，没有直接或反射的光源，在整个空间中有较柔和的阴影，有平衡的照度，并且具有良好的色彩渲染特征。同样重要的是，提议的 24 小时照明计划应该提供夜间照明，减少跌倒的风险，并帮助保持睡眠。同时建议使用夜灯，提供当地环境的视觉信息，并使患者能够适应光的感知信息。此外，可以使用带有昏暗夜灯的运动传感器，消除了在黑暗中寻找开关的需要，并帮助患者在护理人员进入房间时保持睡眠。低亮度的夜灯可以让老人安全地在地面走行，而不会影响他们的睡眠。

来自窗户、天窗的日光是一种很方便的光源，但当与窗户的距离增加时，房间里的日照时间与强度会迅速下降。在距离窗户 4m 远的地方，即使在阳光充足的日子里，白天的日照时间与强度也很低。还应该注意的是，如果窗户的阳光穿透了房间，居住者会使用百叶窗或窗帘遮挡不舒服的刺眼阳光，导致屋内没有阳光。可以在餐桌上、电视屏幕上或者轮椅上放置便携式灯具（最大波长为470nm）的漫射蓝光向AD患者提供光照刺激。然而，目前尚不清楚这些光传输方法的成功程度以及AD患者对这种光源的接受程度。

1. 室外照明　AD患者暴露在户外光线的重要性已经得到了证实，因此，利用户外照明同样可以帮助AD患者。例如，康奈尔大学一项研究显示，与室内相比，户外活动使痴呆患者最大睡眠时间明显获得改善。居住在社区的人和长期护理机构的人在医疗辅助人员或志愿者的帮助下可以大大增加户外活动时间。正午户外的阳光强度超过10万Lux，在阴天则为8000~10 000Lux；室内白天窗户附近的阳光强度为≥1000Lux。暴露于户外光线对AD患者及其照护者有许多潜在的好处，减少了许多不必要的麻烦，同时更简单易操作。

2. 固定光源　一项综述对1993—2013年11项相关的光照疗法研究进行总结，其中8项研究中的光源是一个光箱，放置在距参与者约1m远的地方。几项研究探索了光疗法对痴呆患者的认知障碍、睡眠、行为和精神障碍方面的有效性。治疗组接受光疗法（2500~10 000Lux），时间在早上或晚上，1~2小时，持续10天到2个月；对照组接收昏暗的灯光或昏暗的低频率闪烁光，强度<300Lux。主要通过以下指标评估：4项试验使用MMSE评估认知，使用日常生活测量的护理者活动来评估日常生活活动能力；8项研究使用腕动描记术评估睡眠-觉醒活动，使用睡眠日志评估睡眠周期；2项试验评估使用科恩-曼斯菲尔德激动量表及激动行为评定量表；2项研究使用了神经精神量表（NPI），它包含10个领域，妄想、幻觉、烦躁、焦虑、不安和攻击、兴奋、抑制、易激惹、易受性、冷漠和异常的运动活动，用于测量精神障碍；5项研究使用美国家庭护理院（NPI-NH）的抑郁或烦躁的领域或老年抑郁量表及康奈尔痴呆抑郁量表（CSDD）测量抑郁症。但研究结果不是很令人满意，只有部分研究表明光照疗法对日常生活活动能力有积极意义；没有明显的证据表明光照疗法减少了认知能力的下降，缩短了睡眠潜伏期，增加了睡眠时间和功效，减少了夜间活动的次数，减少了挑战性的行为，或者改善了包括抑郁症在内的精神症状。

3. 低频声音+LED光照　一般认为，AD的成因主要与大脑中的β淀粉样蛋白堆积有关。β淀粉样蛋白在大脑中聚集成蛋白斑，一系列的免疫炎症反应最终引起神经纤维连接的损伤和细胞死亡，使得患者的认知能力大幅度衰退。研究人员将患AD的小鼠置于40Hz的声音环境之中，每天1小时、共持续7天。结果显示，听该低频声音可以大大减少了小鼠听觉皮质（处理声音）中β淀粉样蛋白的数量，患病小鼠的大脑状况得到了改善。40Hz的低频声音与人类大脑中一种"γ波"密切相关。研究显示，当人们集中注意力、做决定或者使用记忆时，大脑中就会产生大量频率恰巧也为40Hz的γ波，而AD患者通常产生的"γ波"较少。因此，40Hz的低频声音就是要"诱导"患者的大脑重新产生"γ波"，从而改善其大脑状况。实验的结果部分证实了这一推论，即产生的"γ波"减少了大脑中的β淀粉样蛋白。

LED 灯可能使 AD 小鼠的记忆和认知状况出现更大程度的好转。Boyden 等将小鼠暴露在 AD40Hz 的闪光灯下。这触发大脑细胞共同振动，从而产生"γ波"——一种通常在 AD 患者体内比较微弱的大脑活动。经过连续 1 周每天 1 个小时的暴露，小鼠的大脑开始含有较少的 AD 标志物——β淀粉样蛋白斑块。光线似乎增强了清除淀粉样蛋白以及减少其生产的细胞活性。迄今，针对 AD 研发的大多数疗法均靶向β淀粉样蛋白。尽管一些药物在小鼠体内产生了颇有前景的结果，但它们都无法阻止人类患者的神经退化。这或许是因为β淀粉样蛋白斑块是错误的靶标，而在大脑细胞内形成的 Tau 蛋白可能是真正的罪魁祸首。不过，Boyden 等发现，光疗法同样能减少小鼠大脑中的 Tau 蛋白数量，其机制不明。如果将此次新发现的"声音疗法"与之前就有的"光疗法"结合，可以收获"1＋1＞2"的效果。

（四）范例

老年痴呆患者室内设计中应注意营造家庭化的室内环境，使他们能体会到家的温馨；注重光环境的设计，针对老年痴呆患者的照明最好能模拟光照周期、创造"窗口"、支持患者活动、有助于患者进行空间识别；在台阶的起步、坡道、转弯、安全出入口方向等地方设置标识。对于阳光房的设计，我们可以通过选择新兴的透光材料为其提供了多种采光模式的选择，如利用导光进行设计等。

我们可以采用智能照明对照明进行优化，其有以下应用优势。①全自动调光：智能照明控制系统采用的是全自动的工作系统。系统中有若干个基本状态，所有的状态都会按照事先设定好的时间自动相互切换，并且会根据需要将灯光调整到最舒适状态。②充分利用自然光源：智能照明系统可以通过调节有控光功能的建筑设备来调节自然光，可以和灯光系统连接，如果天气发生变化，系统可以自动调节，使光效始终保持在预先设定的状态。顶部采光是极为常见的天然光应用形式，也是最基本的应用形式，光线由上而下自然照射，照明度与亮度的分布极为均匀，光照形式也更加自然。而侧面采光主要指单侧光、双侧光及多侧光等多种形式，而根据不同的采光口位置，还能够将光划分为高侧光、中侧光及低侧光 3 种形式。因此，在落实室内设计时，可以根据实际需求，在满足视觉舒适度的基础上确定适宜的采光口形式。

老人房在整体照明的选择上，应选择带有磨玻璃灯罩的吸顶灯；局部照明应选择内藏的灯光反射出来的照明方式比较适宜。这样，就不会让刺眼的灯光引起眼睛不适，加重视觉系统疾病。由于岁数的增长，老人夜间如厕的次数会有所增加，应该合理设置床头灯、壁灯，供老人晚间使用。开关设计可以设计成触摸式感应灯，最好能让开关离床头比较近，方便老人操作。还有，人到暮年，看书、读报成了他们生活的重心。由于老人的视力较差，用于阅读、写字的台灯一定要明亮，亮度适当高一点为好。

由于光感度以及明暗适应能力减弱，多数老人对居室内部的光环境不满意。调研得出，居室内光线暗的问题主要反映在厨房及卫生间这两处空间。长期处于低照度环境不仅给老人生活带来困扰，还会产生一系列的心理问题。室内照度的调节，首先应尽可能让自然光线照进室内。研究表明，合理的阳光照射可以促进褪黑素的产生，从而改善老人睡眠障碍、焦虑、抑郁等问题。另外可通过人工机械照明，增强环境照度。根据老人住宅照度推荐值，老人活动的环境应比照度正常值高出 1.5 ~ 5 倍，例如书写、阅读等精细作业需要比普通照明标准提高 2 倍。但是，单纯增加室内某一灯具的照明亮度对环境整体照明亮度的增加效果并不明显，并且过亮的灯具照明还会引起老人眩光的反应。因此，采用局部多点式照明来弥补环境照明不足是可行的方式。增加室内局部照明，一方面可满足一般活动的需求，另一方面也可让老人通过根据自身特点调节光源的布置，满足视觉障碍者的不同需求。同时，由于老人起夜次数较多，因此在一些交通空间布置一些夜灯，可有效减弱老人眼球从卧室的暗环境突然进入到亮环境中的适应时间，避免光环境突变带来的危险。多层次的光源设计对空间层次和氛围的营造也有帮助的效果，进而为老人带来更好的视觉环境体验。调研也发现，老人对人工照明的光色类型也有自己喜好：大多数老人喜欢中间色光（白光），因为白光可以有效地照亮需要看清的物体；在卧室、餐厅等空间，老人更喜欢选择暖色光。很少有老人喜欢冷色光源。因此在居室空间中应注意冷暖色光源的搭配，满足老人视觉照度和心理的需求。

此外，在有老人居住的环境里，应尽量使用色彩单一、灯光平稳的光源，并且不要留下照明的"死角"。为此，采用多光源的照明还是很有必要的。因为随着年龄的增长，人眼睛的角膜、晶状体、玻璃体等屈光间质透明性下降，瞳孔缩小，进入眼内的光线减少，需要多光源来提高室内照明度数。光源的色彩要一致。老人用的台灯亮度也应与室内亮度匹配。除了桌面的直接灯光，还需附加室内环境的其他照明，屋子里多开一两盏灯，避免视线在阅读物与环境的明暗之间来回转换适应，引起视疲劳。

（李　阳　赵娅蓉　任　璐　许　斐　张肖楠）

第五节　针刺疗法

一、针刺疗法概念

针刺疗法（acupuncture）作为我国传统医学特有的治疗形式有 3000 多年的历史。针刺疗法是指根据患者的症候表现，以脏腑经络理论为指导选择特定的穴位或穴位组合，同时结合特定的针刺手法来防治疾病，也可配合灸法使用。现代针刺可被定义为通过机械、电或其他物理操纵将锐利细针插入身体上的特定点，通过其机械耦合经由针周围的结缔组织直接或间接地刺激神经受体。一般来说，针刺通过刺激局部反射和中枢神经系统诱导内分泌、自主神经和系统行为反应。这表明针刺疗法尽管是使用细针刺激有限的身体部位也可以有益地影响整个身体。根据取穴及手法的不同，针刺可分为体针、头针、眼针和耳针等，也有在上述针刺基础上，结合电针仪发放低频脉冲增强局部刺激的方法，又称为电针。针刺疗法具有适应证广、疗效明显、操作方便、经济安全、耐受性良好等优点，深受广大群众和患者欢迎，是目前最流行的辅助医学治疗形势之一。据报道，它有效地治疗了多种疾病，包括心血管疾病、精神疾病、急慢性疼痛和神经系统疾病。近来，针刺疗法已被报道于用于治疗 AD 和痴呆，并且显示其有效改善智力和抑郁焦虑症状。尽管目前还缺乏强有力的证据来证明针刺疗法对痴呆的具体疗效，但在我国有广泛的使用基础、日益增加的患病人群和大量的临床研究环境下，未来必会有针刺治疗痴呆的高质量证据出现。在本节中我们总结了痴呆针刺疗法近期的一些研究进展。

二、针刺防治痴呆的作用机制

（一）针刺可降低 β 淀粉样蛋白含量

AD 的特征性病理变化之一是老年斑（senile plaque，SP）的形成，而 SPs 的核心成分是 β 淀粉样蛋白（amyloid β-protein，Aβ），包括 Aβ40 和 Aβ42（其中 Aβ42 更容易发生淀粉样变性）。Aβ 是机体的正常代谢产物，由 β 分泌酶和 γ 分泌酶切割 β 淀粉样前体蛋白（β-amyloid precursor protein，APP）水解而来，具有很强的神经元性毒性，可以严重损害人体的认知功能。在正常情况下它的产生和降解处于动态平衡，当某些原因导致 APP 代谢异常时，Aβ 生成增多和 / 或降解减少就会造成 Aβ 大量沉积。Flotillin-1 与 Aβ 的生成密切相关，可以为 APP 生成 Aβ 提供工作平台从而促进 Aβ 的产生。早老蛋白 1（presenilian 1，PS1）是 γ 分泌酶的激动剂，与 β 分泌酶产生协同作用，促进 APP 异常切割，加速 Aβ 产生。内皮素转换酶（endothelin converting enzyme，ECE）和中性内啡肽（neprilysin，NEP）是降解 Aβ 的关键酶，同时低密度脂蛋白受体相关蛋白 -1（low-density lipoprotein receptor-related protein-1，LRP1）有助于 Aβ 的跨血脑屏障向外转运。

大量研究指出针刺 AD 模型小鼠的百会、血海、肾俞、膈俞等穴位能够通过降低小鼠海马组织中 Flotillin-1、上调 NEP 的表达来促进 Aβ 的降解，从而减少 Aβ 的沉积，下调 Aβ42 的表达，具有减轻其神经毒性作用，并能发挥神经保护作用。有研究显示，针刺 SAMP8 小鼠百会穴和印堂穴，起针后点刺水沟穴能通过抑制 APP mRNA 表达，减少 APP 水解产生 Aβ 以及增加 ECE 和 NEP 在海马区的表达，进而促进 Aβ 降解，改善记忆功能。研究证实，针刺足三里等穴可通过降低 APP 和 Aβ 蛋白的产生、扩张脑血管等多种机制及途径来达到改善 AD 患者脑功能、延缓疾病进程的效果。

（二）针刺可降低 Tau 蛋白表达

AD 的病理特征主要表现为神经细胞外的老年斑、神经元内的神经原纤维缠结、神经元功能的丧失以及突触数目的减少等。细胞内的神经原纤维缠结主要由双螺旋纤维细丝聚集变粗后扭曲而成，双螺旋纤维形成依赖 Tau 蛋白的过度磷酸化。形成老年斑的 Aβ 的毒性作用也需要 Tau 蛋白介导，表明 Tau 蛋白异常在 AD 的发展过程中扮演着重要的角色。

大量研究表明针刺 AD 模型小鼠的百会、大椎、肾俞、太溪、足三里等穴位可通过阻断 Aβ 合成和沉积并抑制微管相关蛋白 Tau 蛋白的表达，从而起到防治 AD 的作用。

（三）针刺有抗氧化作用

衰老是诱发老年痴呆的高危因素，人体内丙二醛（malondialdehyde，MDA）、超氧化物歧化酶（superoxide dismutase，SOD）、过氧化氢酶（catalase，CAT）等氧化因子的失调在大脑衰老过程中扮演着重要的角色。针刺可以改善多种因素导致的氧化反应，具有抗衰老、改善记忆力的作用。SOD 是机体防御新陈代谢及其他生命活动中氧自由基损伤和破坏的抗氧化酶。有研究显示针刺具有提高红细胞内 SOD 活性和抗脂质过氧化的作用，针刺"四关穴"能提高 AD 大鼠脑组织 SOD 活力，降低 MDA 含量，清除氧自由基和羟自由基，减少脂质过氧化反应和 MDA 的生成，减少神经元的损伤，从而起到保护脑细胞、延缓衰老的作用。CAT 是机体当中清除自由基作用的重要抗氧化剂。研究证实，取百会、风府、悬钟、涌泉、肾俞等"补肾益髓"的针刺方法可通过调节机体当中具有神经毒性的 Aβ 的生成以及增强 CAT 活性，提高机体的抗氧化能力，间接起到降低 Aβ 的神经毒性作用，达到治疗 AD 的目的。神经珠蛋白（neuroglobin，NGB）是一种内源性神经保护因子，具有抗氧化品性，能够作为活性氧和活性氮的清道夫来减轻 Aβ 的神经毒性作用。有研究表明，取百会、血海、肾俞和膈俞等"补肾活血"的针刺方法可以通过上调神经珠蛋白的表达、激发内源性抗氧化酶体系减轻氧化应激损伤来发挥治疗 AD 的作用。

（四）针刺可促进脑内神经营养因子表达

脑内神经营养因子包括脑源性神经营养因子（brain-derived neurotrophic factor，BDNF）和神经生长因子（nerve growth factor，NGF）等，其具有促进神经元存活、生长和分化进而改善记忆功能的作用。有研究表明，电针"百会穴"可通过改善海马区 N- 乙酰天门冬氨酸（N-acetylaspartate，NAA）和谷氨酸（glutamate，Glu）的代谢，同时上调该区域内 BDNF 及 TrkB 受体的表达，起到营养神经、保护神经元的作用，进而改善机体空间记忆学习的能力。此外，针刺百会、涌泉、太溪、血海和肾俞等穴可增加 NGF 表达，有可能是针刺改善记忆的作用机制之一。

（五）针刺可提高胆碱能神经元活性

AD 的一个重要致病原因是胆碱能神经元丧失或破坏。乙酰胆碱转移酶（choline acetyltransferase，ChAT）水平下降，酶的功能减退，损害了乙酰胆碱（Ach）的合成、贮存及释放，造成脑内 Ach 水平下降，影响了记忆及认知功能。针刺能够提高胆碱能神经元活性，主要表现为提高乙酰胆碱转移酶活性和抑制乙酰胆碱酯酶（acetylcholine esterase，AchE）活性这两方面。大量研究表明针刺百会、足三里、肾俞、大椎、人中等穴既可提高 ChAT 的活性，促进 Ach 的合成，又可抑制 AchE 的活性，抑制 Ach 的分解，增加脑组织的 Ach 含量，进而改善胆碱能系统的功能，逆转记忆力下降。此外，耳针亦可增加海马和皮质 ChAT 的含量，从而改善记忆功能。

（六）针刺可增加单胺类神经递质含量

单胺类神经递质属于人体内非常重要的神经递质，直接影响人的内分泌的调节、情感、认知功能及各种行为等，并与 AD 甲肾上腺素（NA/NE）、多巴胺（DA）、5- 羟色胺（5-HT）的水平直接相关。5-HT 是维持正常智力的重要神经递质；NA 通过轴突联系广泛投射到整个中枢神经系统，参与调整整个大脑皮质兴奋状态，对觉醒、感觉、情绪和高级认识功能产生广泛的影响；DA 系统与躯体运动、行为、觉醒、情感等的调节有关，表现为整体行为兴奋作用。患者体内 NA/NE、DA、5-HT 的水平越低，患者的认知障碍及痴呆状越明显。有研究证实，取风府、百会穴等"补肾益髓"的针刺方法对中枢神经系统单胺类神经递质的代谢有明显的调节作用，能显著提高 AD 模型动物脑组织中单胺类神经递质含量，进而减缓老年动物脑内 NE、DA 及 5-HT 水平的下降。

（七）针刺可增强突触传递

大脑海马的长时程增强（long-term potentiation，LTP）被认为是与学习记忆有关的一种活动依赖性的突触可塑性模型。有研究显示，针刺 AD 模型动物百会、大椎、肾俞、涌泉等穴可增强海马 LTP，其机制可能是通过增加海马谷氨酸受体 2（glutamate receptor 2，GluR2）表达，促进突触素 1synapsin-1 和突触体素（synaptophysin）表达。

神经细胞黏附分子（NCAM）能够被多聚唾液酸（PSA）修饰，形成 PSA-NCAM 复合物，后者是 NCAM 高度糖基化形式，也是突触可塑性所必需的，能降低细胞的黏附性，促进轴突发生并在学习记忆的形成过程中表达加强。研究表明，缺乏 PSA 转移酶的小鼠表现出空间学习记忆和反转学习障碍，而这两种学习主要依赖前额皮质和海马的功能。研究表明，针刺痴呆小鼠百会、涌泉穴，能提高海马区 NCAM 及其 mRNA 表达水平，这可能与记忆的改善有关。

（八）针刺可保护神经元

大脑皮质和海马选择性神经元丢失是 AD 的主要病理特征，目前认为神经元丢失与 AD 智力减退的程度关系最为密切，而神经元丢失的机制与细胞凋亡有关。有研究显示，针刺痴呆动物的百会、大椎、风府等穴，发现皮质和海马神经细胞密度、排列基本正常，稀疏分布有变性细胞，提示针刺能一定程度减少复合型 AD 模型大鼠皮质和海马神经细胞凋亡，从而防止 AD 模型大鼠学习记忆能力下降。针刺膻中、中脘和足三里等穴亦可减少神经元丢失。Bcl 蛋白家族是在细胞凋亡的调控中发挥重要作用的一组蛋白，主要包括抗凋亡蛋白 Bcl-2 和促凋亡蛋白 Bax。针刺模型大鼠双侧迎香和印堂等穴位的"嗅三针"治疗方法提示影响 AD 模型组大鼠海马组织 Bcl-2、Bax 的表达，对促凋亡蛋白 Bax 有抑制作用，对抗凋亡蛋白 Bcl-2 有促进作用，且其作用依赖于嗅觉传导通路的完整性。针刺正是通过以上方面发挥神经元保护作用。

三、针刺防治痴呆的应用

（一）头针

AD 在中医诊断中属于"痴呆""呆病""健忘""善忘""郁证""文痴"等。中医学认为头为精明之府，诸阳之气皆上合于头部，故有"脑为元神之府"之称。脑的主要功能是主宰神志、思维、记忆和情感等，人体十二经脉均直接或间接与之相通，针刺头部区域可加强经脉之间的联系，激发经气、疏通经络，调整全身脏腑气血功能。头针治疗 AD 患者认知功能障碍的历史悠久，且无不良反应。本病病位在脑，"脑为髓之海"。头针治疗作为具有独特理论的非药物疗法，治疗 AD 时通常选取患者的顶中线、额中线、颞前线、颞后线，进行针刺。按"经络所过，主治所及"的原则，对应人的高级思维、记忆、精神状态密切相关的额叶和颞叶的投影区。研究表明，在大脑皮质相应的头皮投射区针刺，可以直接兴奋中枢运动神经，增强神经冲动，改善大脑局部血液循环，增加脑血流量，消除脑水肿，调节大脑神经细胞的兴奋性，激发细胞活化，使受损的处于半休眠状态的细胞复苏，甚至达到正常脑细胞功能。

取穴：AD 患者头部的顶中线、额中线、颞前线、颞后线。治疗医生对患者的头部治疗穴位区进行常规消毒后，进行毫针针刺治疗。头部腧穴治疗均用 28 号 1 寸的毫针，进针时针体与头皮成 30° 左右的夹角，针尖向穴线方向，快速将针刺入头皮下，当针下阻力减小时，再将针体沿帽状腱膜下层按穴线方向进针，根据不同头部穴位线的长度，刺入不同的深度。当患者有酸、麻、胀的气针感时，医生快速捻转刺入头针的针柄，频率约每分钟 200 次，每针持续捻转 2~3 分钟，留针期间可间歇行针 3~5 次，每次 2 分钟左右，留针 30 分钟，每周进行头针治疗 5 次。治疗 1 个月为 1 个疗程，治疗总疗程时间为 3 个月。

有研究显示，该治疗方法可通过补肾填精、益髓健脑、升清降浊，使神有所主，最终达到调节大脑的功能，改善 AD 患者认知能力。荟萃分析证实针灸治疗可以减少患者神经功能的缺损程度，提高日常生活能力。现代医学则认为经过头针对 AD 患者这些部位的刺激，可以改善患者大脑局部血液循环，增加患者的脑血流量，调节大脑神经细胞的兴奋性，激发细胞活化，修复受损脑细胞。

（二）体针

体针是中医临床中最常用的针法。韩景献教授提出"三焦气化失常导致痴呆"的创新病机理论，据此创立了"益气调血，扶本培元"针法。该针法基于三焦在人体气化的基本功能。三焦主持气、主持全身气血津液精化生运行输布和水液代谢之根本通道并将五脏六腑功能联为一体，以通为主，以补为辅，以疏通气血津液之通路，畅气机，恢复正常气化。拟定膻中、中脘、气海穴及足三里、血海、外关等穴位处方。

取穴：膻中穴针尖顺任脉循行方向斜刺 0.5~1 寸（同身寸，下同），其余穴位直刺 0.5~1 寸。膻中、中脘、气海、足三里每穴施捻转补法 1 分钟，血海施捻转泻法 1 分钟，留针 30 分钟。肝肾阴虚证加太溪，肝气郁滞证加太冲，心神不安证加神门。方中以膻中、中脘和气海调上中下三焦之气；以中脘、足三里和血海调益脾胃，补先天后天，扶本培元；以血海健脾理血，活血化瘀；以外关通调三焦之气。诸穴合用，共奏益气调血、扶本培元之功，以恢复脑的正常智力状态。

临床研究证实，该针法治疗 AD 具有确切的疗效，可显著改善痴呆患者的认知能力和生活自理能力。

（三）眼针

眼针又称微针疗法，是眼眶周围针刺治疗全身疾病的一种疗法，是针灸术的一部分。眼睛是十二经脉的集散地，手少阴心经、足厥阴肝经均上头系目系。"五脏六腑之精皆上荣于目"，可见眼睛与脏腑的关系密切。中医理论认为肝肾不足、心脾两虚、痰浊阻窍、气滞血瘀可造成的神明不清，而成痴呆。眼针，可以刺激眼部周围的穴位，调节相应的经络脏腑功能，舒顺肝肾、强心健脾、化痰祛瘀、顺气活血，进而达到治疗或预防的效果。然而大量研究表明该法可能对于改善血管性痴呆有益，但尚缺乏治疗 AD 有效性的证据。

主穴：肾区、肝区。配穴：脾肾两虚型加脾区、心肝火盛型加心区，痰浊阻窍型加脾区，气虚血瘀型加心区，有半身不遂症状加上焦区、下焦区、口眼歪斜症状加上焦区。嘱患者取坐位或仰卧位均可，用酒精棉球局部消毒，右手持针，选 30 号 0.5 寸毫针，选定穴位，与皮肤呈 10°~15° 沿皮刺入。进针后有酸、麻、胀、重之感，不施手法留针 30 分钟，双眼交替取穴，每日 1 次。连续 5 天后休息 2 天再继续治疗，3 个月为 1 个疗程。

临床研究表明，眼针疗法可有效改善脑卒中后智力减退症状。该疗法可加强脑血液循环、增加供血供氧、改善脑组织能量代谢，因此可明显改善患者脑卒中后意志减退，从而提高病患的生活质量。大量研究证实眼针疗法能有效治疗发病脏器，进而缓解症状，恢复智力，还能有效控制复发。同时有针对性的眼针治疗能激活大脑的新陈代谢，间接抑制痴呆的发展，维持现有的脑功能和生活代谢，减轻因痴呆而产生的种种症状。在众多的治疗方法中，以眼针的治疗方法副作用较少，见效较快。

（四）耳针

耳针疗法是以毫针、皮内针、艾灸、激光照射等器具，通过对耳郭穴位的刺激以防治疾病的一种方法，为中医传统特色治疗。《黄帝内经·灵枢·口问》篇云："耳者，宗脉之所聚也。"辨证后可选择相应的穴位，进行耳穴压籽治疗。一般取心、肾、额、皮质下、神门等耳穴，并随证加减。刺激其相应的反应点及穴位，通过经脉的循性，可起到"补肾填精，益气健脑增智"的目的。

取穴：耳穴治疗组，选用皮质下、颞、额穴位，以中药王不留行和耳压板制作耳压贴，每贴大小 3mm×3mm，每日按压 3 次，至有胀感为度。双耳交替，每 2 日交替 1 次，连续 12 周。耳穴加艾灸组：采用上述的耳穴按压加艾箱灸结合，以艾箱法艾灸双肾俞，艾灸距离皮肤 2cm，每穴灸 10 分钟，每日 1 次，每周 6 次，连 12 周。

大量研究显示耳穴治疗血管性痴呆可获得与口服尼莫地平相似的疗效；MMSE评分改善率提高18%，ADL评分改善率提高20%；耳穴加艾灸优于单独耳穴的治疗，但二者也都优于阿米三嗪萝巴新片（都可喜）。从以上的报道中发现：耳针治疗血管性痴呆有疗效，但单独使用耳穴治疗的报道并不多。

（五）电针

电针疗法是指在刺入人体穴位的毫针上，用电针仪通以微量低频脉冲电流的一种治疗方法。其作用是加强对穴位的局部刺激，增强其舒经活络的功效。督脉因其循行上的特殊性而与脑有着密切的关系。《黄帝内经·素问·骨空论篇第六十》言："督脉者，起于少腹以下骨中央……与太阳起于目内眦，上额交巅上，入络脑。"《难经·二十八难》亦云："督脉者，起于下极之俞，并于脊里，上至风府，入属于脑。"督脉为"阳脉之海""督领经脉之海"，具有总督诸阳、统摄诸经的作用。故通过调理督脉可以治疗脑部疾病，中医素有"病变在脑，首取督脉"之说。AD从督脉论治亦可取得理想的效果，督脉所属穴位多具有改善记忆作用。其中百会、大椎等多被选作主穴。

取穴：百会、大椎。操作方法：患者取俯卧位，穴位定位后，用75%酒精棉球常规消毒，用华佗牌30号针灸针，百会穴向后平刺0.8～1寸，大椎穴向上斜刺0.5～1寸。捻转得气后接G6805型电针仪，波形为疏密波，以患者可耐受为度，留针30分钟，每天1次，电针6天停1天。

有研究显示，采用针刺百会、大椎两穴治疗AD，总有效率达79.54%，明显优于尼莫地平组（60.87%）。临床研究证明，电针大椎、百会二穴治疗AD临床疗效明显优于多奈哌齐组，同时尚可明显升高MMSE评分、MBI评分，改善认知功能，提高患者日常生活能力。电针疗效确切，费用低廉，值得临床推广应用。

（六）穴位注射

穴位注射又称水针疗法，是中西医结合的一种新疗法。它是根据所患疾病，按照穴位的治疗作用和药物的药理作用，选用相应的腧穴和药物，将药液注入腧穴内，以充分发挥腧穴和药物对疾病综合作用的治疗方法。根据中医经络原理，肾俞穴补脾温肾养气血，以资生化之源；三阴交主治肝脾肾虚弱，能调气行血以调后天之本。穴位注射，既发挥穴位本身的作用，又增强药物的功能，先后天均得以补养，气血运行通畅，津液输布正常，则脑髓充盈，痴呆故而自愈。

取穴：主穴取肾俞，配穴取足三里、三阴交，均取双侧。操作方法：嘱患者取正坐位或卧位均可，穴位常规消毒后用5ml注射器、6号针头，抽取乙酰谷酰胺2ml、复方当归注射液（含当归、川芎、红花）4ml，将两液混合。然后分别刺入上述穴位，针刺主穴用补法，即进针缓慢，得气后快速小幅度提插 3 次，再快速注入药液，每穴 1.5ml，然后快速出针。配穴用泻法，即进针疾速，进针后即缓慢注入药液，每穴 1.5ml，再徐徐出针。隔天 1 次，10 天为 1 疗程，休息 3 天后行第 2 疗程。

小样本数据显示 86 例患者在治疗 1~3 疗程后，痊愈 56 例，好转 28 例，无效 2 例。但其研究结果的可靠性还需进一步验证。

四、展望

国内有关针刺疗法治疗痴呆的临床研究颇多，但其中大多为疗效观察研究，有关痴呆的针刺机制研究尚不多见。本文结合针刺痴呆动物模型的机制研究及其临床疗效，为以后采用针刺疗法治疗痴呆的临床研究者提供参考。针刺疗法治疗痴呆具有操作简单方便、毒副作用小的优势，临床疗效满意，但循证医学的证据仍不够充分。现有的文献报道主要以治疗血管性痴呆为主，对其他分型的临床实验研究报道较少。目前也无统一的诊断与疗效评定标准，无法客观评估临床疗效。今后有关针刺疗法治疗痴呆的临床研究应该注重采用随机双盲对照实验设计，选用统一的客观量化诊断标准，并进行多中心、大样本的临床观察，以进一步证实针刺疗法治疗痴呆的疗效及作用机制，使之更好地应用于临床。

（李　阳　赵娅蓉　郭晋瑜）

第六节　电、磁刺激疗法

一、经颅磁刺激和直流电刺激概念

重复经颅磁刺激（repetitive transcranial magnetic stimulation，rTMS）和经颅直流电刺激（transcranial direct current stimulation，tDCS）是目前广泛应用于临床神经、精神疾病的非侵入性脑刺激（noninvasive brain stimulation，NIBS）技术，在改善 AD 患者的认知功能方面也在不断的发展。rTMS 是利用交变电流产生交变磁场，再通过交变磁场产生微弱电流，作用于特定脑区域的脑组织神经元，使其去极化而产生生物学效应。研究证实，rTMS 可以改变脑的兴奋性，增加神经元的可塑性和连接性，进而提高记忆力，缓解焦虑、抑郁等负性情绪，因此可能会在 MCI 和 AD 的预防和治疗中发挥重要作用。tDCS 亦是一种非侵袭性的经颅刺激方法，由阳极和阴极两个表面电极片构成，以微弱直流电作用于大脑皮质。阳极通过增加其附近神经元的静息膜电位（去极化）来增加皮质兴奋性，使皮质神经组织得到易化，从而提高功能水平；阴极通过减低其附近神经元的静息膜电位（超级化）来降低皮质兴奋性，对过度兴奋的皮质细胞起到抑制性作用。有研究表明 tDCS 也可以在一定程度上改善 AD 患者的认知功能。

二、电磁刺激方案制定与管理

无论是 rTMS 还是 tDCS，不同的刺激模式对脑的兴奋性产生不同的影响，所以对于不同的疾病采用的刺激模式不同。对于 AD 患者，rTMS 常采用高频刺激兴奋刺激位点的大脑皮质，改善患者的言语、记忆力、注意力、执行功能及精神行为等认知功能。2019 版 rTMS 治疗应用的循证指南对 rTMS 结合认知训练（rTMS combined with cognitive training，rTMS-COG）治疗 AD 患者给出 C 级证据推荐，指出多脑区交替高频 rTMS 结合认知训练可能有效改善 AD 患者的冷漠、认知功能、记忆和语言，尤其是在疾病的轻度 / 早期阶段。tDCS 常用的刺激模式是使用 tDCS 的阳极来刺激左侧 DLPFC 或双侧颞顶叶等靶区，来调节皮质兴奋性，以此改善 AD 患者的认知功能，降低其 P300 潜伏期。不过，2017 年的 tDCS 治疗应用循证指南还没有关于左侧 DLPFC 或双侧颞顶叶皮质阳极 tDCS 改善 AD 患者认知功能的有效性的建议。rTMS 和 tDCS 是安全、无创的脑刺激技术，但禁忌在以下患者使用：①已安装心脏起搏器、脑刺激装置和 / 或颅内金属植入装置；②曾行颅骨修补或脑室 – 腹腔分流术；③未得到良好控制的癫痫。

指南的证据来源之一：Lee 等的临床研究结果显示，在经过连续 6 周、每周 5 天、每天 3 个不同部位的 1200 个 rTMS 和认知训练后，治疗组的 ADAS-Cog 评分在治疗后即刻和 6 周明显优于对照组（治疗后即刻和 6 周分别为 4.28 和 5.39，假手术组分别为 1.75 和 2.88）；亚组分析显示，轻型组的 rTMS-COG 疗效更优，尤其是在记忆和语言领域。另外，治疗组临床总体改变印象量表（CGIC）和简易精神状态检查（MMSE）评分也有所改善。最终得出结论，rTMS-COG 是一种有效的胆碱酯酶抑制剂辅助治疗，特别是在 AD 的轻度阶段，而且 rTMS-COG 在 AD 严重影响的记忆和语言领域效果显著。该研究的治疗组采取的具体方案为：连续进行 6 周的治疗，每周的第 1、第 3 和第 5 天刺激 Broca 区、Wernicke 区和右侧 DLPFC，第 2 和第 4 天刺激左侧 DLPFC 和两个顶叶体感联合皮质（PSAC）。每个位点的刺激均采用"8"字形线圈，90% ~ 110%RMT，10Hz-rTMS，20 个串，每串刺激 2 秒，间歇 40 秒，并在 40 秒的间歇内执行显示在面前触摸屏上的特定认知任务。在治疗之前、治疗结束后立即以及 6 周之后评估 ADAS-Cog、MMSE 和 GDS。

指南证据来源之二：Rabey 等的临床研究的方法与前者类同，区别之处在于强化治疗 6

周后再进行了为期 3 个月每周 2 次的维持治疗。治疗 6 周后，治疗组的 ADAS-Cog 平均得分为 3.76 分，而对照组为 0.47 分，治疗 4.5 个月后为 3.52 分，而安慰剂组恶化了 0.38 分。CGIC 平均得分也有改善，分别为 3.57 分（6 周后）和 3.67 分（4.5 个月后），而安慰剂组（轻度恶化）分别为 4.25 分和 4.29 分。

范例：以记忆和语言功能障碍的轻度 AD 患者为例来说明 rTMS-COG 治疗方法的具体操作。1 个疗程为连续的 6 周，rTMS 方案为 "8" 字形线圈，10Hz-rTMS，20 个串，每串刺激 2 秒，间歇 40 秒。每周的第 1 天、第 3 天和第 5 天刺激 Broca 区、Wernicke 区和右侧 DLPFC，第 2 天和第 4 天刺激左侧 DLPFC 和两个顶叶体感联合皮质（PSAC），其中 Broca 区和 DLPFC 的刺激强度为 90%MT，Wernicke 区和 PSAC 的刺激强度为 110%MT。在相邻两串的 40 秒间歇内执行显示在面前触摸屏上的特定认知任务，认知任务因刺激位点的不同而不同，Broca 区对应句法和语法任务，Wernicke 区对应词义理解和范畴化任务以及动作和物体的命名任务，DLPFC 区对应单词回忆和空间记忆任务，PSAC 区对应形状和字母空间注意任务，难度水平依据患者在初始认知评估时的表现进行调整。在每个疗程的开始和结束评估 ADAS-Cog、CGIC、MMSE 来评估疗效。强化治疗 6 周后再进行维持治疗，对 AD 患者是有益的。

（李　阳　赵娅蓉　杨晓平）

思考练习题

1. 请列举出 15 条你"认识"患者需要了解的情况。
2. 自己设计一项认知刺激训练方案。
3. 如何用音乐疗法帮助认知障碍老人？
4. 如何运用光疗法改善睡眠？

参考文献

［1］认知训练中国专家共识写作组，中共医师协会神经内科医师分会认知障碍疾病专业委员会. 认知训练中国专家共识［J］. 中华医学杂志，2019，99（1）：4-8.

［2］SPECTOR A，ORRELL M. Using a biopsychosocial model of dementia as a tool to guide clinical practice［J］. International Psychogeriatrics，2010，22（6）：957-965.

［3］SPECTOR A，ORRELL M，DAVIES S，et al. Can reality orientation be rehabilitated? Development and piloting of an evidence-based programme of cognition-based therapies for people with dementia［J］. Neuropsychol Rehabi，2001，11（3/4）：377-397.

［4］YATES L，LEUNG P，LEUNG V，et al. The development of individual cognitive stimulation therapy（iCST）for dementia［J］. Clin lnterv Aging，2015，10：95-104.

［5］李淑娟，刘倩，李言淘，等. 老年认知功能障碍与运动功能的相关性研究［J］. 中国全科医学，

2017，20（18）：2193-2196.

［6］周香莲，周媛媛，王丽娜，等. 老年性轻度认知功能障碍患者运动干预策略的研究进展［J］. 中国全科医学，2018，21（12）：1408-1412.

［7］叶柄照，夏锐，邱娉婷，等. 有氧运动对轻度认知障碍患者脑结构重塑的研究进展［J］. 神经损伤与功能重建，2019，14（1）：36-39.

［8］王芳芳，张冰. 轻度认知障碍病人miRNA与脑DTI的相关性研究［J］. 国际医学放射学杂志，2016，39：361-365.

［9］COOPER CI，MOON HY，VAN PRAAG H. On the run for hippocampal plasticity［J］. Cold Spring Harb Perspect Med，2018，8：a29736.

［10］郑妍，刘忠民，陈桂秋，等. 运动对脑老化时海马神经结构和功能的影响［J］. 中国实验诊断学，2013，17：1537-1539.

［11］马春莲，丁海超，梅志强，等. 中等强度游泳运动对海马突触可塑性的调节［J］. 体育科学，2018，38：34-39.

［12］JEE Y，KO I，SUNG Y，et al. Effects of treadmill exercise on memory and c-Fos expression in the hippocampus of the rats with intracerebroventricular injection of streptozotocin［J］. Neurosci Lett，2008，443：188-192.

［13］SUZUKI T，SHIMADA H，MAKIZAKO H，et al. A randomized controlled trial of multicomponent exercise in older adults with mild cognitive impairment［J］. PLoS One，2013，8：e61483.

［14］NASCIMENTO CMC，PEREIRA JR，PIRES DE ANDRADE L，et al. Physical exercise improves peripheral BDNF levels and cognitive function in mild cognitive impairment elderly with different BDNF val66Met genotype［J］. J Alzheimer Dis，2014，43：81-91.

［15］徐波，季浏，林龙年，等. 游泳训练对大鼠学习记忆和脑内神经递质的影响［J］. 中国运动医学杂志，2004，23：261-265.

［16］田明霞，王埔坤，刘晓红，等. 投球训练对阿尔茨海默病患者认知功能的影响［J］. 北京医学，2014，36（1）：62-63.

［17］张杰，吕丹，李靖. 有氧联合阻抗、平衡运动对脑卒中后非痴呆认知障碍患者认知功能的影响［J］. 中国实用护理杂志，2015，（32）：2435-2438.

［18］宋艳丽，刘伟. 有氧运动操对养老机构轻度认知障碍老人的干预［J］. 中国老年学杂志，2019，39（13）：3176-3178.

［19］张杰. 有氧运动联合计算机认知训练对轻度认知障碍患者认知功能的影响［J］. 中国实用护理杂志，2019，35（34）：2653-2657.

［20］杨艳，何兴萍，汪薇，等. 有氧运动联合抗阻运动在老年脑卒中后非痴呆认知障碍患者中临床应用研究［J］. 老年医学与保健，2018，24（3）：265-268.

［21］SMITH PJ，BLUMENTHAL JA，HOFFMAN BM，et al. Aerobic exercise and neurocognitive performance：a meta-analytic review of randomized controlled trials［J］. Psychosomac Med，2010，72（3）：239-252.

［22］JIANG Y，ZOU J. Analysis of the TCM theory of traditional chinese health exercise［J］. J Sport and Health Science，2013，2（4）：204-208.

［23］侯远峰. 从太极拳运动时神经系统的生理效应谈其健身作用［J］. 韶关大学学报，1996，17（2）：101-103.

［24］CHENG S，CHOW P K，SONG Y，et a1. Mental and physical activities delay cognitive decline in older persons with dementia［J］. Am J Geriatr Psychiatry，2014，22（1）：63-74.

［25］利姐，余珍，宋晓月，等. 太极拳对轻度认知障碍老人整体康复效果的研究进展［J］. 全科护理，2018，16（17）：2090-2093.

［26］王乾贝. 太极拳运动对社区轻度认知障碍老人认知功能的影响［D］. 北京协和医学院中国医学科学院，2016：1-81.

［27］田军彪，赵见文，宋书昌，等. 化浊解毒活血通络法治疗老年轻度认知功能障碍临床研究［J］. 中国 中医急症，2013，22（9）：1492-1493.

［28］辛哲. 健身气功八段锦历史发展的审视及其价值实现路径选择［J］. 沈阳体育学院学报，2015，34（4）：135-140.

［29］刘涛，郭书庆，白石. 八段锦对轻度认知障碍患者认知水平的影响［J］. 中国康复理论与实践，2018，24（7）：854-859.

［30］瞿杨. 手指操训练对老年轻度认知障碍患者生活能力的作用［J］. 国际护理学杂志，2012，31（9）：1661-1662.

［31］丁欢，陈宇婧，李玮彤，等. 芳香疗法对阿尔茨海默病患者精神行为症状干预的研究进展［J］. 神经疾病与精神卫生，2018，18（10）：736-739.

［32］李文琪，范少光. 嗅觉研究进展——2004 年诺贝尔生理学或医学奖获奖工作简介［J］. 生理科学进展，2006，37（1）：83-96.

［33］余秋瑾，左丽君，张巍. AD 患者伴发嗅觉障碍的研究进展［C］. //2015 北京医学会神经病学学术年会论文集，2015：175-176.

［34］BALLARD CG，GAUTHIER S，CUMMINGS JL，et al. Management of agitation and aggression associated with Alzheimerdisease［J］. Nat Rev Neurol，2009，5（5）：245-255.

［35］沈虹. 精油的芳香疗法［J］. 日用化学品科学，2011，34（9）：42-46.

［36］方婷，马红梅，王念，等. 芳香疗法应用研究进展［J］. 护理研究，2019，33（23）：4093-4095.

［37］翟秀丽，俞益武，吴媛媛，等. 芳香疗法研究进展［J］. 香料香精化妆品，2011（6）：45-50.

［38］程遥，沈旭慧，徐美英，等. 芳香疗法应用于老年性痴呆的国内外研究进展［J］. 全科护理，2016，14（4）：348-350.

［39］KARLBERG AT，BÖRJE A，DUUS JOHANSEN J，et al. Activation of non-sensitizing or low-sensitizing fragrance substances into potent sensitizers-prehaptens and prohaptens［J］. Contact Dermatitis，2013，69（6）：323-334.

［40］VIEIRA AJ，BESERRA FP，SOUZA MC，et al. Limonene：Aroma of innovation in health and disease［J］. Chem Biol Interact，2018，283：97-106.

［41］BALLARD CG，O'BRIEN JT，REICHELT K，et al. Aromatherapy as a safe and effective treatment for the management of agitation in severe dementia：the results of a double-blind，placebo-controlled trial with Melissa［J］. J Clin Psychiatry，2002，63（7）：553-558.

［42］KENNEDY DO，SCHOLEY AB，TILDESLEY NT，et al. Modulation of mood and cognitive performance following acute administration of Melissa officinalis（lemon balm）[J]. Pharmacol Biochem Behav，2002，72（4）：953-964.

[43] HOLMES C，HOPKINS V，HENSFORD C，et al. Lavender oil as a treatment for agitated behaviour in severe dementia：a placebo controlled study [J]. Int J Geriatr Psychiatry，2002，17（4）：305-308.

[44] SCUTERI D，MORRONE LA，ROMBOLÀ L，et al. Aromatherapy and aromatic plants for the treatment of behavioural and psychological symptoms of dementia in patients with Alzheimer disease：clinical evidence and possible mechanisms [J]. Evid Based Complement Alternat Med，2017，2017：9416305.

[45] JIMBO D，KIMURA Y，TANIGUCHI M，et al. Effect of aromatherapy on patients with Alzheimer's disease[J]. Psychogeriatrics，2009，9（4）：173-179.

[46] LIN PW，CHAN WC，NG BF，et al. Efficacy of aromatherapy（Lavandula angustifolia）as an intervention for agitated behaviours in chinese older persons with dementia：a cross-over randomized trial [J]. Int J Geriatr Psychiatry，2007，22（5）：405-410.

[47] TURTEN KAYMAZ T，OZDEMIR L. Effects of aromatherapy on agitation and related caregiver burden in patients with moderate to severe dementia：a pilot study [J]. Geriatr Nurs，2017，38（3）：231-237.

[48] YOSHIYAMA K，ARITA H，SUZUKI J. The effect of aroma hand massage therapy for people with dementia [J]. J Altern Complement Med，2015，21（12）：759-765.

[49] FUNG JK，TSANG HW，CHUNG RC. A systematic review of the use of aromatherapy in treatment of behavioral problems in dementia[J]. Geriatr Gerontol Int，2012，12（3）：372-382.

[50] AKHONDZADEH S，NOROOZIAN M，MOHAMMADI M，et al. Melissa officinalis extract in the treatment of patients with mild to moderate Alzheimer's disease：a double blind，randomised，placebo controlled tria[J]. J Neurol Neurosurg Psychiatry，2003，74（7）：863-866.

[51] MERCADAL-BROTONS M，MARTÍ P. La musicoterapia en las demen cias. Manual de musicoterapia en geriatría y demencias，1.a ed Espana：MONSA-PRAYMA，2008.

[52] 张有根，彭小芳，韶红. 音乐疗法的研究现状和趋势 [J]. 护理研究，2012，29（9）：2401-2403.

[53] 付微，刘飞，乔陆明，等. 音乐疗法的进展及在医学各领域中的作用 [J]. 牡丹江医学院学报，2017，38（3）：130-131.

[54] 王思特，张宗时. 中医音乐治疗的现代医学价值和文化内涵 [J]. 中医杂志，2018，1：10-14.

[55] 秦颖，王玫，童瑞，等. 音乐疗法的临床研究现状及展望 [J]. 解放军医学院学报，2017，38（2）：190-192.

[56] 郑璇，徐建红，龚孝淑. 音乐疗法的进展和应用现状 [J]. 解放军护理杂志，2003，20（3）：42-43.

[57] SATOH M，YUBA T，TABEI K，et al. Music therapy using singing training improves psychomotor speed in patients with Alzheimer's disease：a neuropsychological and fMRI study[J]. Dement Geriatr Cogn Dis Extra，2015，5：296-308.

[58] ABBOTT A. Music，maestro[J]. Nature，2002，416：12-14.

[59] SÄRKÄMÖ T，TERVANIEMI M，LAITINEN S，et al. Music listening enhances cognitive

recovery and mood after middle cerebral artery stroke［J］. Brain，2008，131：866-876.

［60］FUKUI H，TOYOSHIMA K. Music facilitates the neurogenesis，regeneration and repair of neurons ［J］. Med Hypotheses，2008，71：765-769.

［61］HASSLER M. Creative musical behavior and sex hormones：musical talent and spatial ability in the two sexes［J］. Psychoneuroendocrinology，1992，17：55-70，40.

［62］HASSLER M. Testosterone and artistic talents［J］. Int J Neurosci，1991，56：25-38.

［63］FUKUI H，ARAI A，TOYOSHIMA K. Efficacy of music therapy in treatment for the patients with Alzheimer disease［J］. Int J Alzheimers Dis，2012，2012：531646.

［64］MEILÁN GARCÍA J J，IODICE R，CARRO J，et al. Improvement of autobiographic memory recovery by means of sad music in Alzheimer's disease type dementia［J］. Aging Clin Exp Res，2012，24：227-332.

［65］IRISH M，CUNNINGHAM C J，WALSH J B，et al. Investigating the enhancing effect of music on autobiographical memory in mild Alzheimer's disease［J］. Dement Geriatr Cogn Disord，2006，22：108-200.

［66］李靖，王旭东. 国外音乐运动疗法的研究现状［J］. 中华物理医学与康复杂志，2006，28（3）：204-206.

［67］施伯瀚，朱燕. 浅谈音乐疗法在神经康复中的作用［J］，中国康复医学杂志，2017，32（3）：240-243.

［68］NOMA T，MATSUMOTO S，SHIMODOZONO M，et al. Anti-spastic eff-bcts of me dirett application of vibratory stimuli to the spastic muscles of hemiplegic limbs in post-stroke patients：a proof-of-principlestudy［J］. J RehabilMed，2012，44（4）：325-330.

［69］SISSON R. Effect of auditory stimulion comatose patients with head injury［J］. Heart Lung，1990，19（4）：373-378.

［70］高天. 音乐治疗学基础理论［M］. 北京：世界图书出版公司，2007：234-235.

［71］陆箴琦. 音乐治疗在临床护理中的应用进展［J］. 上海护理，2009，9（1）：60-64，43.

［72］FRIZGERALD-CLOUTIER M. The use of music therapy to decrease wandering：an alternative to restraints［J］. Music Therapy Perspectives，1993，11（1）：32-36.

［73］CLAIR AA，BERNSTEIN B. The effect of no music，stimulative back ground music and se dative background music on agitation behaviours in persons with severe dementia［J］. Activities，adaptation and aging，1994，19（1）：61-70.

［74］RAGNESKOG H，BRANE G，KARLSSON L，et al. Influence of dinner music on food intake and symptoms common in dementia［J］. Scand J Caring Sci，1996，10（1）：11-17.

［75］CLAIR A. The effect of singing on alert responses in persons with late stage dementia［J］. J Music Therapy，1996，33，234-247.

［76］POT A M，DEEG D J H，VAN DYCK R. Psychological well-being or in formal caregivers of elderly people with dementia：changes over time［J］. Aging and Mental Health，1997，1（3）：261-268.

［77］王建美. 音乐疗法在临床护理中的应用及功效［J］. 国际护理学杂志，2009，28（9）：1014-1016.

［78］YOO G E，KIM S J. Rhythmic auditory cueing in motor rehabilitation for stroke patients. Systematic review and meta-analysis［J］. J Music Ther，2016，53（2）：149-177.

　　［79］WEGEN E，GOEDE C，LIM I，et al. The effect of rhythmic somatosensory cueing on gait in patients with parkinson's disease［J］. J Neurol Sci，2006，248（1-2）：210-214.

　　［80］LINH H，CHANG W K，CHU H C，et al. Effects of music on gastric myoelectrical activity in healthy humans［J］. Int J Clin Prac，2007，61（7）：1126-1130.

　　［81］SERAP P K，GULENDAM K，SERPIL O，et al. Effect of music on pain，anxiety，and patient satisfaction in patients who present to the emergency department in Turkey［J］. Jpn J Nurs Sci，2015，12（1）：44-53.

　　［82］Aldridge D. 老年痴呆的音乐治疗［M］. 高天，译. 北京：中国轻工业出版社，2014.

　　［83］董香丽，孙伟铭，袁也丰，等. 接受式音乐疗法改善社区老人抑郁情绪的效果［J］. 中国老年医学杂志，2017，4（37）：1752-1753.

　　［84］费英俊，郜时华，许春英. 音乐疗法在康复治疗中的应用［J］. 中国疗养医学，2011，20（5）：405-406.

　　［85］BOULAY M，BENVENISTE S，BOESPFLUG S，et al. A pilot usability study of MINWii，a music therapy game for demented patients［J］. Technol Health Care，2011，19：233-246.

　　［86］R FANG，SX Y E，JT HUANGFU，et al. Calimag music therapy is a potential intervention for cognition of Alzheimer disease［J］. Translational Neurodegeneration，2017，6：2.

　　［87］HAMIRKUMAR R，KUMAR S. Colonoscopy and the role of music therapy：hao to go about an idea protocol［J］. World Gastrornterol，2007，13（23）：3272-3273.

　　［88］秦颖，王玫，童瑞，等. 音乐疗法的临床研究现状及展望［J］. 解放军医学院学报，2017，38（2）：190-193.

　　［89］SATOH M，YUBA T，TABE K，et al. Music therapy using singing training improves psychomotor speed in patients with Alzhemer disease：neuropsychological and IMRI study［J］. Dement Geriatr Cogn Dis Extra，2015，5（3）：296-308.

　　［90］PROVENCIO I，RODRIGUEZ I R，JIANG G，et al. A novel human opsin in the inner retina［J］. J Neurosci，2000，20（2）：600-605.

　　［91］BERSON D M，DUNN F A，TAKAO M. Phototransduction by retinal ganglion cells that set the circadian clock［J］. Science，2002，295（5557）：1070-1073.

　　［92］GOOLEY J J，LU J，FISCHER D，et al. A broad role for melanopsin in nonvisual photoreception［J］. J Neurosci，2003，23（18）：7093-7106.

　　［93］PANDA S，SATO T K，CASTRUCCI A M，et al. Melanopsin（opn4）requirement for normal light-induced circadianphase shifting［J］. Science，2002，298（5601）：2213-2216.

　　［94］HATFIELD C F，HERBERT J，VAN SOMEREN EJ，et al. Disrupted daily activity/rest cycles in relation to daily cortisol rhythms of home-dwelling patients with early Alzheimer's dementia［J］. Brain，2004，127：1061-1074.

　　［95］PRINZ P N，PESKIND E R，VITALIANO P P，et al. Changes in the sleep and waking EEGs of nondemented and demented elderly subjects［J］. J Am Geriatr Soc，1982，30：86-93.

　　［96］MARTIN P R，LOEWENSTEIN R J，KAYE W H，et al. Sleep EEG in Korsakoff's psychosis and

Alzheimer's disease［J］. Neurology，1986，36：411-414.

［97］MERLINO G，PIANI A，GIGLI GL，et al. Daytime sleepiness is associated with dementia and cognitive decline in older Italian adults：a population-based study［J］. Sleep Med，2010，11：372-377.

［98］Bonanni E，Maestri M，Tognoni G，et al. Daytime sleepiness in mild and moderate Alzheimer's disease and its relationship with cognitive impairment［J］. J Sleep Res，2010，14（3），311-317.

［99］BUCHNER DM，LARSON EB. Falls and fractures in patient with Alzheimer-type dementia［J］. JAMA，1987，257，1492-1495.

［100］ALLAN LM，BALLARD CG，ROWAN EN，et al. Inci dence and prediction of falls in dementia：a prospective study in older people［J］. PLoS One，2009，4（5）：e5521.

［101］KANG JE，LIM MM，BATEMAN RJ，et al. Amyloidbeta dynamics are regulated by orexin and the sleep-wake cycle［J］. Science，2009，326：1005-1007.

［102］HUANG Y，POTTER R，SIGURDSON W，et al. Effects of age and amyloid deposition on Abeta dynamics in the human central nervous system［J］. Arch Neurol，2012，69：51-58.

［103］STOPA EG，VOLICER L，KUO-LEBLANC V，et al. Pathologic evaluation of the human suprachiasmatic nucleus in severe dementia［J］. J Neuropathol Exp Neurol，1999，58：29-39.

［104］FARAJNIA S，MICHEL S，DEBOER T，et al. Evidence for neuronal desynchrony in the aged suprachiasmatic nucleus clock［J］. J Neurosci，2012，32：5891-5899.

［105］WYSE CA，COOGAN AN. Impact of aging on diurnal expression patterns of CLOCK and BMAL1 in the mouse brain［J］. Brain Res，2010，1337：21-31.

［106］SAEED Y，ABBOTT SM. Circadian disruption associated with Alzheimer disease［J］. Curr Neurol Neurosci Rep，2017，17（4）：29.

［107］DI MECO A，JOSHI YB，PRATICO D. Sleep deprivation impairs memory，tau metabolism，and synaptic integrity of a mouse model of Alzheimer's disease with plaques and tangles［J］. Neurobiol Aging，2014，35：1813-1820

［108］ZHANG，FURONG，WANG，et al. Cognitive Improvement by photic stimulation in a mouse model of Alzheimer's disease［J］. Curr Alzheimer Res，2015，12，860-869.

［109］AARTS MP，ARIES MB，DIAKOUMIS A，et al. Shedding a light on photo therapy studies with people having dementia：a critical review of the methodology from a light perspective［J］. Am J Alzheimers Dis Other Demen，2016，31（7）：551-563.

［110］MCCURRY SM，GIBBONS LE，LOGSDON RG，et al. Nighttime insomnia treatment and education for Alzheimer's disease：a randomized，con trolled trial［J］. J Am Geriatr Soc，2005，53（5）：793-802.

［111］FONTANA GASIO P，KRÄUCHI K，CAJOCHEN C，et al. Dawn-dusk simulation light therapy of disturbed circadian rest-activity cycles in dement ed elderly［J］. Exp Gerontol，2003，38（1-2）：207-216.

［112］SLOANE PD，FIGUEIRO M，GARG S，et al. Effect of home-based light treatment on persons with dementia and their caregivers［J］. Light Res Technol，2015，47（2）：161-176.

［113］黄海华，李明秋，江皋轩，等. 不同光照时间全光谱治疗对阿尔茨海默病患者睡眠障碍临床疗效的影响［J］. 中华行为医学与脑科学杂志，2015，24（7）：629-632.

［114］LIVINGSTON G，KELLY L，LEWIS-HOLMES E，et al. Non-pharmacological interventions for agitation in dementia：systematic review of randomised controlled trials［J］. Br J Psychiatry，2014，205（6）：436-442.

［115］ANCOLI-ISRAEL S，GEHRMAN P，MARTIN JL，et al. Increased light expo sure consolidates sleep and strengthens circadian rhythms in severe Alzheimer's disease patients［J］. Behav Sleep Med,2003,1(1)：22-36.

［116］RIEMERSMA-VAN DER LEK RF，SWAAB DF，TWISK J，et al. Effect of bright light and melatonin on cognitive and noncognitive function in elderly residents of group care facilities：a randomized controlled trial［J］. JAMA，2008，299（22）：2642-2655.

［117］GRAF A，WALLNER C，SCHUBERT V，et al. The effects of light therapy on Mini-Mental State Examination scores in demented patients［J］. Biol Psychiatry，2001，50（9）：725-727.

［118］WADE AG，FARMER M，HARARI G，et al. Add-on prolonged-release melatonin for cognitive function and sleep in mild to moderate Alzheimer's disease：a 6-month，randomized，placebo-controlled，multicenter trial［J］. Clin Interv Aging，2014，9：947-961.

［119］FIGUEIRO MG，HUNTER CM，HIGGINS PA，et al. Tailored lighting intervention for persons with dementia and caregivers living at home［J］. Sleep Health，2015，1（4）：322-330.

［120］FIGUEIRO MG，PLITNICK BA，LOK A，et al. Tailored lighting intervention improves measures of sleep，depression，and agitation in persons with Alzheimer's disease and related dementia living in long-term care facilities［J］. Clin Interv Aging，2014，9：1527-1537.

［121］SALTMARCHE AE，NAESER MA，HO KF，et al. Significant improvement in cognition in mild to moderately severe dementia cases treated with transcranial plus intranasal photobiomodulation：case series report［J］. Photomed Laser Surg，2017，35（8）：432-441.

［122］HAFFMANS PM，SIVAL RC，LUCIUS SA，et al. Bright light therapy and melatonin in motor restless behaviour in dementia：a placebo-controlled study［J］. Int J Geriatr Psychiatry，2001，16（1）：106-110.

［123］SKJERVE A，HOLSTEN F，AARSLAND D，et al. Improvement in behavioral symptoms and advance of activity acrophase after short-term bright light treatment in severe dementia［J］. Psychiatry Clin Neurosci，2010，58（4）：343-347.

［124］NOWAK LA，DAVIS J. Qualitative analysis of therapeutic light effects on global function in Alzheimer's disease［J］. West J Nurs Res，2011，33(7)：933-952.

［125］DOWLING GA，BURR RL，VAN SOMEREN EJ，et al. Melatonin and bright-light treatment for rest-activity disruption in institutionalized patients with Alzheimer's disease［J］. J Am Geriatr Soc,2008,56（2）：239-246.

［126］FIGUEIRO，MARIANA G. Light，sleep and circadian rhythms in older adults with Alzheimer disease and related dementias［J］. Neurodegenerative disease management，2017，7（2）：119-145.

［127］SUST CA，DEHOFF P，LANG D，et al. Improved quality of life for resident dementia patients：St. Katharina research project in Vienna［M］. Austria：Zumtobel，2012：5-48.

［128］FORBES D，BLAKE CM，THIESSEN EJ，et al. Light therapy for improving cognition，activities

93

of daily living，sleep，challenging behaviour，and psychiatric disturbances in dementia. Cochrane Database of Systematic Reviews，2014，Issue 2. Art. No.：CD003946.

［129］MARTORELL AJ，PAULSON AL，SUK HJ，et al. Multi sensory gamma stimulation ameliorates Alzheimer-associated pathology and improves cognition［J］. Cell，2019，177（2）：256-271.

［130］SARAH SALVAGE，PETER JENNER. Effect and mechanism of acupuncture on Alzheimer's disease ［J］. Int Rev Neurobiol，2013，111：181-195.

［131］田金洲. 中国痴呆诊疗指南［M］. 北京：人民卫生出版社，2012：1-62.

［132］LONGHURST，JC. Defining meridians：a modern basis of understanding［J］. Journal of Acupuncture and Meridian Studies，2010，3：67-74.

［133］SCHROER S，ADAMSON J. Acupuncture for depression：a critique of the evidence base. CNS Neuroscience & Therapeutics，2011，17：398-410.

［134］张静爽，王蓉. 阿尔茨海默病发生机制的研究进展［J］. 首都医科大学学报，2014，35（6）：721-724.

［135］张博，李炎. 针刺改善阿尔茨海默病模型动物记忆障碍的机制研究［J］. 中国医学装备. 2017. 14（3）：147-150.

［136］李广诚，龙聪. 针刺对 SAMP8 小鼠海马 Flotillin-1、NEP 及 Aβ42 表达的影响［J］. 上海针灸杂志，2017，36（11）：1356-1360.

［137］许安萍，唐银杉，陈万顺，等. 不同电针刺激对 SAMP8 小鼠学习记忆能力及大脑皮层 APP、ApoE mRNA 表达的影响［J］. 针灸临床杂志，2014，30（2）：62-65.

［138］李翀，吕艳，李谈. 电针足三里干预快速老化痴呆鼠大脑 APP 及 Aβ 蛋白表达的实验研究［J］. 中华中医药学刊，2010，28（10）：2221-2223.

［139］高珊，孔立红. Tau 蛋白的过度磷酸化机制及其在阿尔茨海默病中的作用［J］. 华中科技大学学报，2016，6：711-715.

［140］蒋希成，姜国华，于洋. 针刺对老年性痴呆大鼠脑组织中 tau 蛋白表达的影响［J］. 针灸临床杂志，2008，24（11）：38-39.

［141］朱晓冬，蒋希成，毛翔. 针刺对 D- 半乳糖复制 AD 模型大鼠脑组织中 β-AP、Tau 蛋白表达的影响［J］. 中医学报，2011，26（159）：954-955.

［142］张敏，徐桂华，王维新，等. 电针调控 p38MAPK 通路降低 AD 大鼠海马磷酸化 tau 蛋白表达的研究［J］. 南京中医药大学学报，2015，31（3）：261-264.

［143］SAMUELV T，LIU Z X，QU X，et al. Mechanism of hepatic insulin resistance in nonalcoholic fatty liver disease［J］. Biol Chem，2004，279（31）：32345-32353.

［144］李东红，段灿灿，郝石磊，等. 针刺合谷、太冲对老年痴呆模型大鼠行为学及氧自由基的影响［J］. 北京中医药，2010，29（4）：311-313.

［145］乔云英. 针刺对 AlCl3 致痴呆大鼠脑组织 Aβ 及 CAT 活性的影响［J］. 山西中医学院学报，2006，7（1）：25-27.

［146］朱宏，董克礼，李广城，等. "补肾活血"针刺法对 SAMP8 小鼠海马蛋白质表达的影响［J］. 中国老年学杂志，2011，31（23）：4613-4616.

［147］LI X，GUO F，ZHANG Q，et al. Electroacupuncture decreases cognitive impairment and promotes neurogenesis in the APP/PS1 transgenic mice［J］. BMC Complement Altern Med，2014，14：37.

［148］陈吉祥，吴羽楠，郑雅媛，等. 电针百会穴对 APP/PS1 双转基因小鼠学习记忆及脑源性神经营养因子表达的影响［J］. 中国康复理论与实践，2015，21（6）：642-647.

［149］贾建平，贾健民，周卫东，等. 阿尔茨海默病和血管性痴呆患者脑脊液中乙酰胆碱和胆碱检测及其临床意义［J］. 中华神经科杂志，2002，35（2）：113-116.

［150］薛卫国，张忠，白丽敏，等. 电针对 β- 淀粉样前体蛋白转基因小鼠行为学及其淀粉样前体蛋白、β 淀粉样蛋白及胆碱乙酰转移酶水平的影响［J］. 针刺研究，2009，34（3）：152-158.

［151］马莉，赵立刚，成燕萍，等. 针刺百会、大椎对老年性痴呆大鼠脑内 SOD 及 AchE 的影响［J］. 中西医结合心脑血管病杂志，2008，6（2）：166-167.

［152］望庐山，周丽莎. 电针治疗对阿尔茨海默病大鼠 Ach、ChAT、AchE 的影响［J］. 针灸临床杂志，2009，25（6）：40-42.

［153］杨春壮，徐永良，陆迪，等. 针刺对神经干细胞海马内移植痴呆大鼠学习记忆和脑内胆碱能系统的影响［J］. 针灸临床杂志，2012，28（7）：52-54.

［154］唐勇，余曙光，罗松，等. 电针对老年性痴呆大鼠胆碱能神经元损伤的保护作用［J］. 中西医结合学报，2006，4（4）：374-377.

［155］苗婷，蒋天盛，董宇华，等. 耳针对阿尔茨海默病大鼠记忆能力及 ChAT 和 GFAP 表达的影响［J］. 中国针灸，2009，29（10）：827-832.

［156］包永欣，吕冠华. 针刺对痴呆小鼠记忆障碍和单胺神经递质的影响［J］. 上海针灸杂志，2003，22（7）：23-25.

［157］贾成文，焦俊英，孙玉霞，等.“补肾益髓”针刺法对痴呆模型大鼠单胺类神经递质的影响［J］. 中国中医基础医学杂志，2005，11（11）：853-855.

［158］赵纪岚，余曙光，周奇志，等. 针刺对老年大鼠及老年小鼠中枢神经递质的影响［J］. 成都中医药大学学报，1999，22（3）：30-31，64.

［159］BLISS TV，COLLINGRIDGE GL. A synaptic model of memory：long-term potentiation in the hippocampus［J］. Nature，1993，361（6407）：31-39.

［160］沈梅红，唐青青，李忠仁，等. 电针对 Aβ25-35 诱导的阿尔茨海默病大鼠模型海马长时程增强的影响［J］. 针刺研究，2010，35（1）：3-7.

［161］LI W，KONG LH，WANG H，et al. High-frequency electroacupuncture evidently reinforces hippocampal synaptic transmission in Alzheimer's disease rats［J］. Neural Regen Res，2016，11（5）：801-806.

［162］卢圣锋，唐勇，尹海燕，等. 关于神经细胞黏附分子与老年性痴呆的探讨［J］. 中国老年学杂志，2009，29（10）：2680-2683.

［163］宣爱国，龙大宏，曾凡表. 神经细胞黏附分子在学习记忆减退大鼠海马中的表达［J］. 解剖学研究，2008，30（6）：409-412.

［164］姜桂美，贾超，赖新生. 针刺对 AD 模型大鼠神经细胞凋亡的影响［J］. 上海针灸杂志，2006，25（12）：33-36.

［165］LI G，ZHANG X，CHENG H，et al. Acupuncture improves cognitive deficits and increases neuron density of the hippocampus in middle-aged SAMP8 mice［J］. Acupunct Med，2012，30（4）：339-345.

［166］刘智斌，牛文民，杨晓航，等．"嗅三针"对 AD 大鼠海马 Bcl-2 和 Bax 表达的干预效应［J］. 针刺研究，2011，36（1）：7-11.

［167］黄琳娜，安军明，苏同生，等．头针治疗血管性痴呆随机对照临床研究［J］. 上海针灸杂志，2010，29（2）：79-82.

［168］王华，杜元灏．针灸学［M］. 北京：中国中医药出版社，2016：191.

［169］廖华薇．头针结合认知功能训练治疗阿尔茨海默症临床研究［J］. 中医学报，2017，32（8）：1566-1569.

［170］袁思斯，张树怡．针灸治疗卒脑中后认知功能障碍的 Meta 分析［J］. 中国民族民间医药，2010，19（9）：47-48.

［171］罗本华．"益气调血、扶本培元"针法治疗血管性痴呆研究进展［J］. 中国老年学杂志，2014，34（14）：4091-4092.

［172］张鑫，罗本华，蔡攀，等．"三焦"针法与"益气调血，扶本培元"［J］. 天津中医药，2013，30（6）：325-327.

［173］胡起超，孙兆元，孟媛，等．益气调血、扶本培元针法治疗老年性痴呆 40 例［J］. 陕西中医，2010，31（3）：343-344.

［174］崔晨捷．眼针疗法在治疗老年痴呆中的应用［J］. 辽宁中医药大学学报，2008，（7）：59-60.

［175］田迎春．眼针肝肾区改善血管性痴呆临床观察［J］. 辽宁中医药大学学报，2013，15（3）：203-204.

［176］邝伟川，卢阳佳，黄凡，等．耳针联合艾灸治疗血管性痴呆 78 例临床观察［J］. 吉林中医药，2012，32（4）：406-408.

［177］陈琪，黄宏敏，许玉皎，等．耳穴贴压治疗血管性痴呆疗效对照观察［J］. 中国针灸，2009，（2）：95-97.

［178］卢昕，芦霜．耳穴籽疗法在老年痴呆康复中的作用研究［J］. 中国老年保健医学，2008，6（1）：7-8.

［179］史桂荣．耳穴按压结合艾灸治疗血管性痴呆的临床观察［D］. 广州中医药大学，2011：15-20.

［180］王民集．耳针为主配合体针治疗血管性痴呆 60 例［D］. 中国针灸学会年会论文集，2011.

［181］杨文祥．头针结合耳针治疗血管性痴呆的临床疗效观察［D］. 广州中医药大学，2009：11-15.

［182］王康锋，张立娟，陈新勇．电针大椎及百会穴治疗老年性痴呆 36 例临床观察［J］. 中华中医药杂志，2015，30（3）：784-786.

［183］赵立刚，马莉，李亚杰，等．针刺百会、大椎治疗老年性痴呆的疗效观察［J］. 针灸临床杂志，2007，23（9）：42-43.

［184］杨定荣，彭力，穆敬平，等．针刺结合穴位注射治疗老年痴呆临床观察［J］. 中国康复理论与实践，2008（1）：81.

［185］董俊峰．穴位注射治疗老年性痴呆 86 例［J］. 上海针灸杂志，1997（3）：11.

［186］LEFAUCHEUR JP, ALEMAN A, BAEKENC, et al. Evidence-based guidelines on the therapeutic use of repetitive transcranial magnetic stimulation（rTMS）: an update（2014-2018）［J］. Clin Neurophysiol, 2020, 131（2）: 474-528.

［187］BOGGIO PS, KHOURYLD, MARTINS DC, et al. Temporal cortex direct current stimulation enhances performance on a visual recognition memory task in Alzheimer disease ［J］. J Neurd Neurosurg psychiatry，2009，80（4）：444-447.

［188］COTELLI M，MANENTI R，BRAMBILLA M，et al. Anodal tDCS during face-name associations memory training in Alzheimer's patients ［J］. Front Aging，2014，6：38.

［189］LEE J，CHOI BH，OH E，et al. Treatment of Alzheimer's disease with repetitive transcranial magnetic stimulation combined with cognitive training：a prospective，randomized，double-blind，placebo-controlled study ［J］. J Clin Neurol，2016，12（1）：57-64.

［190］RABEY JM，DOBRONEVSKY E，AICHENBAUMS，et al. Repetitive transcranial magnetic stimulation combined with cognitive training is a safe and effective modality for the treatment of Alzheimer's disease：a randomized，double-blind study ［J］. Neural Transm（Vienna），2013，120（5）：813-819.

第三章
认知障碍患者精神行为症状的应对

本章学习要点

1. 掌握认知障碍患者精神行为症状表现
2. 了解精神行为症状的临床分类
3. 了解精神行为症状的临床管理方法
4. 掌握照护 BPSD 患者的一般护理原则
5. 掌握如何应对不同类型的 BPSD 症状

第一节　精神行为症状概述

一、概述

精神行为综合征（neuropsychiatric syndrome，NPS）可见于神经认知障碍的不同时期（甚至临床前期），包括轻度行为损害（mild behavioral impairment，MBI）和痴呆的行为精神症状（BPSD）。超过 90% 的认知障碍老人合并不同程度的 BPSD（表 3-1）。BPSD 主要包括焦虑、抑郁、淡漠、幻觉、妄想和失眠等，行为症状主要表现为不适当的行为、言语和身体攻击、尖叫、烦躁不安、激惹、咒骂、徘徊、脱抑制、囤积物品和跟踪等。这些症状多种多样，由轻到重，是认知障碍老人接受住院治疗的主要原因。出现 BPSD 可加快患者疾病进程，快速降低其认知功能，恶化其全面健康状况，增加死亡率，是痴呆临床治疗和照护的重点和难点。

表 3-1　痴呆精神行为症状表现

症状	表现
精神症状	妄想（delusions），幻觉（hallucinations），误认（misidentification）
心境障碍	抑郁（depression），焦虑（anxiety），淡漠（apathy），欣快（euphoria）
激惹行为	攻击（aggression），激惹（agitation），漫游（wandering），声音干扰行为（vocally disruptive behaviors），夜间干扰（nocturnal disruption）
脱抑制意志行为	社会上不适当的行为（socially inappropriate behaviour），不节制的饮食（uncontrolled eating），不适当的性行为（sexually inappropriate behaviour）

不同程度的痴呆其症状的表现不同。抑郁和淡漠常发生在轻度认知障碍患者，在严重的认知障碍老人中抑郁和淡漠的发生率还可能增加。妄想、幻觉、激惹在中度至重度的认知障碍老人中更为常见。不同类型的痴呆其 BPSD 的表现也有差异。AD 老人常伴有淡漠、激惹和攻击，血管性痴呆常出现抑郁症，路易体痴呆最具代表性的 BPSD 是视觉幻觉，额颞叶痴呆常伴有欣快和脱抑制。另外，研究发现，BPSD 症状谱在轻度认知功能损害（mild cognitive impairment，MCI）患者的发生率也高达 35%～85%，某些 BPSD 的发生可能早于

MCI 诊断之前。

除痴呆病理基础以外，BPSD 的出现也受到环境、患者和照护者因素影响。环境因素包括日常活动内容频繁改变、环境过于嘈杂、空间色彩单调、社会环境突然变化等；患者因素包括患者认知障碍疾病本身带来的痛苦、急性躯体疾病、药物不良反应、患者个性特征、患者心理问题等；照护因素包括照护者的消极交流方式、不良应对方式、照护技巧不当等。

二、临床分类

依据 BPSD 症状出现频率、影响他人程度以及潜在风险，可将 BPSD 分为 3 类：需要紧急精神药物治疗；仅在需要时在非药物干预基础上联合短期精神药物干预；仅需非药物干预。

（一）需要紧急精神药物治疗的症状

需要紧急精神药物治疗的症状包括严重的可能伤害患者、他人及其周围环境的激惹甚至攻击行为等。易激惹性指各种程度不等的易怒倾向。攻击行为包括语言攻击和身体攻击两类，最常见的攻击行为是骂人、违抗或抗拒为其料理生活。其他攻击行为还有咬、抓、踢等。

（二）仅需要时在非药物干预基础上联合短期精神药物干预的症状

1. 妄想　包括 5 种较为典型的表现，如认为物品被窃、住的房子不是自己的家、配偶（或照护者）是冒充的、自己会被遗弃以及配偶不忠。

2. 幻觉　以视幻觉多见，常见的视幻觉为凭空看见家中有人，或者看见死去的亲人等，这有可能与患者视觉失认（难以识别面部或物品）有关，也可能与患者视觉对比敏感度下降有关。

3. 抑郁　主要表现为情绪低落、悲观、无助感和无望感等消极情绪。

4. 焦虑　表现为反复询问即将发生的事情，或者害怕独处，也有表现为害怕人群、旅行、黑暗或洗澡之类的活动。

5. 睡眠紊乱　表现为昼夜节律紊乱、夜间觉醒次数增加和 REM 期睡眠行为障碍等。部分患者行为异常在傍晚时更加明显，称为日落综合征。

6. 脱抑制　表现为行为冲动、不恰当，注意力易分散，情绪不稳定，自知力和判断力差，社交活动不能保持以前的水平。其他相关症状包括哭泣、欣快、攻击性言语、对他人和事物的攻击性行为、自我破坏性的行为、性活动增强和运动性激惹等。

（三）仅需非药物干预的症状

1. 错认　表现为对自己的住所、本人、身边其他人以及电视场景等的错误感知。

2. 游荡　表现为整天不停漫步，或跟随照护者，或晚间要求外出等，可能与患者方向和地点定位能力下降及感到很无聊或者焦虑等有关。

3. 淡漠　表现为对日常活动和自我管理关注度下降，社交活动、面部表情、言语交流、情感反应明显减少，动机缺乏。

4. 进食行为改变　主要表现为饮食减少、体重减轻，大部分中晚期认知障碍老人有营养不良；额颞叶认知障碍老人可能表现为饮食不知饥饱，饮食过多，偏好甜食，导致体重增加；还有极少数患者出现嗜异食。

（曾　燕　宁玉萍）

第二节　精神行为症状一般护理原则

一、临床管理方法

（一）管理原则

BPSD 的管理应遵循个体化原则，贯穿痴呆的全病程，即从无症状期的预防直至严重行为紊乱的干预，以患者为中心，识别危险因素，预防并发症。目标为减轻或缓解症状强度或频率以及照护者负担，改善患者及照护者生活质量。在抗痴呆药使用的基础上，临床首选非药物干预，只有当非药物干预无效或者 BPSD 严重影响患者的生活、影响治疗依从性、患者难以服从照护或者存在紧急情况或安全问题时才使用药物治疗。

（二）基本过程

推荐采用描述行为（describe）– 调查原因（investigate）– 制定方案（create）– 评价效果（evaluate）过程（即 DICE）。DICE 原则是一个动态评估与实施的过程。症状是否改善 + 有无不良反应 + 照护者苦恼是否减轻 = 治疗方案是否有效。

1. 描述行为（D）　通过与照护者和 / 或认知障碍老人（如果可能）进行讨论，准确了解症状的特征以及症状发生的情境，对其进行完整的描述。描述的内容包括问题行为可能的先兆或激发因素，令患者和照护者最苦恼的症状以及他们的治疗期望。

2．调查原因（I） 通过完整评估潜在的原因，包括患者因素（如痴呆疾病本质、急性躯体疾病，如疼痛、泌尿系感染、发热、呼吸道和肺部感染、便秘、心绞痛、一过性脑缺血、低血糖、皮肤瘙痒、腹泻、营养不良等，以及药物不良反应、患者个性特征、心理紧张或不安全感等）、照护者因素（如照护者感到压抑和抑郁、倾向于采取消极交流方式或不良应对方式、照护技巧不当等）以及环境因素（如日常活动频繁改变、刺激过度、环境过于嘈杂、活动空间色彩过于单调、躯体和社会环境突然变化等）。

3．制定方案（C） 由多学科团队与照护者、患者（如果可能）共同制定和实施干预计划，包括干预对象和干预方法（如躯体疾病治疗、非药物干预或药物治疗等）。

4．评价效果（E） 评价所推荐的治疗策略是否有效、目标症状是否得到改善、照护者苦恼是否有所缓解以及有无副作用。症状管理的 DICE 过程应持续进行，尤其对新出现的及令照护者苦恼的异常行为。

（三）非药物干预

非药物干预强调以人为本。采用非药物干预措施在很大程度上可能促进行为应对和功能改善、增加社会活动和体力活动、增加智力刺激、减少认知问题、处理行为问题、解决家庭冲突和改善社会支持。非药物治疗在减轻某些症状方面大约有 50% 的效果，但随着患者的症状加重，病情恶化，最终失去效果。面向患者的非药物干预方法有环境治疗、感官刺激治疗、行为干预、音乐治疗、舒缓治疗、香氛治疗、认可疗法、动物疗法和认知刺激治疗等多种形式。另外，面向照护者的支持性干预同等重要。制定和实施非药物干预技术时尤其应注意个体化特点。

（四）药物治疗

1．抗痴呆药 抗痴呆药不仅在一定程度上能够改善认知障碍老人认知功能或者延缓认知功能衰退，而且对部分精神与行为症状也具有一定的改善作用。胆碱酯酶抑制剂如多奈哌齐、卡巴拉汀、加兰他敏，对认知障碍老人出现的幻觉、淡漠、抑郁等行为症状有较好的疗效；N- 甲基 -D- 天冬氨酸受体阻滞剂，如美金刚对重度认知障碍老人激惹和攻击行为有一定改善作用。

当非药物干预与抗痴呆药治疗无效时，或者遇到以下严重且紧急的情况，建议合并使用精神药物：①重性抑郁发作伴或不伴自杀观念；②造成伤害或有极大伤害可能的精神病性症状；③对自身和他人安全造成风险的攻击行为。采用精神药物治疗时应持续进行监测，推荐规律地每隔一段时间（如每 3 个月）考虑是否可减小剂量或停用药物。

2．抗精神病药 第二代抗精神病药对精神行为症状部分有效，其疗效证据相对较强。

尽管美国 FDA 对第二代抗精神病药和第 1 代抗精神病药用于 BPSD 发布了黑框警告，但对于中重度认知障碍老人 BPSD 严重而又缺乏其他有效治疗手段时，仍可选用第二代抗精神病药。临床医生在处方抗精神病药时需要权衡治疗获益与不良事件风险，应遵循小剂量起始，根据治疗反应以及不良反应缓慢逐渐增量的原则使用。对于高龄（通常为 85 岁以上）老人，可选择指南推荐剂量的 1/2 作为起始剂量。

3．抗抑郁药　如 5- 羟色胺再摄取抑制剂（selective serotonin reuptake inhibitor，SSRI），常用于临床的 SSRI 有 6 种（氟西汀、帕罗西汀、舍曲林、氟伏沙明、西酞普兰和艾司西酞普兰），对认知障碍老人抑郁症状的疗效有限。西酞普兰可能有望用于痴呆激惹症状的治疗，但治疗过程中需监测 QT 间期（心室除极和复极激动时间）。

4．心境稳定药　丙戊酸盐对冲动和激惹行为的疗效尚需进一步系统研究。

二、照护 BPSD 患者的一般原则

照护 BPSD 老人需要照护者具有很强的"人文关怀"能力，强调尊重鼓励、眼神交流、肢体接触、平等对待，有足够的耐心和同情心去体谅患者的心理状态，绝对不能受到老人的言行激发反而疏远患者。每个老人认真障碍的程度不同、兴趣爱好不同、BPSD 症状不同、所处环境不同、家庭和社交范围不同，对老人的照护重点也各不相同，需要个性化和多系统的联合治疗。老人的症状呈进行性加重，治疗和管理也需要及时调整以应对新出现的症状。如果缺乏对疾病和症状的认知和理解，缺乏必要的培训、辅导和支持，无论对家庭还是对服务机构，应对行为问题就将汇成一个压力巨大的挑战。总之，照护者应该掌握一些基本的护理常识和常见病知识，以下为 BPSD 一般护理原则。

1．细心观察　细心观察老人各方面情况，如生命体征、进食量多少、排泄物情况等，检查老人身体有无疼痛，通过老人的表情、言谈和动作的细微变化和情绪等变化，及时发现 BPSD，以及 BPSD 出现的诱因，如疾病、疼痛、药物等。

2．规律评估　评估老人的日常生活能力，比如穿衣，洗浴，进食，移动；评估老人记忆能力，语言交流情况，药物反应，情绪变化，营养和卫生状况；评估和发现老人的自杀倾向，对他人和自己的伤害性，生活环境的安全性，需要的照护等级，提出跌倒和窒息警告，警惕和及时发现虐待老人情况。

3．耐心指导　认知障碍老人由于理解力、记忆力减退，可能遗忘护理者的要求而停滞不动，护理者需要耐心，多给老人一些时间，并心平气和地反复指导。

4．做好交接　每天早晨总结前一天老人们的情绪、饮食、睡眠、排便等状况，记录老人的大小便规律，定时督促老人入厕，并将老人情况告知下一位照护者。

5．简单原则　不要试图训练认知障碍老人去完成复杂的工作，如做饭、用洗衣机等，

可能会加重他们的挫折感，引起不必要的情绪反应。直接告诉患者在哪里上厕所，在哪里睡觉。即使训练患者做那些简单的事情，也应使程序和步骤减到最少。

6. 尊重老人　超出老人的年龄和所患疾病，将老人作为一个真正的个体对待，让老人享有尊严和体面，看患者积极的一面，保留的个体功能，而不是强调老人失去的能力和功能。

7. 环境稳定　认知障碍老人适应新环境的能力很差，生活环境的改变会让他感到不知所措，加速自理能力的下降，加重病情的发展。因此，对于认知障碍老人，不是让他去适应环境，而是要创造一个环境去适应他。要尽量保持老人生活环境中的各种事物变化较少，必须改变时也要采用缓慢渐进的方式。即使需要变化环境，也应尽量使这一变化小一点，慢一点，并反复指导和训练老人适应新的环境。

8. 量力活动　让老人保持日常活动，做他喜欢的食物，带他参加喜欢的活动。老人运动应量力而行，可将简单的活动分解为若干步骤，每当完成一步，照护者应及时给予表扬。

9. 避免刺激　老人到了痴呆病中期阶段，身体抵抗力比较弱，对内外环境的适应能力比早期要差很多。为保证老人的正常生活习惯，日常生活方方面面要尽量避免给老人的刺激和压力，以免加重症状。尽量保持老人原来的生活环境、生活规律和减少外界刺激，包括护理者也不宜频繁更换。

10. 加强防护　在老人口袋里放一个有姓名、年龄、家庭地址、联系电话及老人所患疾病的安全卡。对病情轻者要做到在患者活动最多的时间加强看护，对病情重者要做到24小时有人陪护，不让老人单独外出。另外，需采取安全措施，比如给老人穿防滑软底鞋，在浴室、卫生间安装扶手，在床边加床档等。给患者洗脸时不要把水盆放在他们面前，以免患者情绪波动，打翻水盆或将脸埋入水盆，可用温毛巾轻轻擦拭，使老人产生舒服的感觉。

11. 切忌嘲笑　不轻易否定老人的要求，不要用手指老人、责骂或者欺骗患者。经常用抚摸动作和亲切的话语给予患者关心和爱护。

12. 分散注意力　当老人有过高或不合理要求时，要进行劝阻或分散其注意力，充分利用看电视、听音乐、读报等形式。

13. 远离不开心　如果某人或某事让老人不开心，带领老人远离这个人或这件事。

14. 发现吵闹原因　当老人吵闹时，要观察是否有疼痛、便秘和尿失禁等症状。

15. 检查药物　每天检查老人有没有新增加的药物。

16. 经常赞扬　当老人做事时，经常赞扬，即使做错了，不要责备或者表示不赞成，要尊重其想法。

17. 包容理解　当老人出现幻觉、冲动和妄想行为时，要诚恳地包容、理解且接受患者，而非加以反驳和抗辩，尝试身体接触和拥抱，保持眼神的交流。

18. 平等交流　和老人交流时，保持在同一高度，不要让他／她感觉你居高临下。

19. 慢说话　与老人谈话时态度要和蔼，语调要降低，讲话速度要缓慢，吐字要清晰，不要大声喊叫，以免让老人觉得你在嫌弃他／她，从而加速其抵抗。如果对老人声色俱厉时，老人会不折不扣地把这暴力反弹回来。

20. 提前知晓　询问老人家属或前一位照护者，知道哪些事情可能会惹怒老人，从而避免，知晓老人的喜好和厌恶的事情。

（曾　燕）

第三节　不同类型痴呆的行为精神症状针对性应对

一、如何应对妄想

患有 AD 的老人经常出现妄想（delusion），常来源于患者的不安全感，表现为：①认为物品被盗；②怀疑别人偷他的东西，疑心自己的东西被藏匿；③住的房子不是自己家的，试图离开居住的"房屋"回家；④配偶或子女是冒充的；⑤配偶不忠或自己被遗弃。

照护者可以采取如下应对：①不要与其争辩，可设法转移其注意力，并安抚患者让其恢复安静，再耐心解释；②可通过言语和行为方式给予支持，如帮助患者找到他们被"偷走或者丢失的物品"，给患者银行存折或失窃的钱财等；③一旦找到"丢失"的东西，将其放在患者认可的地方；④可通过音乐、艺术等非药物手段干预。

二、如何应对幻觉

认真障碍或认知障碍老人常出现幻觉（hallucinations），表现为：①看到并不存在的房子，听到并没有的声音，闻到并没有的气味等；②凭空看见身边有人；③看见死去的亲人；④认为身体的器官和功能发生了变异等。

照护者采取如下应对措施：①细致观察记录，发现幻觉的发生规律；②当幻觉出现时，温和对待老人，避免与老人争论他所说看到或听到的是不存在的事物，温和地回答患者的问话并安抚他，并了解老人具体所看到和听到或者意识到的是什么、多久了、在哪里等，因为这些东西老人真正相信或者认为的，理解老人的真实感受；③当幻觉出现时，应分散他的注意力，转移话题或做别的活动，如把老人带到另外一个房间或外出散步、听音乐、交谈、看老照片等；④对有视听觉障碍的患者配戴眼镜和助听器；⑤保管好刀、剪、绳等危险物品，远离煤气，关闭门窗，防范意外发生；⑥保持房间内合适的照明强度，避免阴影。如果患者害怕黑暗，因避免黑暗，带领患者参加力所能及的各种活动；⑦如当电视上播放暴力或令人烦躁不安的节目时，要关掉电视或者换频道。

三、如何应对激惹

患有痴呆的老人容易表现出愤怒，常为小事发火、逃避、顽固、不合作、吵闹、激怒、哭泣，被称为激惹（agitation）或者情绪失控。患者特别容易在黄昏或晚上的时候情绪躁动，不肯安静。

照护者可以采取如下应对：①查明激惹的原因，可能是疼痛、感觉不舒适、身体不适、想上厕所、想回家、噪声、光线、照护者的态度照护者要先找到老人烦躁不安的原因，然后立即解决，比如给予疼痛者手部按摩和背部按摩。②关注老人的感受和需要，增加与老人语言和非语言交流，比如轻拍、拥抱。③安慰老人，承认和接受患者的难过，不要争辩，用简单语言向老人解释，向老人做出必要的解释。④护理动作和步骤减缓，一次一步，确保他们能得到帮助。⑤给老人一些时间和空间，帮助他们平静，确保环境安静、舒适、光线合适。⑥排查有攻击行为老人身边的环境，是否有伤害其他人的危险物品，以使其危险性降到最低。如果老人有此种行为，照护者要保持提防心理。移走任何危险物品，比如剪刀、玻璃杯等。⑦日常生活安排相对固定，比如固定的吃饭、入厕、洗浴和外出活动时间，沿袭患者所偏好的温度、洗浴方式等。⑧帮助老人认识照护者和周围常见的人。⑨确保照护者的语言能被老人听到，和老人交流要简单，通过指认和模仿表达老人的需要。⑩用鼓励性语言，安抚性动作，避免负面语言和词汇，言语速度减慢，一次问一件事情。⑪微小、轻拍、拥抱、抚摸；带领老人做力所能及的活动，用明亮的物件等分散患者的注意力。⑫为老人提供一些简单选择，采用放松类型的感觉刺激，比如音乐、柔和的灯光等。⑬为老人营造轻松、愉快、合适的社交环境，增加老人与他人接触的时间和机会。⑭如果是周围人的言行无意中激怒了老人，要马上把老人带离当时场合，到一个安静的环境中，尽量让他忘记刚才的事情，以免进一步激怒他。尤其是电视上出现暴力画面时老人容易出现这种情况。⑮当老人可能对自己或他人造成伤害时，如果不得不采取保护性约束，约束后的第1个60分钟内，应每15分钟测量1次生命体征，随后的4小时内应每30分钟测量1次。躯体约束应尽早解除。⑯丰富的游戏活动、音乐疗法、触摸疗法以及芳香疗法、光照疗法等均能减轻激惹症状，减少攻击行为。

四、如何应对游走或者漫游

患有痴呆的老人经常出现漫游（wandering），原因可能是由于智力障碍、对环境不熟悉、疲倦、紧张焦虑、意识障碍或夜间丧失空间定位能力，只能记住以前的环境和习惯，寻找某个家庭成员，忘记自己的住址，时间概念混乱等。

照护者可以采取如下应对：①给老人提供更好、更安全的生活环境，如无障碍的场地，有明显标志物的居室等，且标志物应选用老人最熟悉的东西；②改善老人的社交活动能力，以增进愉快感和自我表现感，为老人提供一些户外活动活着轻松音乐等；③如果某种物件是引起患者游走的原因，应该移走；④老人外出时，尽量有旁人陪伴，并且制作信息卡放在老人衣服口袋里；⑤无人陪同时，要锁好家门，收藏好钥匙；⑥保管好容易造成危险的物品，如刀、剪、火柴、绳索和杀虫剂等，管理好电炉、炉灶和煤气罐，不要让其随意打开；⑦在某些情况下，如意识障碍时，躯体约束往往是防止患者漫游的唯一方法。

五、如何应对焦虑

焦虑（anxiety）在认真障碍或痴呆人群中很常见，主要表现为过度担心、不安、易怒、肌紧张、说话重复、坐立不安、头痛、头晕、心悸、气短、易出汗、口干、尿频、恐惧和呼吸系统症状、反应迟缓、理解及表达能力下降等。或者反复询问即将发生的事情，害怕独处、人群和黑暗，害怕日常活动，反复挑选衣服，不停地搓手，到处吼叫或来回走动、甚至拒绝进食与治疗等。为什么痴呆容易并发焦虑呢？认知障碍老人得知病情后会产生对诊断、对法律和财产问题的焦虑，产生孤独感，认为没有人能完全理解自己，导致不能被人理解的挫败感，社交活动受限、自我信任障碍（自我否定）以及在家庭和朋友中角色发生改变等，这些心理变化都与认知障碍老人并发焦虑相关。痴呆早期随着认知障碍的加重，焦虑障碍的比例升高，而中晚期患者焦虑障碍的共病率反而下降，这可能与患者自知力缺乏、感知不良、表达能力下降及认知衰竭等因素有关。

应对焦虑最好采取如下措施：①去除可能引发老人焦虑的原因，可能是饥饿、疲劳、过度刺激、太过炎热或需要排泄；②带着理解态度真诚友善地与老人交流，接受的态度去倾听，理解老人表达的感受，特别是一些不愉快、焦虑的一些感受，让他把焦虑的能量释放出来；③创造舒适安静的环境，保证老人房间有足够的照明，避免压力，尽可能关掉噪声设备，并确保温度处于舒适水平；④为老人找到他要的东西或者是他觉得别人拿的东西，与老人一起来整理东西，将老人想看到的东西放在他能够找到看到的地方；⑤为老人播放放松的音乐，带领老人尝试做一些放松的运动或者是做一些放松技能训练；⑥保持居室安静，安排有趣的活动，放一段轻松的音乐，对轻中度患者可以通过团体怀旧疗法、触摸疗法以及游戏疗法为老人提供增加社会交往；⑦多感官治疗（在舒适及安全的环境中，以柔和的灯光及音乐、不同触感的物件及香薰油，刺激老人的感官）。

六、如何应对抑郁

认知障碍老人，特别是血管性痴呆容易产生抑郁（depression）情绪，表现为情绪低沉、呆滞、退缩、忧愁、郁郁寡欢、消极、悲观、厌世、对许多事情都不感兴趣、心烦意乱、偏淡漠、心情不舒畅、焦虑不安、常常卧床少动、懒于梳洗、食欲减退、睡眠障碍、疲倦等，严重者往往产生轻生的念头而想自杀。老人可以先有认知障碍表现，后有抑郁情绪；也可能情绪变化与认知障碍同在。

针对患有抑郁的老人，可以采取如下应对措施：①耐心与老人交流，倾听老人的叙述，不强迫老人做不情愿的事；②改善老人的生活环境，保证生活环境舒适、便利、安全以及光线明亮；③给老人安排一些力所能及的工作，增加社交活动，减少独处时间，使之体会到生活的乐趣；④培养丰富的生活情趣，使其感到自己还是一个有用之人，而对生活充满信心，如绣花、养鱼、画画、编制、跳舞、听音乐、看电视、打太极拳等；⑤有计划地安排老人的生活，安排睡眠和活动时间，协助患者搞好个人卫生，并配营养丰富，清淡的饮食；⑥了解老人是否以前有自我伤害行为，老人一旦出现自杀意愿，表明老人的病情可能还在早期阶段，要给予充分的关注，移走老人身边的可能导致自我伤害的物品，比如剪刀、绳子或者催眠药等，加强巡查；⑦了解老人是否有自我忽视现象，给予心理疏导，帮助老人认识疾病，指定一些生活计划，安排一些群体活动，比如进行一些体育锻炼，小组智力游戏，一定程度上改变抑郁情绪；⑧监督患者按时服药。有些患者的症状需要配合药物治疗，而患者具有的痴呆状会常常遗忘服药，漏服或多次服药。因此，照护者要监督其按时按量规范服药，并动态观察并记录患者的病情走向。

七、如何应对睡眠障碍

认知障碍老人常常会出现睡眠障碍（sleep disorder），主要表现为入睡困难、睡眠维持困难和早醒、睡眠节律紊乱、快速眼动睡眠行为障碍几种症状，患者白天休息，夜间吵闹，或者根本就没有规律，使照护者疲惫不堪。对此，盲目依靠催眠药往往不能解决问题，有时甚至会使睡眠节律紊乱更加严重，或者引起过度镇静，出现摔倒等其他不安全事件，增加照护者的负担。

很多因素会影响睡眠质量。来自于老人自身的原因：白天的小睡，被忽视的疼痛问题，夜间的活动或饮食等，晚饭如果吃得太晚，可能产生食物反流、消化不良、胃痉挛或恶心，焦虑，缺少活动等情况。来自于环境方面的噪声和光线干扰：呼叫铃的响声，明亮的灯光，员工和其他老人发出的噪声，电梯声，手推车的车轮声，关厕所门时"砰"的响声，厕所里自动喷洒空气清新剂的响声等。

　　针对老人睡眠节律紊乱情况，照护者可以做如下应对：①调查老人的睡眠习惯，评估导致老人睡眠紊乱的主要因素，提出改善建议；②调整老人的睡眠模式，进行生活训练，尽量不要让老人白天睡觉，增加其户外活动时间，保持兴奋，以使其能在夜间休息，形成正常的睡眠节律；③晚上可以根据老人的习惯，安排每天相同时间就寝，形成规律，上床后不再安排任何可能打扰其入睡的事情，如吃药、喝水和提问等，慢慢把睡眠倒错的情况纠正过来；④有时老人会在夜间毫无目的地漫游，并不真正睡不着觉，而是忘记了自己的床铺在什么地方，只要照护者将他领回自己的床上，就能解决问题；⑤在卧室、客厅和浴室设置昏黄的壁灯，以免室内昏暗令患者恐惧和迷惑；⑥晚上用安静而平和的语气鼓励患者入睡，灯光调暗，减少噪声，如果患者愿意，可以播放轻音乐；⑦尊重老人的睡眠习惯，每天应保证有 6~8 小时的睡眠，夏天尽量午睡；⑧保持周围环境安静，睡前用温水洗脚，不要进行刺激性谈话或观看刺激性电视等；⑨不要给老人饮酒、吸烟、喝浓茶或者咖啡；⑩给患者进行穴道指压、按摩以及芳香疗法都会对改善睡眠有帮助。

八、如何应对食欲和饮食障碍

　　认知障碍老人常常出现食欲和饮食障碍（appetite and eating disorders），表现为：食欲减退，进食不专心，进食障碍，拒食，不知饥饱，进食过多，少食，异食，口味感觉异常等，或根本不用餐具吃饭。并且，AD 患者由于记忆障碍、健忘，往往会刚吃过饭就忘了，认为没吃过，造成饮食过度；或因痴呆关系，不知饥饿，不能主动进食或拒食，长期发展势必影响营养的摄入，最终不利于临床治疗。

　　照顾好老人进食，可以采取如下应对：①查明原因，耐心交流，解除老人思想上的顾虑，老年痴呆患者不肯吃饭，一般和他们有不同程度的饮食障碍和吞咽障碍有关；②应确保老人在安静、轻松的环境中进食，以保证精神集中；③根据老人的喜好安排食谱，给老人提供几种可选择的食物，选择有营养、易吞咽和易消化的食物；④进食时速度要慢，以便老人有充分时间咀嚼食物；⑤如果患者吞咽困难，可做些糊状食物，用吸管和带嘴的壶喝水，避免呛咳；⑥一般要吃无骨、无刺、易消化的食物，不宜催促，以防止噎食；⑦多食新鲜水果、蔬菜，预防便秘；⑧对暴饮暴食者，我们每餐对其把关、控制，并让其单独进餐；⑨对食量少者，鼓励和诱导患者进食。

九、如何应对情感淡漠

情感淡漠（apathy）/漠不关心是认知障碍老人的常见症状，持续时间也很长，表现为退缩，孤独，回避与人交往，对环境缺乏兴趣，丧失主动性，不会主动做事，缺乏生活和工作热情，沉默寡言或抑郁寡欢，对以前喜爱的活动失去兴趣。

照护者应该采取如下对策：①尊重患者，加强生活方面的关照，向老人说一些关爱的语言，建立信赖关系；②环境设置有利于老人日常活动，鼓励老人做力所能及的活动，如下棋、读报、打太极拳等，及时鼓励老人所做的事情；③增加房间照明度；④为老人保留和摆放患者喜欢的物品，如日历、时钟、照片、小摆设和收音机等；⑤让老人担当有意义的工作或协助简单工作，如布置餐桌、喂饲宠物等，可以提升他们的自我形象及满足感。

十、如何应对去抑制

去抑制（disinhibition）行为也常常发生在患有老年痴呆的老人，表现为缺少羞耻感、表现奇异的行为，如抚摸照护者的胸部、拍臀部和赤裸身体等。

照护者可以采取如下应对措施：①对于老人出现的不加思考地冲动行事、讲粗话、语出伤人及性欲亢进等表现，本着不争辩、不纠正、不正面冲突的原则；②老人出现暴力冲动行为，可通过转移老人注意力，待其注意力到别处后再及时给其穿好衣服；③在老人经常活动的范围内，不要放置危险物品，如刀、剪、绳子、杀虫剂、药品和打火机等，收藏好这类物品，不要让老人拿到；④煤气、电器等也不能让患者自己操作；⑤老人的房门最好不要上锁，以免患者不小心将自己反锁在屋里，也不要打开整扇窗户，患者由于对空间事物判断力差，容易跌出窗外，发生危险；⑥增强户外活动和身体锻炼，提升他们的满足感。

十一、如何应对刻板行为

患有老年痴呆的老人也常常发生刻板行为（stereotyped behavior），表现为自我刺激和保持不变两种。自我刺激常有：反复扭门锁，反复买同样的东西，反复开关门，坐电梯，看旋转物，隔1分钟大叫一声，不停地拍自己的脑袋，自伤等；保持不变常有：反复藏东西，反复收拾东西，机械地走来走去，问相同的问题，不肯改变走路的路线，不肯改变东西摆放的位置。另外还有偏食、触觉敏感、听觉敏感、场所恐惧、不肯碰自己看上去无法理解的行为等。只要违背以上刻板行为的意愿，就会导致激烈的情绪问题。

当这种情况发生后，照护者可以采取如下措施应对：①判断刻板行为是否对自己或他人产生不良的影响，是否违背公序良俗；②根据老人体力，安排日常活动，吸引其兴趣和注意；③安排替代性动作，比如叠衣服，将物品放进口袋或者取出来，增加同伴集体活动，数自己的步数等；④为老人编订及执行固定的生活习惯；⑤对重复刻板语言和行为的患者，可采用安慰、忽略、转移注意力等应对方式；⑥有出走倾向的老人，可通过设置防走失的环境和安排丰富多彩的日间活动，以减少走失发生，提供安全的步行路线或运动计划；⑦必要时，可给患者肢体上的安慰，平复不安情绪，或者提供零食。

十二、保护性约束的应用

（一）什么是保护性约束

指医疗机构（主要是精神科）没有其他可替代措施的情况下，利用约束用具保护患者及周围环境免遭损害，而暂时采取的安全措施。是一项特殊护理操作技术。约束用具包括约束手套、约束带、约束衣、约束椅和约束床等。

（二）什么时候采取保护性约束

关键是做好判断，如非必要，建议不要约束认知障碍患者。虽然有保护患者安全的考量，但已有研究发现，约束会使患者更为愤怒、沮丧、失去自尊。长时间约束更不合理，会导致生理功能退化。认知障碍老人当出现重度 BPSD/ 极重度 BPSD（＜10%），如严重激惹 / 自杀倾向、冲动暴力伤人行为，此刻为拉响红灯警报，才可对患者进行"保护性约束"。认知障碍老人除了在医疗机构，也可能会在其他特定的机构场所（如养老院内）接受保护性约束，不论在哪里都要有相应的管理制度作为执行依据。

（三）保护性约束应遵循的原则

包括约束前整体评估、约束中全面观察和约束后心理疏导。
1. 约束前：做好患者解释工作，尽量取得患者配合，获得家人理解。
2. 约束时：置于看护下，肢体呈功能位，松紧适宜。
3. 约束后：安抚其情绪，关心患者冷暖，落实好进食和二便等生活护理，每 2 小时要记录患者的约束部位的情况。
4. 约束期间照护者至少每隔 30 分巡视 1 次，评估约束保护必要性，及时解除约束。

（四）保护性约束需遵循的人文技术

随着法制与人文意识增强，不断倡导人性化保护性约束，我们可以看到：①约束材料和技术原理在不断迭代更新：如高弹性网布面料、羊羔绒软垫、磁扣式约束法、五指分开的手套式约束、增设了手腕末端循环检测自动报警装置等舒适、安全和智能化的技术；②专业人员对保护性约束更加重视流程标准化；③注重认知障碍家属的共识。老年认知障碍患者的家属往往不理解，有的认为保护性约束会加重病情。因此，认知障碍长者入住期间如需接受保护性约束，应由家属全程参与并加强与其沟通。

（曾　燕　牛建平　朱丽君）

第四节　痴呆的行为精神症状案例分享

临床案例一

邹女士44岁时，家属发现其性格改变，反应迟钝，不与家人接触和谈话，变得孤独不合群，也不像以前一样爱打扮了。在用钱和水、电方面变得出奇"节约"。1年后，开始在超市拿东西不付钱；灯关着说灯亮着；水龙头有水说没水；将单位有用纸张拿出去当废纸卖掉。两年后，邹女士辞去工作，在家休息。有次外出时说出租车司机像她的同学，有时说有小偷被她吓跑。喜欢到超市讨要广告纸卖给收报纸的小贩；总担心门未关保险。变得越来越固执，要求得不到满足就会纠缠不清，"我要你一定带我去吃饭"或者"我一定要你给我买"这些用词越来越多。刚开始的时候白天老是睡觉，后来白天又不睡觉了，喜欢跑超市购零食和蔬菜，也不管家里是否需要，经常1天跑去超市4次。还经常给老公打电话，讲一些重复的内容。3年后邹女士需要住院，住院时，幻想自己是北大毕业，幻想医生已经同意出院，就收集东西要出院。后来出现持续症：反复说同样的与环境不协调的话（如反复说自己饿了）或做同样的与环境不协调的事（如反复在病房走廊走来走去，自称要将地板的块数记住）；反复上厕所（无尿路感染）。出现幼稚行为：如每天在病房里捡垃圾、捡香烟、盒子和瓶子等。出现本能释放：吃人家吃剩余的鱼，家属监督也不能杜绝。出现刻板动作：喝水一定要喝4口。

临床案例二

李大爷在骨折住院期间，出现BPSD。由于被害妄想，他召集了所有亲戚，开始了一场史无前例的"审判"。最后照护者不得不当众"认罪"，这场闹剧才得以收场。在家期间，同样出现了类似事件，照护者不得不写下保证书，被李大爷贴在墙上公示。因为定向障碍，李大爷总觉得家里摆设不对。在他的指挥下，照护者多次对家具进行大搬家，还有一次是在深夜。老爷爷是回民，有一次他怀疑饺子馅里放了猪肉，照护者请来了最有威望的长辈来作保仍无济于事，最后照护者只好"承认错误，痛改前非"，李大爷才善罢甘休。李大爷喜欢坐在车里的感觉，喜欢去看外面的风景，每周好几次，有时甚至每日要去，但是他记不住路，总怀疑照护者要丢弃他，每次都要在车里平复怒气，出游才能继续进行。曾经一度，照护者上班了逃不脱老爷爷的电话轰炸，回家了又放不下工作上的任务，最终被迫离职。

临床案例三

钱大爷是当地一个有名的乡村医生，74岁才正式歇业。75岁那年开始出现感情淡漠，不再喜欢与人聊天，也不串门，也不听收音机了，常常坐在自己的屋子里，皱着眉头似乎不高兴，问他也说不上来。慢慢地言语也减少了，说话速度减慢，出现找词现象，总是"我－我－我"的，后面就接不上来了。渐渐地他晚上频繁上厕所，频繁去卫生间刷牙，拉抽水马桶，或者半夜去喊儿子的门，告诉他们该起床做饭了。

家人这才意识到了老人的问题。为了防止老人走失，家人将院门锁上，钱大爷就不停地扭锁，谁也劝不住。在这期间钱大爷开始喜欢藏钱，然后抱怨，家人将他的钱偷走了。两年后，钱大爷吃饭的速度减慢，且只吃自己面前的一盘菜，如果家人不帮助，就不知道吃旁边的另外一盘菜。他常常一顿饭吃一个小时，不知冷热，不知饥饱，还用手捡掉在桌上的碎粒吃。

临床案例四

Bob是美国一所著名大学的数学教授，其55岁时性格发生变化，开始与其指导的学生约会，这严重违反教师职业道德，后来受到了学校的警告。两年后，Bob

的性格变化越来越明显，有时 1 天洗 7 次澡，以前不爱吃甜食的他开始与孩子抢糖吃。直到有一次他记不起将车停在哪里了，家人才意识到他可能患有痴呆，带他看医生。这时的 Bob 虽然能简短正常交流，但是坐下不久就开始打盹，偶尔出现答非所问的情况，比如医生请 Bob 计算一道小学生都会做的数学题，Bob 好像根本不知道医生在问什么，只顾自地说起了芝加哥公牛队，或者更糟，比如出现语无伦次。又过了 1 年，Bob 病情加重，生活不能自理，经常无故报警，家人将其送进了医院。可是 Bob 到医院后立刻报警，称被人迫害。

（曾 燕）

思考练习题

1. 请列举 BPSD 患者的一般照护原则有哪些？
2. 应用保护性约束时有哪些注意事项？
3. 请列举痴呆精神行为症状有哪些？
4. 请结合临床案例二，举例说明照护者面对李大爷采取了哪些应对措施。

参考文献

［1］AMERICAN PSYCHIATRIC ASSOCIATION. Diagnostic and statistical manual of mental disorders, fifth edition, DSM-5［M］. Washington DC: American Psychiatric Association, 2013.

［2］APA WORK GROUP ON ALZHEIMER'S DISEASE AND OTHER DEMENTIAS. American Psychiatric Association practice guideline for the treatment of patients with Alzheimer's disease and other dementias. Second edition［J］. American Journal of Psychiatry, 2007, 164（Suppl 12）: 5-56.

［3］赵红云，曾燕，董红心. 5-HT 受体乙酰化修饰在阿尔茨海默病患者精神行为症状发生发展中的作用研究［J］. 生命科学, 2017, 29（11）: 1161-1166.

［4］中国老年医学学会认知障碍分会，认知障碍患者照料及管理专家共识撰写组. 中国认知障碍照料管理专家共识［J］. 中华老年医学杂志, 2016, 35（10）: 1051-1060.

［5］中国痴呆与认真障碍指南写作组，中国医师协会神经内科医师分会认真障碍疾病专业委员会. 2018 中国痴呆与认真障碍诊治指南（一）: 痴呆及其分类诊断标准［J］. 中华医学杂志, 2018, 98（13）: 965-970.

第四章
管理认知障碍疾病的全身医学问题

本章学习要点

1. 掌握发现认知障碍疾病伴随全身问题的方法

2. 掌握合并糖尿病的不同程度认知障碍患者血糖管理原则

3. 熟悉高血压药物使用中最常见的问题

4. 了解慢性阻塞性肺疾病的管理

5. 了解认知障碍患者营养不良的发生机制

6. 掌握认知障碍患者的营养评估

7. 掌握认知障碍患者异常进食行为的原因与对策

8. 掌握吞咽障碍的评估方法

9. 了解便秘发生的原因

10. 掌握处理便秘问题的护理方法

11. 了解尿便失禁的预防与处理

12. 掌握失禁相关性皮炎的预防与护理

第一节 如何敏锐发现老人的全身问题

认知障碍老人具有老人的特点，如多病共存、多重用药、合并老年综合征、多器官功能障碍。因此，涉及的健康问题复杂多样。发现健康问题主要通过以下途径实现。

一、年度健康体检

健康体检可以发现认知障碍老人的疾病，特别是慢性疾病，有利于掌握认知障碍老人的基础疾病状况。常规的健康体检项目包括一般状况、化验（血尿粪常规、肝肾功能、血脂、血糖、肿瘤标志物）、心电图、X线胸片或胸部低剂量CT、腹部超声、前列腺超声+残余尿（男性），并可以根据老人的既往史增加并发症检查，如高血压患者加做超声心动图、糖尿病患者加做糖化血红蛋白等。

二、适时老年综合评估和自助评估

增龄导致的身体功能退化，以及复杂的临床疾病背景是老人自我照护能力下降的主要原因，老年综合评估（comprehensive geriatric assessment，CGA）是发现认知障碍老人潜在的多种临床问题和功能障碍的主要手段之一。CGA采用多学科方法评估老人的躯体、功能、心理和社会状况，并据此制订和启动以保护老人健康和功能状态为目的的治疗计划，最大限度地提高老人的生活质量。

在临床实践中，常常围绕老人的生活能力，以躯体健康、心理健康、自理能力、社会环境和经济状况5个维度为基础，以脏器功能评估、失能状况、跌倒风险、认知、心理、多重用药、社会支持、经济状况、营养、尿便、听觉、视觉、吞咽功能、口腔功能、居住状况、环境评估等15项内容为主体进行评估，可以帮助临床医生找出潜在的老年综合征和功能障碍。

虽然CGA评估全面，但是花费时间较长，临床推广有难度，而CGA以功能评估为主的模式，大部分功能可以通过患者或家属自评完成筛查，如视力、听力、疼痛、营养、认知、心理、跌倒风险、多重用药、社会支持、经济状况、居住状况、环境评估等，可以简化流程，提高工作效率。

三、观察可能出现的并发症

认知障碍老人的并发症繁多、程度不一，照护者应注意观察他/她的心率、血压、呼吸、体温、体重、精神状态、尿便变化、睡眠状况和皮肤完整性，及时发现并发症。

（一）精神状态改变是各种并发症的重要征象

虽然精神行为症状是痴呆的主要表现之一，但突然出现的精神状态改变或新发精神行为症状往往提示并发症。例如，感染、尿便失禁和进食障碍等问题出现时，老人可能出现烦躁、激越、吵闹和抑郁等症状。

尽管精神症状常会让人觉得老人不讲理、胡搅蛮缠，产生疲惫、抵触的心理，但照护者仍需耐下心来，找出这些精神行为异常背后的原因，或者带老人及时就医，在医生帮助下确定可能的并发症。

（二）发热是感染的征象之一

认知障碍老人发热时，应考虑感冒、感染等并发症；若还有咳嗽、咳痰、气短等症状，提示呼吸系统感染；伴有尿频、尿急、尿痛、血尿时，提示泌尿系感染；出现腹痛、腹泻时，提示消化系统感染。

（三）饮水呛咳警惕吞咽功能障碍

若认知障碍老人饮水时咳嗽，提示吞咽困难，可通过洼田饮水试验来判断有无吞咽障碍。具体做法：对于意识清楚的老人，可准备30ml温开水给他喝，若能顺利地一次性将水吞下，或分两次以上吞下但不发生呛咳，说明吞咽功能正常；如有呛咳，则说明有吞咽功能障碍；频繁呛咳而不能全部咽下，则说明吞咽功能差。偶尔或间断出现吞咽进食障碍、体重无下降，可通过改善就餐环境、陪同就餐、减少食物选择等方式应对；如老人持续拒食，且有精神状态改变、脱水和意识模糊等，应及时就诊。

（四）识别跌倒风险

照护者应有预防老人跌倒的意识，并能识别认知障碍老人是否有跌倒的风险。跌倒的高危人群包括：年龄＞65岁、曾有跌倒史、视听力较差，伴有贫血、血压不稳、失去定向力、肢体功能障碍、营养不良、衰弱、头晕和步态不稳等症状者，以及服用利尿药、泻药、镇静催眠药和降压药者。

（五）观察皮肤完整性

照护者应定期检查老人皮肤，看有无发红、发白、破损、溃烂和皮疹等表现，以便早期发现皮炎（多与尿便失禁相关）和压疮，并及时处理。

（吕　洋）

第二节　如何应对认知障碍老人的糖尿病

无论是糖尿病（特指 2 型糖尿病）患者还是 AD 患者的总数，我国都是高居世界第一，形势非常紧迫。Suzanne de la Monte 博士等在 2005 年提出一个假设：AD 可能是 3 型糖尿病，因为胰岛素和胰岛素样生长因子 -1（IGF-1）、IGF-2 在 AD 患者大脑中很多区域表达显著降低。她们指出 AD 是一种特异性的神经内分泌疾病，具备 1 型和 2 型糖尿病胰岛素水平下降和胰岛素抵抗的特点。换言之，血糖的异常可能导致 AD 高发，血糖异常也有可能加速 AD 的自然疾病进程。因此，在 AD 患者或 AD 合并糖尿病患者中，应积极监测血糖、良好控制血糖。合并糖尿病的 AD 患者控制血糖应注意以下几方面。

一、合并糖尿病的认知障碍患者日常管理风险

首先，AD 合并糖尿病患者可能存在一定风险。基于 AD 近事记忆减退的特点，患者可能出现以下几种情况：①忘记服药；②重复服药；③错服药物。随着疾病进展，几种情况发生的可能性会逐渐增加，导致严重后果，甚至造成患者死亡。因此，对于 AD 合并糖尿病的患者，降糖药物的使用应非常谨慎。

不同的降糖药对 AD 患者的风险也不尽相同，风险最高的当属胰岛素类：①非长效胰岛素的用量不容易把控，受进餐的影响较大，胰岛素用量需根据进餐量的多少进行实时的调整，稍有不慎就有可能导致低血糖；②糖尿病的患者合并视网膜病变和白内障的概率高，在使用胰岛素的过程中可能因视力问题造成胰岛素用量错误，造成胰岛素用量不足致血糖控制不佳或者过量造成低血糖发生；③胰岛素保存条件不好，易致品质下降甚至无效。

其次，胰岛素促泌剂（包括磺脲类和格列奈类药物）过量服用导致低血糖的风险增高；双胍类降糖药风险相对较小，α- 葡萄糖苷酶抑制剂控制餐后血糖，低血糖风险最小。噻唑烷二酮类药物由于其心血管风险，已基本退出市场。另外，二肽基肽酶Ⅳ抑制剂、钠 - 葡萄糖共转运蛋白 2 抑制剂、胰高糖素样肽等新型口服降糖药发生低血糖的风险均较小，但是价格均偏高。在所有口服降糖药物中，只有少数一两种药物的使用对肾功能没有要求，其他多少都有限制。不恰当的药物选择可能对患者肾功能不利影响，加速肾功能衰退。

二、不同程度认知障碍患者的应对原则

根据上述可能存在的风险，结合痴呆的严重程度，我们对如何管控糖尿病做了以下应对原则。

（一）轻度认知功能障碍

在此阶段，患者的认知功能保留相对完整，一般日常生活自理能力基本具备，在选择控制糖尿病的药物上相对宽松，几乎可以根据患者病情选择任意一种降糖药物，而管理中最大的挑战是患者忘记服药或者重复服药。针对这一情况，可以购买专用的药物分装盒，提前辅助患者摆放好药物：星期一到星期天、早中晚的用药全部分装好，这样就能很好地避免重复服药。在照护者的帮助下可以使用胰岛素降糖，但是一定要定期规律监测血糖情况，以便动态调整胰岛素用量，避免发生低血糖。

（二）中度认知功能障碍

在此阶段患者的各项日常生活自理能力逐渐减退，记忆、语言、计算、视空间能力等逐渐减退，但患者肢体活动能力仍保持较好。虽然自行服药已基本不可能，但可以有自主活动。糖尿病的管理只能依靠照护者。不管是胰岛素还是口服药物均存在同一个问题：低血糖发生的时候患者可能不会表达出来。因此，低血糖的风险明显增加。照护者细心观察与规律监测血糖很重要，这是预防低血糖发生的关键。若情况允许，尽量不选择胰岛素和磺脲类药物降糖，让低血糖的风险进一步减低。

（三）重度认知功能障碍

此阶段患者基本丧失日常生活自理能力，语言功能严重障碍，精神行为症状明显加重，且药物不能很好控制。多数患者只能卧床，需由专人 24 小时照护。有的保留进食能力，可以通过喂食的方式保证营养支持，而有的完全丧失了进食能力，只能靠鼻胃管辅助进食。对于高渗状态和低血糖的反应进一步减低，增加了照护的难度。这个阶段的糖尿病药物选择反而相对容易，因为患者的进食基本上能够做到定时、定量，血糖的波动相对规律。可以根据患者血糖水平、肝肾功能选择恰当的降糖药物。需要掌握的原则是空腹血糖控制在 8～10mmol/L，餐后 2 小时血糖控制在 10～12mmol/L，在此基础上甚至可以适当放宽。在肝肾功能允许的情况下，药物选择没有禁忌。目的只有一个，就是把血糖控制在一个相对稳定的状态，延缓因血糖控制欠佳加速糖尿病和 AD 的进展。

血糖的具体指标包括空腹血糖水平（表 4-1）和餐后 2 小时血糖水平（表 4-2）。

表 4-1　空腹血糖水平

血糖数值（mmol/L）	诊断结果
3.9～5.5	正常
5.6～6.9	前驱糖尿病
7.0 以上	糖尿病

表 4-2　餐后 2 小时血糖水平

血糖数值（mmol/L）	诊断结果
＜7.8	正常
7.9～11.0	前驱糖尿病
＞11.1	糖尿病

对血糖水平，最好的结果是控制在正常范围以内。但是大多数情况下，对于合并有 AD 的患者是很难实现的，而无论是血糖水平处于前驱糖尿病还是糖尿病水平都会成为心脏病发作或脑卒中的高危因子。

三、糖尿病患者的饮食管理

对于糖尿病患者来说，要稳定血糖水平，首先要调整饮食结构，改变饮食习惯。不同食物对血糖波动有直接影响。必须首先明确患者每天需要消耗的总能量，再据此对三大供能物质进行合理比例分配。推荐占比为碳水化合物占 50%、脂肪占 25%～30%、蛋白质占 20%～25%。

碳水化合物具有 3 个重要特征：①食物中的碳水化合物是对血糖水平影响最大的成分，其影响程度超过脂肪和蛋白质；②碳水化合物并不是"生而平等"的，不同的碳水化合物对血糖水平的影响程度会不同；③需要密切关注的是土豆、早餐麦片、面包、软饮料等碳水化合物含量最高的食物，而不是胡萝卜、蜂蜜和熟香蕉。血糖指数是常用的一个指标，用来衡量 50g 碳水化合物食物转化为葡萄糖、进入血流并使机体血糖水平升高的速度。因此，我们通常可以把食物简单地分为高升糖指数食物和低升糖指数食物。对于糖尿病患者来说，可根据血糖指数选择升糖速度最慢的碳水化合物食物。这个概念已经被国际上广泛采用。

故建议：①选择纤维素含量高的食物，这类食物除了可以延缓食物的吸收、使血糖的上升变慢外，还可以帮助肠内细菌消化甘油三酯，将其变成抑制胰岛素反应的短链脂肪酸。

②减少过度烹饪、过度加工的碳水化合物的摄入，因为这些食物血糖指数都很高。③选择未经精炼的天然糖（包括甜菊糖、龙舌兰糖浆、黑糖等），而非精糖（包括蔗糖、高果糖玉米糖浆等）。④在淀粉类食物中加入脂肪或蛋白高食物，可降低淀粉由碳水化合物转化为糖的速度。⑤多进食水果、酸奶等富含天然酸的食物，以降低胃清空的速度，因而降低淀粉的消化速度。⑥摄入正确的脂肪，好的脂肪源自多不饱和脂肪酸的 ω-3 脂肪酸，它可来源于植物，如亚麻籽、核桃以及非精炼的亚麻籽油和核桃油，也可来源于金枪鱼、鲑鱼、鲱鱼、鲭鱼等鱼肉。单不饱和脂肪酸 ω-6 脂肪酸的最佳来源是橄榄油、鳄梨油等冷榨油。减少错误脂肪的摄入，反式脂肪酸就是错误的脂肪酸。脂肪需要尽量做到单不饱和脂肪酸、多不饱和脂肪酸和饱和脂肪酸的比例为 1∶1∶1。⑦每日摄入足够的蛋白质，以优质蛋白为主，条件允许以海产品和水产为优质蛋白主要来源，其次以含蛋白量高，胆固醇少的动物蛋白为主，然后辅以植物蛋白。

最后要注意食物的种类多样化，以保证各种营养物质的均衡摄取。再次强调，不管是 AD 合并糖尿病、单纯的糖尿病，还是糖尿病合并其他疾病，饮食习惯的调整和食物的选择都是管理好血糖的最基础，也是最重要的一环。无论再好的降糖方案，在没有良好的饮食计划的配合下，将难以达到很好的控制血糖的效果。

（邓永涛）

第三节　如何应对认知障碍老人的高血压

2016 年，美国心脏协会（AHA）发布的科学声明指出，有令人信服的证据表明，中年时期的慢性动脉高血压与晚年痴呆相关，包括 AD。虽然抗高血压治疗能改善认知功能的下降尚无定论，但高血压引发大脑血管的累积性损伤是造成认知功能下降的一大原因。控制高血压可能是努力降低 AD 和其他类型痴呆发生率的基本步骤。Framingham 心脏研究的痴呆发生率在以每 10 年约 20% 的速度下降。对于已经被诊断为 AD 的患者，血压控制可能延缓认知功能的下降。

有越来越多的研究指出，高血压在认知功能下降过程中起着"帮凶"的作用，究其原因无外乎可以对脑血管造成损伤，最后导致认知功能下降并表现出相应的症状。但很多高血压患者即使活到了 90 岁，也没有出现认知功能减退的表现，而且他们的血压控制并不一定很好。因此，只能说他是"帮凶"，而不是"祸首"。AD 的根本原因目前医学界仍无定论。

虽然高血压只是帮凶，但如果放任不管也会对 AD 患者的认知功能下降带来不利影响。对 AD 合并有高血压的患者进行管理，有利于保护患者认知功能，减缓疾病进展。

研究发现，高血压的发生发展与生活方式、饮食结构、运动习惯等息息相关。可以通过这几个方面的管理取得对高血压的良好管控。有研究指出生活方式和行为对慢性疾病的影响占到 60%。对于高血压的非药物治疗单单限制盐的摄入就能让血压下降 2 ~ 8mmHg，减轻体重可以使血压下降 5 ~ 20mmHg，运动也可以使血压下降 4 ~ 9mmHg。因此，对合并有高血压的 AD 患者除药物外，更应该注重的日常生活行为管控和干预。对合并有高血压的 AD 患者进行管理可从入手规避风险和促进改善两方面。

规避风险：AD 患者因认知功能下降，本身就存在很大风险，如走失、跌倒、伤人、自伤、呛咳等。AD 患者合并高血压管理遇到的最大风险来自于药物的使用，特别是降压药物的使用。超量会造成低血压，甚至低血压休克。规范用药、定期监测血压是避免药物风险的可行办法。具体操作：不管是 AD 患者或其照护者均有可能出现药物使用不当的情况，有效办法就是每次服药均做记录或使用分药盒。降压药最常见的 3 类问题是：①重复服药导致血压过低，引起灌注不足，进而引发症状，甚至低血压休克；②漏服或断服导致血压飙升致心脑血管意外；③药物副作用。

促进改善对可能引起血压波动的生活行为方式进行管控，以促进健康，改善合并高血压病的 AD 患者的生活质量。

1. 要有预防意识　得了高血压首先要有预防意识，预防由此而产生的各种并发症。患者或其照护者应了解高血压的病因及其急性和远期并发症，并避免这些并发症的发生发展。

2. 监测血脂谱和血压　应将高血压（表 4-3）、低密度脂蛋白胆固醇（表 4-4）、高密度脂蛋白胆固醇（表 4-5）和甘油三酯（表 4-6）水平维持在健康范围内。

表 4-3　高血压水平及其分期

血压分期	收缩压（mmHg）	舒张压（mmHg）
正常血压	< 120	< 80
前驱高血压	120 ~ 139	80 ~ 90
1 期高血压	140 ~ 159	90 ~ 99
2 期高血压	160 ~ 179	100 ~ 109
3 期高血压	180 ~ 209	110 ~ 119
4 期高血压	210 +	120 +

表 4-4　低密度脂蛋白胆固醇水平及其分级

低密度脂蛋白胆固醇值（mmol/L）	分级
< 2.56	理想值
2.57 ~ 3.36	接近理想值
3.36 ~ 4.11	临界高值
4.11 ~ 4.99	高值
> 4.99	极高值

表 4-5　不同性别高密度脂蛋白的理想值

性别	高密度脂蛋白的理想值（mmol/L）
男性	> 1.16
女性	> 1.55

表 4-6　甘油三酯水平及其分级

甘油三酯值（mmol/L）	分级
< 1.41	理想值
1.41 ~ 2.24	临界高值
2.24 ~ 5.63	高值
> 5.63	极高值

注：以上指标处于一个比较理想的范围内，对于降低心脑血管风险均非常有利。

3．降低体重，改善胰岛素抵抗　降低体重对改善胰岛素抵抗和降低血压均有明显的益处。同时，不应只专注于总体体重的降低，而应关注如何减少腰腹部的内脏脂肪以及大腿内侧和臀部的皮下脂肪，因为只有减掉这些地方多余的脂肪，胰岛素抵抗才会降低，才有利于血糖的控制。随着体重的减轻，患者的血压水平也更易控制，因为单纯的体重减轻带来的血压下降能够达到 5 ~ 20mmHg。

4．养成健康生活方式，降低血压水平　对于一般的高血压患者，如果想要活得更长、更健康，那就要采取预防措施，远离高血压这个无声的心脏"杀手"。对于合并有 AD 的患者来说更是如此，因为高血压同样也是一个无声的大脑"杀手"。先尽量让患者保持匀称而健康的身材，然后不要饮酒、不要吸烟，缓解紧张、焦虑情绪。帮助患者养成运动的习惯。可以选择运动强度不大的运动（如快走、徒步），保持每天的日常活动，如打理自己的内务，帮助打理花园、清扫家里的垃圾、整洁房间。

5. 补充膳食补充剂，提升胰岛素工作效率，改善血管自身状况 要明白为什么要补充营养补充剂，饮食当然是获取所需营养物质的第一选择，但并非每个人的饮食都符合健康权威们的膳食金字塔。高血压和合并 AD 的患者必须维持适当水平的主要维生素、矿物质和抗氧化剂。血糖水平高，经由尿液流失的重要营养物质就会增加。因此，我们可以选择含有下列营养素的营养补充剂：B 族维生素、α- 硫辛酸、锌、镁、钙、铬、维生素 C、维生素 E 和辅酶 Q_{10} 等。每一种营养补充剂均有其独特的作用，有利于机体细胞功能的维持和修复，稳定血糖和血压，进而影响由高血糖和高血压导致的认知功能减退。

总之，对于 AD 合并高血压患者的管理需要从药物选用、健康观念、生活方式、饮食运动习惯、心理社会因素等多方面努力才能减缓疾病进展，提高患者生存质量。

（邓永涛）

第四节　如何应对认知障碍老人的慢性阻塞性肺疾病

慢性阻塞性肺疾病（chronic obstructive pulmonary disease，COPD）连同心脑血管病、恶性肿瘤和糖尿病被世界卫生组织（WHO）称为"世界四大慢性病"。COPD 也是"人类第四大致死病因"。我国 COPD 存在高患病率、高发病率、高致残率、高致死率、高经济负担率以及低知晓率（"五高一低"）的特点，不仅死亡率和 40 岁以上患病率居世界各国之首，而且呈持续增加的趋势。

一、慢性阻塞性肺疾病的定义

根据 2018 年版慢性阻塞性肺疾病全球倡议（GOLD）的更新定义，COPD 是一种常见的、可以预防和治疗的疾病，其特征是持续存在的呼吸系统症状和气流受限，原因是气道和 / 或肺泡异常，通常与显著暴露于毒性颗粒和气体相关。

COPD 常由慢性支气管炎和或肺气肿发展而来，可进一步发展为肺心病、呼吸衰竭、肺性脑病，并可出现全身各系统并发症。吸烟是 COPD 发生最主要的原因，感染是其发生、发展的重要影响因素，缺氧是 COPD 出现肺心病等多种相关并发症的最重要因素。

二、慢性阻塞性肺疾病的主要症状

主要临床症状为：长期（＞2 年）、反复（持续 3 个月以上）、逐渐加重的咳嗽、咳痰（也可无咳痰），气短、呼吸困难，喘息和胸闷。其中，逐年进行性加重的气短或呼吸困难是 COPD 的标志性症状。

三、慢性阻塞性肺疾病的诊断

肺功能检查是确诊 COPD 的必备条件。应用支气管舒张剂后，$FEV_1/FVC< 0.70$ 表明患者存在持续性气流阻塞。

受检者有下述任一表现，考虑 COPD：渐进性的呼吸困难（典型表现为劳力时加重且持续存在）；间歇性慢性咳嗽，可为干咳；慢性咳痰；有吸烟等危险因素暴露史；COPD 家族史。

四、慢性阻塞性肺疾病的预防

GOLD 2019 版更新了肺炎链球菌疫苗的预防性使用。肺炎链球菌疫苗可显著降低社区获得性肺炎的发生，降低 COPD 急性加重的发生率。但目前尚无充分研究比较过不同类型肺炎球菌疫苗的区别。

另外，流感疫苗长期以来都推荐用于预防 COPD 急性发作。

五、慢性阻塞性肺疾病的管理

（一）戒烟

戒烟对 COPD 的自然病程影响巨大。医务人员应督促吸烟患者戒烟。由内科医生和其他医务工作者对患者进行教育督患者主动戒烟。即使短时间的戒烟咨询（3 分钟）也能使戒烟率达到 5%～10%。

（二）避免吸入烟雾

制定全面烟草控制政策和开展相应项目，向公众传达清晰、一致的信息倡导不吸烟。与政府官员合作通过法案建设无烟学校、无烟公共场所和无烟工作环境，鼓励患者不在家中吸烟。

（三）预防室内和室外空气污染

采取措施降低或避免在通风不良的地方因烹饪和取暖而燃烧生物燃料所造成的室内空气污染。建议患者留意当地发布的空气质量结果，依据自身疾病的严重程度避免剧烈的室外运动或在污染严重时期呆在室内。

（四）体育活动

所有 COPD 患者都能从规律的体育锻炼中获益。应鼓励患者保持一定量的体育活动。

六、慢性阻塞性肺疾病急性加重期的治疗

COPO 急性加重（AECOPD）是指短期内出现的以呼吸困难、咳嗽和 / 或咳痰加重为特征的急性事件，超出了日常波动范围，需要更改药物治疗。气管－支气管感染是 AECOPD 最常见的诱因。

（一）控制性氧疗

氧疗是 AECOPD 住院患者的基础治疗。无严重合并症的 AECOPD 患者氧疗后易达到满意的氧合水平（$PaO_2 > 60mmHg$ 或 $SaO_2 > 90\%$）。但吸入氧浓度不宜过高，需注意可能发生潜在的 CO_2 潴留及呼吸性酸中毒。氧疗 30 分钟后应复查动脉血气，以确认氧合满意，且未引起 CO_2 潴留和 / 或呼吸性酸中毒。

（二）药物治疗

1. 支气管扩张剂　AECOPD 时可优先选择单一吸入的短效 β_2 受体激动剂，也可短效 β_2 受体激动剂和短效抗胆碱能药物联合吸入。茶碱仅适用于短效支气管扩张剂效果不好的患者，不良反应较常见。AECOPD 常存在严重呼吸困难、运动失调或感觉迟钝，使用压力喷雾器较合适。如果压力喷雾器由空气驱动，吸入时患者低氧血症可能会加重。如果由氧气驱动，需注意避免吸入氧浓度（FiO_2）过高。患者接受机械通气治疗时，可通过特殊接合器进行吸入治疗。药物颗粒可沉淀在呼吸机管道，因此所需药量为正常的 24 倍。临床上常用短效支气管扩张剂雾化溶液如下：①吸入用硫酸沙丁胺醇溶液，采用呼吸机或喷雾器给药，稀释后的溶液由患者通过适当的驱动式喷雾器吸入。②异丙托溴铵雾化吸入溶液，吸入用异丙托溴铵溶液可使用普通的雾化吸入器。在有给氧设施情况下，吸入雾化液最好在氧流量 6 ~ 8L/min 的条件下给予雾化吸入。用量应按患者个体需要做适量调节。③吸入用复方异丙托溴铵溶液，通过合适的雾化器或间歇正压呼吸机给药，适用于成人（包括老人）

和 12 岁以上的青少年。

2. 静脉使用甲基黄嘌呤类药物（茶碱或氨茶碱） 该类药物为二线用药，适用于对短效支气管扩张剂疗效不佳以及某些较为严重的 AECOPD 患者。茶碱类药物扩张支气管的作用不如 β₂ 受体激动剂和抗胆碱能药物，但如果在 β₂ 受体激动剂、抗胆碱能药物治疗 12 ~ 24 小时后，病情无改善则可加用茶碱。因为茶碱除有支气管扩张作用外，还能改善呼吸肌功能，增加心排出量，减少肺循环阻力，兴奋中枢神经系统，并有一定的抗炎作用。茶碱可以解除糖皮质激素的耐药。由于茶碱类药物的血浓度个体差异较大，治疗窗较窄，监测血清茶碱浓度对于评估疗效和避免不良反应的发生均有一定意义。临床上开始应用茶碱 24 小时后，就需要监测茶碱的血浓度，并根据茶碱血浓度调整剂量。茶碱过量时会产生严重的心血管、神经毒性，并显著增加病死率。需注意避免茶碱中毒。目前临床上提倡应用低剂量茶碱治疗。β₂ 受体激动剂、抗胆碱能药物及茶碱类药物因作用机制不同，药代动力学特点不同，且分别作用于不同大小的气道，故联合应用可获得更大的支气管舒张作用。

3. 糖皮质激素 AECOPD 住院患者宜在应用支气管扩张剂的基础上，可加用糖皮质激素口服或静脉治疗以加快患者的恢复，并改善肺功能（FEV₁）和低氧血症，还可能减少早期复发，降低治疗失败率，缩短住院时间。目前 AECOPD 糖皮质激素的最佳疗程尚没有明确，现推荐使用泼尼松 30 ~ 40mg/d，疗程 10 ~ 14 天。与静脉给药相比，口服泼尼松应该作为优先的推荐途径。临床上也可单独雾化吸入布地奈德混悬液替代口服激素治疗，雾化时间和输出药量取决于流速、雾化器容积和药液容量。单独应用布地奈德雾化吸入不能快速缓解气流受限，雾化吸入布地奈德不宜单独用于治疗 AECOPD，需联合应用短效支气管扩张剂吸入，雾化吸入布地奈德 8mg 与全身应用泼尼松龙 40mg 疗效相当。

4. 抗菌药物 经验性抗菌药物使用可根据患者急性加重程度、是否存在影响转归的危险因素、是否存在铜绿假单胞菌感染的危险因素以及本地区病原菌构成及细菌耐药情况进行选择，β- 内酰胺类抗生素 /β- 内酰胺酶抑制剂、喹诺酮类药物临床疗效较好。对初始治疗方案反应欠佳时，应根据细菌培养及药敏试验结果调整抗菌药物。生物标志物 C- 反应蛋白和降钙素原有助于指导抗菌药物使用。

七、慢性阻塞性肺疾病稳定期的治疗

COPD 稳定期的治疗目标是减少症状和降低发病风险。其中，减少症状可通过缓解现有的症状、提高运动耐量和改善健康状况来实现；通过预防疾病进展和规避急性加重的危险因素来降低风险（图 4-1）。

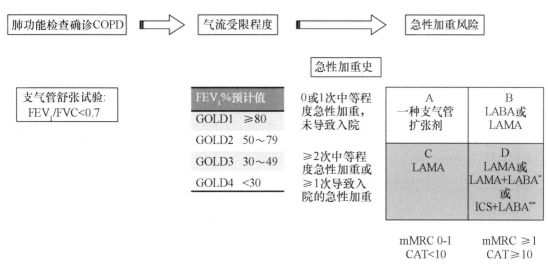

*临床症状明显；**若eos≥300 eos=嗜酸性粒细胞计数（个/μl）

图 4-1 GOLD 2019 版

GOLD 2019 版指出，应根据患者的症状和急性加重风险来进行个体化评估，制定相应的起始药物治疗方案（表 4-7）。

表 4-7 COPD 药物治疗方案

药物	吸入药（g/ 装置）	雾化液浓度（mg/ml）	口服	注射剂规格（mg）	用药间隔（h）
β₂ 受体激动剂					
短效制剂（SABA）					
沙丁胺醇（舒喘灵）	100，200（MDI&DPI）	5	5mg（片剂）	0.1，0.5	4～6
左旋沙丁胺醇	45～90（MDI）	0.21，0.42			6～8
特布他林	400，500（DPI）		2.5mg，5mg（片剂）		4～6
长效制剂（LABA）					
沙美特罗	25～50（MDI&DPI）				12
福莫特罗	4.5～12（MDI&DPI）	0.01			12
茚达特罗	75～300（DPI）				24
阿福特罗		0.0075			12

续表

药物	吸入药（g/装置）	雾化液浓度（mg/ml）	口服	注射剂规格(mg)	用药间隔（h）
抗胆碱能抑制剂					
短效制剂（SAMA）					
异丙托溴铵	20，40（MDI）	0.25~0.50			6~8
氧托溴铵	100（MDI）	1.5			7~9
长效制剂（LAMA）					
阿地溴铵	322（DPI）				12
甘罗溴铵	44（DPI）				24
SABA＋SAMA 复方吸入					
阿福特罗＋异丙托溴铵	200/80（MDI）	1.25/0.50			6~8
沙美特罗＋异丙托溴铵	100/20（SMI）				6~8
LABA＋LAMA 复方吸入					
茚达特罗＋甘罗溴铵	85/43（DPI）				24
甲基黄嘌呤类药物					
氨茶碱			200~600mg（片剂）	240	不定，最长24
茶碱			100~600mg（片剂）		不定，最长24
吸入糖皮质激素（ICS）					
布地奈德	100，200，400（DPI）	0.2，0.25，0.5			
氟地卡松	50~500(MDI&DPI)				
倍氯米松	50~400(MDI&DPI)	0.2~0.4			
LABA＋ICS 复方吸入					
福莫特罗＋布地奈德	4.5/160（MDI）9/320（DPI）				
沙美特罗＋氟替卡松	50/100,250,500（DPI）25/50,100,250(MDI)				

（张文博　吕　洋）

第五节　如何应对认知障碍老人的营养问题

一、认知障碍老人的营养状况特点

（一）体重下降

体重下降是认知障碍的临床表现之一。与认知功能健康的老人相比，认知障碍老人普遍存在体重下降的情况，大多在发病之初就已经出现。许多老人体重下降的发生甚至早于认知功能损害，并且随着病情的进展，认知功能进一步损害，体重下降随之加重。

（二）食欲下降

认知障碍老人的嗅觉系统改变可能早于认知功能下降数年，尤其在 ApoE 4 等位基因携带者中这一表现更为明显。嗅觉系统的变化直接导致了食欲减退，造成体重下降和营养不良。有研究认为嗅觉系统损害是痴呆临床前期的标志。因此，对认知障碍老人进行嗅觉评估可能协助早期发现痴呆。除此之外，认知障碍老人使用的药物以及多药等问题，可能会有抑制食欲的作用。

（三）进食能力下降

认知障碍早期，患者的执行能力受损，会出现购买、存储、烹饪食物等困难，忘记已经进食或者不能有效地进食，同时，饮食习惯也随之发生改变，导致食物的多样性减少，营养元素摄入不平衡。随着认知功能的进一步受损，老人会出现不会进食、不会使用餐具等情况。精神行为症状（如激越和多动等）的出现增加了能量的需求。在认知障碍终末期，患者还会出现无法识别食物、口腔触觉感知能力丧失、无法吞咽等一系列问题，吞咽困难随之发生，从而导致患者误吸的风险增高。吸入性肺炎是认知障碍老人的常见致死原因。

二、认知障碍老人营养不良的发生机制

（一）疾病所致脑部病理改变

认知障碍老人出现营养不良的原因较为复杂，从病理变化层面看，目前主要有以下 3

种学说：①脑萎缩与边缘系统受损。与认知障碍相关的脑萎缩会影响大脑中调节食欲和管理摄食行为的区域，例如颞叶内侧皮质萎缩与低 BMI 相关，提示边缘系统损害与低体重之间存在联系。② ApoE 4 等位基因的影响。研究发现在女性 AD 患者中，ApoE 4 等位基因与低体重和低 BMI 具有相关性。除此之外，ApoE 4 等位基因携带者更易出现嗅觉系统损害，这一损害比认知功能下降出现更早。③ AD 患者大脑的炎症反应也与认知障碍老人的厌食行为和体重下降具有相关性。

（二）疾病所致认知损害和行为异常

1. 嗅觉与味觉功能紊乱　嗅觉与味觉功能紊乱出现较早，这一变化会直接导致患者发生进食问题。老人食欲下降，饮食习惯改变，甚至不愿意进食。

2. 注意力损害和执行功能损害　这一领域的受损使老人的复杂生活能力下降，不能正确地选择和购买食物，无法独立完成食物的烹饪，或者完成度下降。不能摄入足够的食物也就无法保证营养充足。

3. 运动障碍　认知障碍老人的运动障碍出现可导致协调功能紊乱，使之失去进食技巧，无法正确使用餐具，不能正确进食，或进食困难。

4. 失认　失认出现在认知障碍晚期。这一异常的出现意味着老人不能正确区分哪些是食物、哪些是餐具，面对食物不知道应该做什么，无法区分进食该使用的餐具，甚至进食时也不会辨认食物，不会咀嚼和吞咽。

5. 精神行为异常　认知障碍老人常常合并有行为异常，如幻觉、妄想、激越、情感高涨、易激惹，这些行为问题会使患者的活动增加，能量需求随之增加，也会导致许多不良进食行为的出现，导致进食减少。此外，淡漠、抑郁、焦虑等精神行为症状导致患者食欲下降，甚至拒食。

6. 吞咽功能异常　晚期认知障碍老人常常合并有吞咽功能问题，可能由于患者认知功能下降、无法辨别口腔中的食物、口腔功能紊乱等所致。吞咽困难极可能导致误吸，吸入性肺炎是认知障碍老人的最常见死因。

三、认知障碍老人营养不良的危害

（一）营养不良导致不良结局

老人体重下降和营养不良的危害性不言而喻，认知障碍老人也是如此。体重下降意味着肌肉含量下降，随之而来的便是日常生活能力下降、衰弱，导致患病率和病死率增高（图 4-2）。认知障碍老人的病死率与体重下降有显著的相关性，BMI 较低的认知障碍老人病死率更高。居住在疗养院的晚期认知障碍老人中，体重下降是死亡的独立预测因素。有吞咽问题的晚期认知障碍老人，生存期仅 6 个月左右。

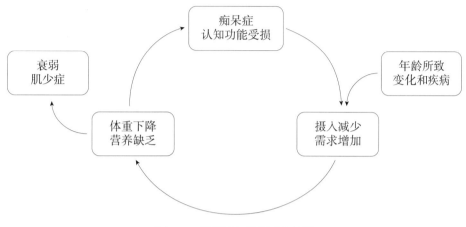

图 4-2　营养不良导致不良结局

（二）营养不良加速疾病进展

认知障碍老人的体重下降与营养不良与疾病进展有相关性。在社区 AD 前期的患者中，第一年体重下降者占 4%，其未来 3 年认知功能迅速下降发生率更高。在轻度 AD 患者中，营养不良是未来 1 年疾病进展的独立危险因素。究其原因，营养不良是致使认知障碍老人的病情进入恶性循环的起点，认知障碍老人的营养摄入减少、营养水平恶化，认知功能进一步损害，加速疾病进展。

（三）营养不良加重照护者负担

认知障碍老人的照护者本身负担就极重。大部分认知障碍老人居住在社区，主要由他们的家人照护，其中大部分是患者同样年迈的配偶，他们本身就患有老年慢性疾病、存在功能损害等问题。而认知障碍老人本身的认知功能的损害，生活能力的下降就给照护者带来精神、身体、时间和经济上的巨大压力。营养问题使这些压力加剧，无论是专业照护者还是患者的家人都需要耗费大量的精力关注患者的体重情况、进食状态，同时还要营造好的进食氛围、维持患者的营养水平。例如，购买和准备食物、应对不利于进食的行为异常、保持充足平衡的饮食，这些都是照护者每天都需要应对的难题，这些难题造成了精神和身体的双重压力。照护者压力的增加会使得认知障碍老人出现不良饮食行为和体重下降的风险增高，导致营养水平进一步恶化。在此过程中，照护者本身也会出现超重或者体重下降等营养问题。有研究发现，认知障碍老人的营养水平也与照护者的营养水平具有相关性。

总而言之，营养问题加剧了照护者负担，照护者负担又反之加重认知障碍老人的营养问题。

四、认知障碍老人营养问题的应对策略

（一）认知障碍的营养管理

饮食与认知障碍发病风险之间的关系一直受到人们的关注。研究证实，饱和脂肪酸过多摄入可增加认知障碍的发病风险。地中海饮食，即主要摄入鱼类、水果、蔬菜、富含多不饱和脂肪酸的橄榄油，较少食用猪肉等红肉，则被多个研究证实能够降低认知障碍的发病风险，并且这种保护作用不受体力活动和伴随的脑血管病等因素的影响。国际营养与脑科协会指南指出，这些食物富含维生素，如扮演大脑健康保护者的叶酸和维生素 B_6。

其他研究分析了其他饮食因素（如维生素 E、维生素 C、叶酸和维生素 B_{12}）对认知功能的保护作用，然而目前仍未得出一致结论。牛津大学一项关于老人同型半胱氨酸水平的升高和记忆问题的研究显示，B 族维生素能改善记忆和减轻脑萎缩。此外，认知障碍与摄入过多的铁、铜有着密切的联系，而铝在 AD 发挥的作用仍有争议。已经在 AD 患者的大脑里发现铝，英、法的研究也发现在自来水中含有较高的铝浓度的地区 AD 患病率的增加。数项研究发现了运动和降低 AD 风险的关系。

预防认知障碍的饮食原则：尽量减少饱和和反式脂肪酸摄入。将蔬果、豆类、五谷杂粮作为主要食谱。每天 1 盎司（一小把）坚果或种子提供健康所需的维生素 E。成人每天应额外补充至少 2.4μg 维生素 B_{12}。选择不含铁、铜的复合维生素，遵医嘱停止铁的摄入。不使用铝炊具、抗酸剂、发酵粉或其他提供膳食铝的产品。坚持有氧运动，每周进行 3 次时长 40 分钟的快走。

（二）进食的热量与营养

早期 AD 患者常因味觉减退、日常生活能力下降、忘记进餐以及情绪等因素的影响，摄食有所减少；晚期 AD 患者，则由于吞咽困难、拒绝进食、认知下降等原因，通常需要肠内营养。AD 营养治疗的主要目的是减少并发症，提高生活质量，降低病死率。

1. 认知障碍老人为何要注意营养　合理的营养可以帮助认知障碍老人延缓症状的发展，尽可能地维持身体各器官、组织的功能。

2. 认知障碍老人的营养需求

（1）能量摄入：平均 30kcal/（kg·d），可根据营养状况调整。随着年龄增长，静息状态下的能量消耗显著降低，测算健康及患病老人的平均静息能量消耗约 20kcal/（kg·d），加上每日运动的消耗，总的能量需求约 24 ~ 36kcal/（kg·d）。这一需求与老人的肌肉量、营养状

态相关。对于低体重的老人（BMI＜21kg/m²），每日能量需求为32～38kcal/kg。如合并其他的基础疾病（如感染等），最低能量需求需要维持27～30kcal/（kg·d）。

（2）蛋白质摄入：1.0g/（kg·d），可根据营养水平调整。对于蛋白质的摄入，主流的针对全体成年人的建议是0.8g/（kg·d），但目前的流行病学研究发现，为了维持肌肉含量、身体功能和健康需要，老人的蛋白质需求会更高一些，每日需求量为1.0～1.2g/kg。对于患有急慢性疾病的老人，建议每日摄入1.2～1.5g/kg；如果合并严重疾病、重伤或者营养不良，每日蛋白质需求可以达到2.0g/kg。值得注意的是，能量摄入不足会导致蛋白质需求增加，所以在补充蛋白质的同时也不能忘记补充能量。

3．认知障碍老人应减少脂肪和碳水化合物的摄入

（1）脂肪：脂肪的供给量占总能量的20%～25%（每天50～60g），包括食物中的油脂和烹调用油均应该包括在内。尽量选择含亚油酸丰富的油，如大豆油、玉米油、芝麻油，避免选择动物油。胆固醇的摄入量控制在300mg/d。

（2）碳水化合物：碳水化合物每天的供给量占总热量的55%～60%，即250～300g/d。

4．认知障碍老人需要保证充足的维生素和微量元素

（1）许多维生素有抗氧化、抗衰老的作用，如维生素C和维生素E。B族维生素参与三大营养物质代谢，也应该保证充足的供应。这些维生素可以通过新鲜蔬菜、水果获得。坚果、种子中维生素E含量丰富，但不建议给患者直接食用坚果、种子。维生素E可以通过食用油获得。

（2）认知障碍老人由于摄食不足、消化吸收能力降低，还需要注意铁、锌、硒的补充。

5．认知障碍老人的进食种类和搭配

根据2013年美国《预防阿尔茨海默病膳食指南》，特殊的膳食和运动习惯能够大大降低AD的风险。主要原则包括：减少饱和脂肪和反式脂肪摄入；主食主要应当是蔬菜、豆类（蚕豆、豌豆、扁豆）、水果和全麦食物；适当摄入维生素E和B族维生素；尽量选择不含铁和铜的复合维生素补充剂；尽量避免使用含铝的炊具、抗酸剂、发酵粉或其他产品。

饱和脂肪主要存在于奶制品、肉和某些油类（椰子油、棕榈油等）中，反式脂肪主要存在于许多小吃、糕点和油炸食品中，在食品标签中标为"部分氢化油"。多项研究表明，高脂肪食物和/或高胆固醇食物可能有助于大脑中β淀粉样蛋白的产生，也会增加AD的常见危险因素（肥胖和2型糖尿病）而使得发病风险增加。

蔬菜、豆类、水果和粗粮中很少或不含有饱和脂肪和反式脂肪，同时含有丰富的保护大脑健康的维生素（如叶酸等B族维生素）。多摄入这些食物，可能降低肥胖和2型糖尿病的风险，也可降低认知功能障碍的风险。

维生素E是一种抗氧化剂，存在于许多食物中，特别是坚果和种类食品中。一小把坚果中大约含有5mg维生素E。芒果、木瓜、西红柿、红柿子椒、菠菜、谷物等也含有丰富

的维生素 E。研究表明，维生素 E 与降低 AD 的风险有关。

有研究表明，3 种 B 族维生素（叶酸、维生素 B_6、维生素 B_{12}）对认知功能是必不可少的。同时服用这 3 种维生素能降低与认知障碍有关的同型半胱氨酸水平。绿叶蔬菜（如花椰菜、甘蓝、菠菜）、大豆、豌豆、柑橘类水果和香瓜含叶酸比较多。成年人叶酸推荐摄入量为 400μg/d，相当于一碗强化早餐（谷物、豆类、芦笋、鳄梨或橙子配上大绿叶沙拉，再撒上花生）。维生素 B_6 存在于绿色蔬菜、豆类、粗粮、香蕉、坚果和红薯等食物中。50 岁以上女性的维生素 B_6 推荐摄入量为 1.5mg/d，男性为 1.7mg/d，半杯糙米即可满足这个推荐摄入量。成年人每天需要维生素 B_{12} 的量为 2.4μg。虽然维生素 B_{12} 存在于肉类和奶制品，但由于老人胃酸减少，特别是服用某些药物（如二甲双胍和抗酸剂）的老人，其维生素 B_{12} 吸收有限。因此推荐所有 50 岁以上的中老人都要服用维生素 B_{12} 补充剂。素食者或有维生素 B_{12} 吸收问题的患者，不分年龄，都应该服用维生素 B_{12} 补充剂。

铁和铜对健康都很必需，50 岁以上女性和任何年龄的男性铁的推荐摄入量为 8mg/d。有研究表明，过量的铁和铜摄入可能产生认知问题。大多数人从日常食物可满足这些矿物质的推荐摄入量，并不需要补充。铝在 AD 中的作用仍存在争议。铝元素存在于铝制炊具、发酵粉、抗酸剂及某些食品中。对于 AD 患者应该尽量避免这些食物的摄入。

（三）认知障碍老人的营养评估

筛查营养不良可以早期发现认知障碍老人的营养问题并采取相应的营养干预。认知障碍老人的营养问题往往被忽视，因此早期进行营养风险筛查十分有必要。营养不良非常普遍同时又很容易被发现，筛查应从确诊痴呆就开始。对于生活在社区的认知障碍老人，建议每 3~6 个月进行 1 次营养评估。如果总的健康状况、进食能力、进食行为出现了变化，应该增加评估次数。如发生了急性疾病，应监测患者的营养情况。

1. 营养状况评估　认知障碍是一种多因素所导致的渐进性老年综合征，饮食营养因素在疾病的发生和发展的重要作用不容忽视。由于认知障碍患者通常死于多器官功能障碍综合征，营养障碍往往是慢性疾病晚期该征的早期表现，提示对中重度认知障碍老人常规监测营养状况极为重要。调查结果表明，在 AD 患者中，营养不良发生率为 66.67%；患者的智力水平和日常生活自理能力是影响其自身营养状况的 2 个重要因素。膳食营养素的最佳摄入量也许不能阻止 AD 的发病，不良饮食习惯和膳食不均衡则会增加许多年龄相关疾病发生的危险性，包括对大脑认知功能的损害。多数 AD 患者有拒食、挑食和食欲减退等现象，极少数患者则表现为过度饮食。

国外研究结果显示，许多神经递质和多肽激素可作为中枢或周围神经调整因子调节食物摄入量和维护能量平衡。在 AD 病程中，激素和能量代谢的改变会影响营养素代谢。患者大脑的扣带回前部皮质中，糖代谢明显增加。有学者在功能性神经影像研究中观察到，抑郁和情感淡漠会减少局部脑血流量，影响扣带回前部皮质中的糖代谢，影响 AD 患者的营养状况。以上研究结果表明，神经组织代谢异常对患者病情和身体营养状况产生重要影响。AD 的病因涉及心理社会危险因素、生理状态、膳食因素以及特殊嗜好、生活方式和社会支持程度等多种因素。有研究表明，给予 AD 患者社会支持和情感的帮助，对认知有积极的作用。改善患者的营养状况是社会支持的内容之一。反映身体营养状况的常用指标包括简易营养评价法量表（MNA）、上臂围、肱三头肌皮褶厚度、体内脂肪和瘦组织重量、身高、体重、计算体质量指数（BMI）等，其中肱三头肌皮褶厚度、体内脂肪重量与身体脂肪分布和代谢状况关系更加密切。

（1）简易营养评估量表（Mini-nutritional Assessment，MNA）（表 4-8）：由 Guigoz 等在 1996 年制定，由 4 个部分共 18 项指标组成。①人体测量指标：体重、身高、上臂围、腓肠肌围、体重下降等；②整体评估：有 6 条与生活方式、医疗及活动能力相关的项目；③饮食评估：与进餐数、食物、水分及饮食方式相关的 6 条项目；④主观评估：包括自我评估与他人评估。18 项指标总分为 30 分。其划界标准为 MNA 得分 24 分为营养良好，17~24 分为潜在营养不良，<17 分为营养不良。

表 4-8　MNA 量表

指标	分值	标准	分值	标准	分值	标准	分值	标准
1. 近 3 个月体重丢失（kg）	0	>3	1	不知道	2	1~3	3	无
2. BMI（kg/m^2）	0	<19	1	19~20.5	2	21~22.5	3	≥23
3. 近 3 个月有应激或急性疾病	0	否	2	是				
4. 活动能力	0	卧床或轮椅	1	能下床但不能外出	2	能外出活动		
5. 神经精神疾病	0	严重痴呆或抑郁	1	轻度痴呆	2	没有		
6. 近 3 个月有无饮食量减少	0	严重减少	1	减少	2	没减少		
7. 是否能独立生活	0	不能	1	能				
8. 每天服用 3 种以上药物吗	0	是	1	否				
9. 身体上是否有压痛或皮肤溃疡	0	是	1	否				
10. 每日用几餐	0	1 餐	1	2 餐	2	3 餐		
11. 每天摄入奶类或每周两次豆制品禽蛋或每天吃鱼、肉、禽类食品	0	0~1 项	0.5	2 项	1	3 项		

续表

指标	分值	标准	分值	标准	分值	标准	分值	标准
12. 是否每餐都吃蔬菜水果?	0	否	1	是				
13. 每天饮水量	0	< 3 杯	0.5	3 ~ 5 杯	1	> 5 杯		
14. 进食情况	0	依赖别人帮助	1	能自行进食但稍有困难	2	可自行进食		
15. 自我营养评价	0	营养不良	1	不能确定	2	无营养不良		
16. 与同龄人相比认为自己的营养状况	0	没别人好	0.5	不知道	1	一样	2	更好
17. 上臂围(cm)	0	< 21	0.5	21 ~ 22	1	≥ 22		
18. 小腿围(cm)	0	< 31	1	≥ 31				

　　MNA 量表评分标准如下:前 6 项总分 ≥ 12 即评为营养良好,< 12 分者继续进行测试,MNA 总分 ≥ 24.0 为营养良好,23.5 ~ 17.0 为潜在营养不良,MNA < 17.0 为营养不良。

　　(2)微营养评估简表(MNA-SF):MNA-SF(表 4-9)是简易营养评价法 MNA 的进一步简化,可作为 MNA 的初筛试验用于人群营养不良的流行病学调查,由于 AD 患者智力减退、活动减少、并伴有不同程度的抑郁对问题不能应答,本方法较适合 AD 患者的营养调查。

表 4-9　微营养评估简表(MNA-SF)

1. 过去 3 个月内有没有因为食欲减退、消化问题、咀嚼或吞咽困难而减少食量?
0 = 食量严重减少;1 = 食量中度减少;2 = 食量没有改变。

2. 过去 3 个月内体重下降的情况。
0 = 体重下降 > 3kg(6.6 磅);1 = 不知道;2 = 体重下降 1 ~ 3kg(2.2 ~ 6.6 磅);3 = 体重没有下降。

3. 活动能力。
0 = 需长期卧床或坐轮椅;1 = 可以下床或离开轮椅、但不能外出;2 = 可以外出。

4. 过去 3 个月内有没有受到心理创伤或患上急性疾病?
0 = 有;2 = 没有。

5. 精神心理。
0 = 严重痴呆或抑郁;1 = 轻度痴呆;2 = 没有精神心理问题。

6. 体重指数(BMI)(kg/m^2)。
0 = BMI < 19;1 = BMI 19 ~ 21,2 = BMI 21 ~ 23,3 = BMI ≥ 23。如不能取得体重指数(BMI),请以问题 7 代替 6。如已完成问题 6,请不要回答问题 7。

7. 小腿围测量(cm)。
0 = 小腿围 < 31cm;3 = 小腿围 ≥ 31cm。

　　注:筛选分数 MNA-SF(最高 14 分):12 ~ 14 分,正常营养状况;8 ~ 11 分,有营养不良的风险;0 ~ 7 分,营养不良。

（3）营养风险筛查 2002（Nartion RISK Screening 2002，NRS 2002）：ESPEN 专家对 128 项随机对照试验运用循证医学方法学总结和归纳后于 2003 年公布发表，其主要特点包括拥有循证医学方法学依据；归纳总结了营养风险定义；确定住院患者如果筛查结果为阳性，即目前存在营养风险，那么对这类患者进行合理临床营养支持后将有可能改善不良临床结局。其评分内容包括营养状况受损、疾病严重程度以及年龄因素 3 个方面。以上 3 个指标评分相加得到总评分范围为 0 ~ 7 分，若患者 NRS 评分 ≥ 3 分，说明目前存在营养风险，应及时制订营养支持计划并进行合理营养干预或治疗，而评分 < 3 分的患者应该于 1 周后再行评估。NRS 2002 可同时运用于筛查患者营养不足及营养风险状况，并为临床医生对患者进行合理营养支持奠定了理论基础。NRS 2002 方法不适用于高龄（> 90 岁）、神志不清、无法站立或存在严重胸腹水患者，并且受访者在判断饮食量减少、体重降低程度方面也受主观性因素的影响，可能会降低筛查结论的准确性（表 4-10、表 4-11）。

表 4-10　NRS 2002——营养状况受损评分

0 分：正常营养状态

1 分：3 个月内体重丢失 > 5% 或近 1 周饮食摄入量较正常量减少 25% ~ 50%

2 分：2 个月内体重丢失 > 5% 或近 1 周食物摄入量较正常量减少 51% ~ 75%

3 分：BMI < 18.5 或 1 个月内体重丢失 > 5% 或近 1 周饮食摄入量较正常量减少 76% ~ 100%

表 4-11　NRS 2002——疾病严重程度评分

0 分：正常营养状态

1 分：髋骨骨折、慢性病急性发作或有并发症者、血液透析、肝硬化、糖尿病、一般恶性肿瘤患者等

2 分：腹部大手术、脑卒中、重症肺炎、血液恶性肿瘤等

3 分：头部损伤、骨髓移植、重症监护患者（APACHE Ⅱ 评分 > 10 分）等

注：患者 ≥ 70 岁加 1 分。

在老年人群中，营养缺乏是十分普遍且严重的问题之一。而重度认知障碍老人营养水平较差的原因与其无法独立饮食并有一定吞咽困难有关，且存在持续性认知障碍状态。研究发现，宏量营养素及部分微量营养素与能量摄入相关，同时，AD 患者营养素较同年龄正常者低。近期研究发现，痴呆等精神问题与体重指数负相关。疾病症状出现前的神经退化进程在临床痴呆发生前，可能与无意识的体质量减低有关。痴呆引起的结构性改变可能导致控制食欲与能量代谢的下丘脑功能发生障碍。研究发现，晚期 AD 患者营养水平受损更重，说明患者需要一定的营养补充。营养不良指能量和蛋白质摄入不足或吸收障碍，主要表现为体重下降、乏力、全身免疫力下降、组织器官功能紊乱等。营养风险是指营养因素

对患者的临床结局，如感染相关并发症和住院日等有负面影响，并非发生营养不良的风险。体质量减低与营养不良为该病最常见问题，也是发生死亡的预测因子。中度患者仅有3%存在营养不良状况，而重度患者中，50%存在蛋白质/能量摄入不足问题。存在营养不良的AD患者肌肉质量下降，自主活动差，更易出现跌倒、骨折、感染、压疮等并发症，从而使住院时间延长，病死率增加，家庭和照护者的精神负担和经济负担增加。因此，全面评估AD患者的营养状况，并对存在营养风险者采取合理、有效的营养支持显得尤为重要。

2. 消化系统功能评估　中华医学会肠外肠内营养分会提出只要老人病情允许且胃肠道功能正常，首先推荐使用肠内营养。因此对于认知障碍老人只要胃肠道功能正常，优先选择肠内营养：①使用肠内营养可使营养物质直接经肠收、利用，更符合正常的生理，更有助于维持肠黏膜结构和屏障功能完整性；②肠外营养容易引起肠道菌群失调，而失调的肠道菌群、菌群代谢产物促进的机体炎症与AD患者脑组织中神经元损伤的发生存在一定的相关性，可能会加重AD患者的认知损害；③肠内营养更方便且费用低廉。营养不良是AD发病的原因之一，而AD本身又改变患者的饮食及进食习惯，导致营养风险及营养不良发生率的增高。目前药物领域中尚没有安全有效的抗AD药物来预防、阻止或逆转AD的发生发展，在日常生活也许可以通过营养的干预，降低AD风险，延缓AD发展，而对AD患者进行全面的营养评估可以更好地对AD患者进行营养干预。AD患者的营养状况存在摄入不足和能量消耗增加（难以控制的活动）两方面的问题，调查结果显示营养不良的发生率为66.7%。营养不良和缺乏护理可使其病情恶化，并导致不必要的住院发生，增加了全社会的医疗费用开支。

肠内营养是通过消化道途径进行营养支持的方法，肠内营养制剂按氮源分为3类：氨基酸型、短肽型、整蛋白型。上述3类又可各分为平衡型和疾病适用型。此外，尚有模块型制剂，如氨基酸、短肽、整蛋白模块、糖类制剂模块、长链和/或中链脂肪制剂模块、维生素制剂模块等。肠内营养可口服和管饲给予，对老年住院患者管饲是重要的肠内营养方法。肠内营养的管饲途径分为两类：一是无创置管技术，主要指经鼻胃途径放置导管，根据病情需要，导管远端可放置在胃、十二指肠或空肠中；二是有创置管技术，根据创伤大小，再分为微创内镜下胃造口术和外科手术下的各类造口技术。

肠内营养的适应范围：①中枢神经系统紊乱，失去知觉、不能吞咽或者吞咽困难患者；②有严重口腔疾病，不能咀嚼者；③营养需求量增加，但是经口摄食不足者，如大手术后、甲状腺功能亢进、严重感染等；④伴有各种原因导致的胃肠道疾病、消化吸收功能下降，如有功能性消化不良、肠道炎性疾病、肝脏疾病、胰腺疾病、吸收不良综合征等；⑤伴有厌食症的患者；⑥同时患有某些疾病，需要特殊肠内营养支持者，如糖尿病、慢性阻塞性肺疾病、肾脏疾病、心血管疾病等。

多数学者认为，每例被诊断为AD的患者，均应进行营养状况评估，监测体质量，防脱水；对早期 AD 患者，若发现有营养不良风险，则需经口给予营养补充剂。晚期 AD 患者中，虽然肠内营养的益处尚不明确，但对于拒绝进食、吞咽困难的患者，仍不失为一种可行的常用措施。肠内营养的实施时间比较复杂，涉及医护人员的认识、临床的需要、伦理、下一步的目标与护理计划等。

3. 监测和记录认知障碍老人的体重　体重下降是营养不良的重要标志，并且大部分轻至中度认知障碍老人都存在这一问题，应该常规检查和记录。预防体重下降是认知障碍老人照护中重要环节，照护者通过称量认知障碍老人的体重以发现患者体重的动态变化情况，发现其体重下降时采取干预措施是必不可缺的内容。

（四）老人的进食过程管理

1. 建议在舒适的家庭式氛围的环境中用餐　环境因素在用餐氛围中起到重要作用，认知障碍老人坐的位置、陪伴用餐的人、周围的声音、气味、温度、灯光、盘子的大小、食物的准备这些因素都可以共同影响认知障碍老人的进食情况。研究发现陪伴用餐和营造家庭式的氛围可以增加认知障碍老人的饮食摄入。通过改变灯光、播放舒缓的音乐、用家庭式的方式摆放食物可以减少认知障碍老人进食的不良行为症状，增加饮食的摄入。在照护者陪伴下共同进餐对认知障碍老人的体重和进食行为也有益处。也有研究发现，在晚期认知障碍老人中，使用颜色对比度高的、彩色的桌布可以增加饮食摄入。

除此之外，足够的照明对看清食物和餐具非常重要，避免过度拥挤和提供足够的空间，让喂食者坐下来与老人有眼神交流，可以促进他们之间的互动，同时增加照护者在老人进食期间的参与，适当的沟通和频繁的表扬有助于老人的进食，所以鼓励制订促进家庭参与式进食和老人与照护者之间互动的策略。同时，进食过程中要去除周围干扰，确保进餐环境安静，以免老人进食时分心。

2. 准备适合老人的特殊餐具　为老人准备特殊的餐具，如叉子、歪把勺、勺把加粗加大的汤勺，或将餐盘固定，以防老人碰翻打坏，并给予适当协助，不可催促老人进食，可提供手拿食物以方便无法安静坐着进食的老人；有视觉障碍的老人要进行视力检测，看是否需要佩戴老视镜，同时使用鲜艳色彩来增加餐桌、盘子和食物的对比度；由于老人消化系统功能退化，应将老人每天所需的饮食量有计划地分配，少量多餐，以减轻胃的负担；此外，带老人找口腔科医生检查是否有牙齿缺失或义齿安装不当等问题，对有吞咽障碍的老人，应对其吞咽功能进行全面评估分析，确定吞咽障碍的发生环节，可制订相应的摄食细节管理计划，进行进食辅助，并对老人进食情况跟踪性监测，以减少误吸、误咽等情况发生。

3. 鼓励老人经常与照护者、家人和朋友交流　通过与老人交流，可以在第一时间发现老人的进食困难，并向他们提供帮助。有研究显示，老人经常和家人、小孩或朋友等社会接触，能够显著改善其抑郁症状。对于拒食老人，应给予言语鼓励，坐下来与老人眼神交流，询问老人或家属对食物的喜好；对于情绪激动的老人，可以播放轻柔放松的音乐，以减少其激越行为或推迟进食，不能强迫老人。

4. 根据老人的喜好和需要准备充足的食物　认知障碍老人营养不良的风险极高，应该为他们提供营养丰富又能够提供充足能量的食物，根据老人的喜好，尊重老人的食物选择，改善食物的色香味、食物的质地以及食物的多样性，增加老人进食的欲望，增加进食的愉悦感。此外，认知障碍老人可能存在饮食模式变化，两餐之间的间隔准备一些高能量小零食也是必要的。

5. 根据老人的文化背景帮助提供特定区域性的餐具和食物　如果照护者所提供的进食帮助与老人的文化期望不同，可能会降低老人用餐过程的质量，同时也会减少老人的食物摄入量，照护者应熟悉了解老人自身的文化背景和期望，帮助提供特定区域性的餐具和食物，在医疗记录里也可以发现老人的食物偏好，但是医疗记录很少含有老人进餐习惯的信息，如他们喜欢单独进餐，或是边看电视边进餐，这些信息最可靠的来源是家庭成员和家庭照护者。

6. 避免饮食限制　前文已提到认知障碍老人营养问题的严重性，因此应该避免饮食限制，例如低盐、低糖、低脂饮食，这些饮食限制可能会减少进食量，影响认知障碍老人用餐的愉悦感，因此，应该尽可能地避免饮食限制，根据老人的喜好，提供充足的食物。

7. 鼓励摄入足量食物，并提供充分支持　由于认知障碍老人的身体、心理和行为发生的一系列变化，他们的食物摄入往往是不够的，不足以维持良好的营养状态，并且随着疾病的进展，对于营养支持的需求也随之增加。因此，可以采取以下应对不同阶段认知障碍老人进食问题的解决办法。

早期阶段

（1）不能购物、准备食物及保持规律饮食：认知障碍老人处理复杂问题的能力下降，会在购买和准备食物等方面存在困难，尤其是独居的老人。照护者的作用在这一阶段就十分重要，可以通过帮助老人购买食品、陪伴老人吃饭等方法保证老人的食物摄入，如果无法提供，还可以寻求家政服务、送餐服务、专业护理等途径。

（2）忘记吃饭，识别食物、独立进食的能力下降：随着疾病进一步进展，老人可能为忘记进食，不认识食物，无法独立进食，这个时候个体化的照护就十分重要。这个时期，首先需要监督和鼓励老人进食，一方面补充营养不足，另一方面还需要尽量保持老人进食的独立性。其次，可以通过增加进食的护理时间，增加进食的护理支持，可以改善老人的饮食行为习惯，增加食物摄入，改善营养状态。最后，可以通过与老人一起用餐的方式，在进食时提供情感支持、语言鼓励。有营养不良的老人可以提供强化营养餐，保证足够能量摄入。

晚期阶段

（1）行为异常：老人的行为异常，如激越、过度兴奋会导致能量需求增加，拒绝进食等问题。抑郁等表现又会导致食欲下降。这一阶段需要照护者提供情感支持，掌握一些特殊的沟通技巧，采取一些行为措施，鼓励和安抚老人等。

对存在进食问题认知功能障碍老人的干预应给予言语鼓励，消除紧张情绪，采用手把手的方法分步骤训练进食，可分从喂食到自喂和协助喂食相结合，再到自行进食3个步骤。如先训练老人握勺动作，接着训练将装饭的小勺送到嘴边，再训练向嘴里填送。当用勺进食的几个步骤熟练后，再进行系统练习，即从握勺到碗中盛饭．再到把装有饭的小勺送到口边，最后送到口中。

喂饭的技巧动作轻柔、每次量不可太多、速度不宜太快，观察老人，咽下一口后再喂一口；视力不佳者，碰触嘴唇，刺激知觉后再喂入；口唇不能紧闭、颊肌收缩无力者，直接放至舌根附近；嗜睡者一定要在觉醒状态进餐。喂饭过程中可配合恰当的语言交流，增进老人参与进食的积极性。护理不是纯粹的代替，而是要根据老人的不同情况给予协助，尽可能保留老人自己进食和经口进食的功能。照护者应了解老人的饮食喜好、特点、宗教信仰，提供营养丰富、软烂易消化、美味可口的饮食，保持进餐环境的清洁、安静，避免分散老人的注意力，让其安心进餐，对吞咽功能、咀嚼功能良好的提供普食，对吞咽、咀嚼功能稍差的将普食粉碎成糊状，以利于老人吞咽。不能自行进餐的，要协助喂饭，要掌握喂饭的温度、速度和量，防止烫伤口腔及食道黏膜，防止老人出现呛咳、误吸。每次喂饭后应鼓励老人饮水，保持口腔清洁。对于少数食欲亢进暴饮暴食的老人，要限制食量，防止消化不良。对于因认知功能障碍任何东西都会送入口中的老人，要清理周围环境，防止如药品、消毒剂、洗涤剂等物品的误服。在进餐的过程中，照护者要注意观察老人的进食量，有无吞咽功能障碍、哽噎、误吸，以便及时采取措施挽救老人的生命。

（2）吞咽困难：随着病进展，吞咽困难成为一大难题。可以通过改变食物的性状和质地，使食物更容易被老人接受。评估和训练老人的吞咽功能，同时还需要防止反流误吸、避免吸入性肺炎的发生。

反流和误吸其常见的原因是意识障碍、呛咳、呕吐、鼻饲管移位、胃排空延缓。护理措施：①保持呼吸道通畅做好口腔护理，在鼻饲中或后30分钟尽量不吸痰，以免引起呕吐；②保持胃管位置正确，在胃管穿出鼻孔处做标记及早发现移位，鼻饲前回抽胃液，确定胃管在胃内；③采取合适的体位，鼻饲前抬高床头>30°，鼻饲后30分钟再恢复平卧位；④发现误吸时，应立即停止鼻饲，取右侧卧位，吸出口鼻部食物和分泌物。

胃肠道并发症常表现为恶心、呕吐、腹胀、腹泻、便秘，其常见原因是胃排空延缓、肠蠕动慢，膳食温度过低、膳食贮存时间过久、纤维素含量低等。护理措施：①每次鼻饲前应回抽胃液，注意有无食物潴留，并观察胃液的性状，发现异常及时处理；②注意鼻饲，膳食的温度在 38～40℃，过热致使黏膜烫伤，过冷导致腹泻，而且膳食应新鲜配制，放置在 4℃环境中保存，当日膳食当日使用，防止细菌污染，导致肠道感染性疾病的发生；③长期卧床肠蠕动减弱，易致便秘，给予富含纤维素的食物，腹部按摩，必要时灌肠。

鼻黏膜损伤，长期放置胃管压迫鼻腔黏膜导致充血糜烂，应保持鼻腔的清洁，粘贴胃管的胶布应每日更换不同位置，但同时要保持胃管的畅通。躁动的老人应注意手的约束防止拔管，每次鼻饲后要注水冲洗胃管防止堵塞，以减少插管的次数。采用柔软的硅胶胃管，每月更换 1 次，如需更换胃管，应在晚上最后一次鼻饲后拔管，休息一晚让鼻黏膜得到恢复，第二天早晨从另一侧鼻孔插入胃管。

8. 去除导致营养不良的潜在因素　在疾病的早期，就需要发现和去除导致营养不良的潜在因素。这些潜在因素主要存在以下几个方面。

（1）口腔问题：咀嚼困难可以进行口腔护理、治疗和解决牙齿问题、改善食物的质地。吞咽困难问题前文已述。口腔干燥问题可能是某些药物的副作用，应停止使用，还可以通过饮足量的水、使用口腔清洗剂等方法。

（2）长期卧床：无法移动和长期卧床的老人可以进行康复治疗，增加躯体锻炼以及抗阻力训练等，可以陪伴进食、送餐、喂食等。

（3）精神行为异常：精神行为异常的老人需要药物的治疗，尽量控制其异常行为和改善情绪，还可以通过小组活动、职业训练、提供舒适的用餐氛围和环境，改善老人的进食情况。

（4）急性疾病和社会心理因素：合并有急性疾病的老人需要积极提供医疗支持，治疗疾病。在急性疾病期间为了度过危险期，可以短时间采用管饲。有疼痛问题的老人需要镇痛治疗。社会心理因素（如家庭矛盾）可对老人心理形成打击，可以尽量积极解决家庭矛盾。

9. 针对营养补充的建议

（1）对食欲下降的认知障碍老人，不建议长期使用刺激食欲的辅助药物。

（2）若没有某种营养素缺乏，不建议在膳食中补充单一营养素来改善认知功能，如维生素 B_{12}、叶酸、维生素 D、ω-3 脂肪酸等营养补充剂。

（3）老人出现营养不良时，口服营养制剂可有效改善营养状态，但不建议用于改善认知功能和预防认知功能进一步下降。

（4）疾病进展或应激时，老人经口能量摄入低于预期的 50%，且超过 10 天时，建议管饲给予肠内营养制剂。如果留置鼻胃管时间超过 4 周，应当考虑胃造瘘术。

（5）如果管饲有禁忌或者不能耐受，可以短期内选择肠外营养。

（余无寒　吕　洋）

第六节 如何应对认知障碍老人的消化系统问题

在过去的几年里，科学家们发现消化系统与大脑健康相关。定植在消化系统中的一些特定肠道菌群会促进蛋白质在大脑中的积累。肠道菌群合成的胆汁酸水平升高，大脑葡萄糖代谢水平下降，可以增加 β 淀粉样蛋白与 Tau 蛋白的积聚；脂质代谢异常以及肝脏相关脂类合成能力下降，导致大脑中缺乏这类关键分子，并有可能导致认知功能的损害以及 AD 的神经退行性变症状。另外，消化系统的代谢产物也与影响 AD 的风险基因（如 ApoE 4 等位基因）有所关联。由此可见，通过调节饮食、肠道菌群，调节脂质的摄取及代谢，可以减缓大脑认知功能退化，促进认知功能的改善。

随着年龄的增长，认知障碍发生率相应增加。美国神经病学会推荐，≥ 65 岁老人每年都应检查认知功能。衰老过程中机体老化也会造成消化系统的改变，认知障碍老人学习记忆以及思维判断有关的大脑高级智能加工过程出现异常，引起严重的学习、记忆障碍，可能同时伴有失语、失用、失认、失行等改变，较严重者影响老人的日常生活功能。老人的口腔、营养、消化、排泄等基本生理功能会受到较大的影响，包括食欲减退 / 增加，口味发生变化、进食行为出现变化（如拒绝进食、乱吃东西、消化不良、暴饮暴食等）。

消化系统改变常使认知障碍老人感到困扰，也常会影响认知障碍老人的生活质量和营养状况。消化系统问题与认知障碍疾病老人的生活形态密切关系。

一、认知障碍患者常见的消化系统的老化

（一）唾液腺

唾液可帮助咀嚼，润滑食物后使其易于吞咽。但唾液腺因老化而萎缩，造成唾液量减少，引起口腔干燥，影响咀嚼和吞咽功能。因唾液量减少，唾液中的淀粉酶相对减少，将影响淀粉的消化；同时，溶菌酶含量减少，发生口腔感染风险增加。

（二）牙齿

超过 50% 的认知障碍老人牙齿有脱落现象，这并非正常老化结果，而是不良的牙齿卫生保健和饮食习惯所致。牙周病是老人牙齿脱落的最大原因，掉落的牙齿被吸入，易造成

肺部感染或肺脓肿。龋齿，与坚硬的食物、牙齿卫生和钙质摄取不足有关。若牙齿全部脱落，下方脸部可显小、凹陷，出现自口角向外放射、紧缩的皱纹，且上唇紧闭时的过度重叠会导致口角浸渍，导致口角炎。牙齿及其周边组织的损坏所造成的咀嚼问题会直接影响老人对食物的选择与均衡营养的摄取，损害整体健康。实现牙齿健康是维持健康的基础条件之一。

（三）食管

老化过程中，食管较易扩张，蠕动减少，排空延迟；下食管括约肌张力变差，容易出现胃食管反流；加上老人的咽反射较差，易导致误吸食物。其常见症状包括胸骨后灼热感、吞咽困难、胸骨部位疼痛等。治疗的目的是减轻症状，相关措施包括使用抑酸剂、少量多餐、进食后避免马上卧床、躺下时最好抬高床头等。

（四）胃

老化会造成胃壁细胞数目减少，使胃酸分泌减少，胃蠕动减慢，造成胃排空延迟；胃分泌的胃酸、胃蛋白酶以及胰腺分泌的脂肪酶及淀粉酶量减少且质量变差，使老人易出现消化不良，进而发生营养不良。此外，胃黏膜功能减弱、胃壁细胞萎缩可造成内在因子缺乏，导致铁、钙、维生素 B_{12} 等营养素的吸收减少，老人易出现贫血。

（五）大肠和小肠

大肠和小肠会因老化而发生不同程度黏膜萎缩，小肠的血流量和细胞数量减少，导致肠黏膜吸收力降低。老化对大肠的影响比小肠明显。由于大肠蠕动减慢，结肠、直肠及肛门肌肉松弛，活动力下降，延长粪便滞留时间，加上水分、纤维摄取不足，缺乏运动或使用轻泻剂造成直肠无力等，易产生便秘、粪便填塞或大便失禁等问题。

（六）肝胆

在 70 岁以后，肝脏的大小会因老化而变小，且肝脏血流减少约 35%，其储备与合成蛋白质的能力都会减低。另外，老人胆固醇的吸收能力减低，易造成胆结石。如果老人患有胆囊疾病，胆盐分泌减少，会影响脂肪和脂溶性维生素的吸收。鼓励老人多吃高纤维素食品，减少胆汁中胆固醇。

（七）胰腺

老化过程中，胰腺体积与重量略有缩小，所分泌的脂解酶减少，降低脂肪的消化与吸收。老人易发生脂肪泻和罹患糖尿病。

二、促进认知障碍患者消化系统健康的一般措施

许多消化系统的问题都是由不良生活习惯引起的。认知障碍患者应保持良好的生活方式。

（一）合理饮食

合理的饮食与排泄习惯对维持正常的胃肠道功能非常重要。老人可根据自己的喜好，多食一些新鲜蔬菜水果以及蛋白含量丰富的食物，少量多餐，忌食刺激性较大的食物。注意补充充足蛋白质及各种微量元素，保持膳食营养均衡。每日定时排便，保持排便通畅。

（二）适量运动

适量运动可延长寿命，让人精力充沛，防止失眠，增加身体的柔韧度和可塑性，增强身体的平衡感。首先适量的运动能够延缓衰老，提高记忆力，预防老年痴呆，保护神经细胞，还能缓解焦虑。适合老人选择的运动有游泳、慢跑、散步、骑车、太极拳、八段锦、坝坝舞等。有学者认为，老人每周应做3~5次运动，每次30~60分钟，强度从缓慢至稍剧烈。年龄较大和体能较差者，每次20~30分钟即可。其次，适度的力量训练（举小沙袋，握小杠铃，轻型的弹簧带等）对减缓骨质疏松，防止肌肉萎缩，维持各个器官的功能具有积极的作用。但每次不宜时间过长，以免导致可能的损伤。最后，高龄老人和体质衰弱者参与运动，应尽量选择副作用较小的运动，如慢走代替跑步，保健操代替健身操，八段锦代替太极拳等。

（三）戒烟限酒

吸烟和酗酒都对大脑有极大的损伤。吸烟会加速血管的老化，在血管中形成斑块。如果斑块形成的部位在大脑主管认知功能区，会直接损伤胆碱能神经元，造成认知功能障碍。长时间过量饮酒可造成酒精中毒，也会损害脑血管，导致认知功能障碍。建议每天白酒不超过1两，或葡萄酒不超过2两，啤酒不超过350ml。要引导老人科学地戒烟限酒。

（四）心理平衡

长期的压力会导致焦虑、抑郁等不良情绪，也会使脑部释放自由基及压力激素等有害脑细胞的物质。要保持良好的心态，遇事多和家人、朋友交流。多听听音乐，常开怀大笑，可以缓和心境、平稳情绪。

三、影响认知障碍患者消化系统的异常行为

（一）进食困难或绝食

1. 认知障碍老人为何会发生进食困难或绝食　进食是机体为个体生存、保障身体各器官的功能、从事各种活动的能量需要而进行的有序摄入营养和能量的过程，是一种本能行为。长期进食障碍会出现体重减轻、营养不良，甚至引起脱水、误吸等不良后果。当人停止进食，人体会缺乏钠，长期缺钠可致倦怠、淡漠、无神甚至起立时昏倒。在禁食约 3 天后，饥饿感会减少甚至消失。人体会以其他方式维生，例如由肝脏抽取肝糖转化为葡萄糖，或者从脂肪中抽取脂肪酸，甚至动用蛋白质组织。由于脑部及神经系统需要葡萄糖，如果葡萄糖大量流失，身体会产生酮。但脑部某些组织仍然只需要葡萄糖，故继续需要蛋白质。蛋白质继续流失会导致死亡。

绝食是指停止进食，特指为了一定的目的而进行的非暴力抵抗或者抗议的一种方式。非抗议性质的自主性停止饮食，一般称之为禁食。而对于认知障碍老人来说，绝食有时是一种抗议，也有可能是不知不觉间地被动停止进食。

随着认知障碍病程的进展，认知功能、执行功能障碍加重，如失用症（执行熟练的和有针对性的运动能力受损）和失认症（感觉刺激的识别和理解能力受损）经常出现。失用症可能会干扰患者使用餐具的能力及吞咽困难，失认症则会损害患者识别食物的能力和不懂得如何处理食物。

2. 认知障碍老人绝食的原因

（1）认知功能障碍：大多数认知障碍老人具有短期和长期记忆、注意力和执行功能进行性下降的过程。早期常表现为短期记忆障碍，患者会因忘记手边任务会注意力不集中而妨碍进食。随着疾病的进展，认知功能障碍，出现失用症和失认症。失用症可能会干扰患者使用餐具的能力，失认症则会损害患者识别食物的能力和不懂得如何处理食物，所以老人就不会自己吃饭了。

（2）生理功能退化：随着年龄增长，生理性功能退化成为认知障碍老人进食困难的一个重要因素。①丧失进食所需的精细动作技能，如使用筷子或勺子将食物从盘子里取出，然后放入口中。②嗅觉和味觉的改变也会减少食欲和食物摄入量。③合并视觉障碍可使老人很难看清食物和餐具，特别是当餐桌、盘子和食物存在很小的色差时。如在放在白色餐桌上的白色餐盘及餐盘中的米饭，一眼看过去白色一片，让老人看不清，也没有食欲。④消化系统的生理性退化，如咀嚼肌无力、吞咽障碍、进食呛咳、胃排空延时、消化腺萎缩、各种消化酶分泌减少、活性下降等问题，均可导致老人对食物的摄入、消化、吸收功能降低。⑤口腔问题，包括义齿安装不当，牙齿缺失、松动和牙齿敏感等以及口腔卫生不

良等，均可导致咀嚼困难。无效咀嚼可能会加剧吞咽苦难，与恶心、咳嗽、误吸以及营养不良等发生有关。⑥吞咽困难无法经口进食。

（3）社会心理因素：①患者心情不好，希望做的事没能完成，心情郁郁寡欢，不愿进食。例如，想去哪里而不能去；想吃什么食物没吃成；家庭关系紧张等。②更换了长期照护者或长期照护者有事离开时，对新照护者不信任，拒绝吃新照护者提供的食物。③经常进食呛咳可对患者造成心理阴影，不愿意进食。④精神行为异常，患者往往感觉自己受命令性幻听支配，听到让其不准进食而拒食；受自责自罪妄想支配，认为其有罪而不吃饭；受被害妄想支配，认为饭里有毒而不进食。

（4）环境与文化因素：①就餐环境在喂养过程中起到了重要作用。在喧哗的餐厅用餐的老人，常表现为非常急躁、激动，往往伴有进食困难。②文化期望的不同会影响患者进食困难的表现，也会影响照护者所采取的解决措施。文化同时也影响着患者对食物的偏好和进餐习惯。例如，韩国人习惯晚辈把食物准备好了再吃，而大多数西方人喜欢自己选择食物。又如，想吃年轻时常吃的菜，想吃家乡菜、妈妈做的菜等。

（5）药物因素：服用抗精神疾病或抑郁症等药物后，患者可昏昏欲睡没有精神或胃口。认知障碍并发抑郁症患病率较高。对于认知障碍老人，功能性或精神状态的改变和疼痛的报告可预示抑郁症的发病。老人会采取拒绝食物或拒绝喂养帮助的形式，最终变得孤僻或变现为攻击。一些治疗抑郁症和其他心理疾病（如攻击、妄想或幻觉）的药物可能使患者产生嗜睡或激越行为，使进食过程复杂化。

（6）新发疾病或原有疾病变化：认知障碍患者出现急性疾病和老年综合征等情况（如严重便秘、肠梗阻、肺部感染），也会表现为拒绝进食。

3. 如何应对进食困难或绝食

（1）耐心与老人沟通，并通过老人的语言、肢体动作等寻找原因，然后对症处理。

（2）若是心情或精神行为原因或更换照护者，可先采取心理护理，耐心劝解，必要时采取喂食和陪同一起进食。

（3）习惯原因：尽量选取老人喜欢的食物和口味，并适当劝解其主动进食。

（4）生理性因素：若是牙齿脱落，可安置合适的义齿。使用专用的餐具时老人能自主进食。若吞咽功能严重退化而消化功能存在，可采取安置胃管。

（5）若是疾病因素所致，请医务人员帮助。

（6）记录老人的就餐习惯，如吃饭时间、喜欢的食物、喜欢的餐具、进食的小习惯等，方便更换照护者时使用。

（7）对于受幻听及自责自罪妄想支配而拒食的患者，将准备好的食物放在患者面前，耐心地劝食或喂食，暗示患者主动进食或给予保护性解释，促使主动取食。对于认为饭里有毒的患者可邀请其他人与其共同进餐，任其挑选一份，以解除顾虑。

（8）训练老人进食的行为，给予言语鼓励，消除紧张情绪，采取手把手的方法分步骤训练进食：喂食→自喂＋协助喂食→自行进食，分步示范和教授：握勺→取食物→转运→喂入口中。

（9）由于存在吞咽功能困难，老人吃饭时常会呛咳，造成误吸，导致呼吸困难甚至死亡，所以要注意防误吸。

（二）乱吃东西

认知障碍老人可能偏爱甜食，可能吃到危险的东西（如纽扣、钥匙、针），有的老人抓住东西就往嘴里放，有的喜欢啃手指，有的吃完饭还吃盘子。

1. 认知障碍患者为何会乱吃东西

（1）认知功能下降：认知障碍患者随着病程加重，认知功能下降，不能区分什么东西可以吃、什么东西不能吃，也不知道什么行为是危险的。看什么漂亮就吃什么，想吃什么就吃什么，根本不知道是否有危险。

（2）人格改变出现精神症状：在认知障碍的病程中，患者可能伴有人格的改变，出现精神行为异常。老人可能由原来的对人和善的性格变得对人冷漠。也可能做出不符合社会规范的行为，将他人之物据为己有。例如，乱吃东西，吃剩饭、垃圾、烟头、果皮、毛发等正常人不能接受的东西，收集烟头、糖果盒，随地便溺等。

（3）年老视力下降无法辨认：认知障碍老人由于视力下降，无法正确分辨自己吃的食物是否正确、是否新鲜无杂物等，从而造成乱吃东西的现象。

（4）大脑功能降低对饱腹感不敏感：认知障碍老人因为记忆力下降，再加上大脑对饱腹感不敏感，老是觉得自己饥饿，同时会很快忘记自己刚刚已经进食，因而会重复吃东西。若此时在照护者处没得到满足，老人就会自己到处找食物吃从而发生乱吃东西。

（5）老人正餐没吃饱而乱找东西吃：认知障碍老人由于手指的运动僵硬，无法完成用筷子或勺子自己吃饭，只能颤颤巍巍地吃一点点，正餐不能吃饱。如果杯子和餐具不适合老人使用，老人会对吃饭感到无力；如果又无法握稳汤匙、水杯，打翻食物时，更是雪上加霜，会对自己生气；或者饭菜不合老人的胃口，老人没有食欲。这些原因都可能导致认知障碍老人在正餐时不能吃饱，随时引发饥饿感，从而乱吃东西。

2. 如何预防和应对乱吃东西

（1）保持规律的生活作息，保证患者每次正餐吃好，避免因饥饿自己寻找其他食物。①选择颜色鲜艳的餐具：餐桌、盘子和食物颜色对比明显方便老人正确识别食物和其他物品，同时增强食欲。②选择适合认知障碍老人特殊需求的餐具：选用有一定弧度、手柄加粗适合认知障碍老人的勺子和叉子，选用双手柄或大手柄的杯子，方便老人自主抓握餐具喂食。餐具材质除了安全无害外，还应该不易摔坏，以免给老人造成伤害。如盘子和汤匙的弧度刚好可以吻合，方便喝汤；选择合适的汤匙和叉子，让认知障碍老人比较好握；杯子的内部最好有个自然的高低差，让吸管不易滑动；而碗的其中一侧呈现直角，可防止食物泼出。这么一来，老人独自用餐时，家人便可放心。③进餐环境光线明亮，同时安静，进餐时避免过多的打断和干扰，让老人专心进食。④如果老人进餐时有听歌或看电视之类的小习惯，应予尊重。⑤为了帮助老人保持规律的生活作息，记录老人吃饭的习惯，同时尽可能让老人在正餐时吃饱，防止患者饥饿时乱找东西吃。⑥对于视力下降严重的老人，到眼科检查视力下降的原因。如果是白内障、青光眼等予以积极治疗；如果只是常见的老花眼，予以配老视镜。让老人看清食物，可提起老人的食欲，同时能预防其他意外。⑦对于食欲差的老人，可以做一些老人喜欢的可口食物，同时食物的颜色尽量鲜艳，做到色香味俱全。

（2）把类似食物的物品及药品等危险物品妥善保管并监督老人的活动：①将可能会被老人当做食物的药品或其他危险品放在患者不能触及的地方，必要时加锁保存。特别是药物，照护者一定妥善保管。②反复让老人辨认日常所食的食物，使之认识，并告知不要乱吃东西。③将老人置于照护者的视线之内，严密观察他们的活动，尤其是和进食相关的活动。必要时通过未洗的碗提醒老人刚进食，避免暴饮暴食。④对于老是感觉饥饿的老人，备一些低热量的食品，在老人诉饥饿时，少量地给予老人，同时把三餐分成4~6餐给予老人，做到少量多餐。

（3）看见认知障碍老人正在乱吃东西怎么办：①如果发现老人正在乱吃东西，不要对老人发脾气，可以用一些老人喜欢的食物、东西或事情来转移老人注意力，趁此把老人乱吃的东西转移到老人看不见的地方。②进一步寻找乱吃东西的原因，避免再次发生。认知障碍患者仅仅就是因为它漂亮，或者就认为这个东西可以吃，如塑料水果之类的，这时候用其他感兴趣的食物代替，并把老人认为可以吃的"食物"统统藏起来，放到老人不能触及的地方，必要时予以上锁保管。③如确实无法解决，可带老人去看记忆障碍门诊或向其他认知障碍老人照护者取经。

总之，消化系统与大脑的认知功能息息相关，认知障碍患者在衰老过程中，机体老化也会造成消化系统一系列的改变，加上认知障碍患者常合并人格与异常行为的变化，如进食困难、绝食、乱吃东西等，严重影响到认知障碍老人的生活品质和营养状况，医务人员及认知障碍照护者应给予充足的重视。

（刘欣彤）

第七节 如何应对认知障碍老人的吞咽障碍

一、吞咽障碍的定义

吞咽障碍是指下颌、双唇、咽喉、软腭、食管括约肌或食管功能受损，不能安全有效地把食物由口送到胃内取得足够营养和水分的进食困难。

二、吞咽障碍的常见原因

AD 是短期和长期记忆、注意力和执行功能进行性下降的过程。早期常表现为短期记忆障碍，患者会因忘记手边任务或注意力不集中而妨碍进食。随着疾病进展，认知功能障碍如失用症（执行熟练的和有针对性的运动能力受损）和失认症（感觉刺激的识别和理解能力受损）经常出现。失用症可能会干扰患者使用餐具的能力，失认症则会损害患者识别食物的能力和不懂得如何处理食物。除此以外诸多因素均会对患者进食造成影响。如丧失进食所需要的精细动作技能；嗅觉和味觉的改变也会减少食欲和食物摄入量；合并视觉障的患者会很难看清食物和餐具．特别是当餐桌、盘子和食物间存在很小的反差时；消化系统的生理性退化造成咀嚼肌无力、胃排空时间延长、消化腺萎缩、各种消化酶分泌减少、活性下降，均可能导致老人对食物的摄入、消化、吸收功能降低；口腔科问题包括义齿安装不当，牙齿缺失、松动和牙齿敏感等，以及口腔卫生不良等均可导致咀嚼困难，而无效咀嚼可能会加剧吞咽困难。总体来讲，认知障碍患者出现吞咽障碍有以下因素。

（一）社会心理因素

在养老院机构和社区，AD 患者抑郁症的患病率高达 45%。对于 AD 患者，功能性或精神状态的改变和疼痛可预示抑郁症的发病。患者会采取拒绝食物或拒绝喂养帮助的形式，最终变得孤僻或表现为攻击。一些治疗抑郁症和其他心理疾病（如攻击、妄想或幻觉）的药物可能会使患者产生嗜睡或激越行为，使进食过程复杂化。

（二）生理因素

老人从口腔前部到贲门的吞咽通道中的某一部分发生病变，吞咽反射路径部分受损或受到邻近病变的影响，皆可导致不同程度的吞咽困难。

（三）环境因素

就餐环境在喂养过程中起到了重要作用。在喧哗的餐厅用餐的患者，临床常表现为非常急躁、激动，往往伴有进食困难。目前老人机构的用餐环境经常是非常拥挤、混乱、吵杂，会产生频繁的干扰和打断，并且餐盘经常放在患者拿不到的地方。

（四）文化因素

文化期望的不同会影响患者进食困难的表现和评定，以及影响照护者所采取的解决措施。如西方文化强调的是独立，照护者可能更倾向于帮助老年人群自己进食。文化同时也影响着患者对食物的偏好和进餐习惯，有研究发现，在膳食中为患者提供熟悉的食品会改善患者的膳食摄入量。

三、吞咽障碍的评估方法

（一）主观评估——主诉

临床评估的第一步是主诉。分析患者的主诉，可初步鉴别口咽性或食管性病变，推断吞咽障碍的病因。

1. 发生的部位和时间　①口：咀嚼、食团聚集、吞咽起始等方面有困难；②咽：症状出现在吞咽时或噎呛发生于吞咽完成后，提示为咽内残余食物的再误吸；③食管：症状由吞咽引起，表现为胸骨后痛。

2. 发病、频率、进程　①持续时间：如脑卒中、服食药丸阻塞时；②频度：间断的还是持续的；③症状的进程和严重程度。

3. 诱发因素和代偿机制　①食物硬度：固体、半固体和 / 或液体；②愿意接受的食物温度：热、冷的影响；③是否用吸吮法，有无头颈部转动或倾斜症状出现是间隔性或经常性，是否出现在疲劳后。

4. 合并症状　①语言或声音的改变；②衰弱：肌肉控制力缺失，特别在头颈部；③噎呛或咳嗽；④反复多次吞咽，或"清嗓"动作增加；⑤呕吐：咽性、鼻性、食管性或胃性，进食后即刻或延迟发生，呕吐物为未消化食物；⑥腐烂物质或分泌物；⑦咽喉部梗阻感、粘贴感；⑧疼痛：局部性或放射性；⑨吞咽痛（食团通过时痛感）。

5. 次要症状或发生并发症的证据　①体重减轻，缺少活力，包括因脱水而致者；②对食物的态度、食欲等较差；③呼吸道症状：咳嗽、痰量增多、气短、呼吸道感染、反复肺炎；④睡眠障碍（继发于清理分泌物或反呕）；⑤梗阻感、咳嗽或唾液分泌：流涎过多或口干。

6．吞咽障碍表现

（1）口咽性吞咽障碍：呛咳、隐性误吸。

（2）食管性吞咽障碍：反流、其他问题、进食固体或液体困难，吞咽障碍呈间歇性或进展性，烧心感。

（3）合并症：呼吸系统、神经系统。

（4）其他表现：①无法主诉的患者，家属或照护者代诉；②进食时摆弄食品、咬下食物块的大小不适当、试图吞咽时有情绪变化；进食环境和选择食物的变化；③咀嚼费力，反复多次吞咽；④发音困难，声音"潮湿"、嘶哑；⑤面部两侧不对称，颈部发生痉挛性倾斜。

（5）继发症状：①体重减轻，反复发生的肺部感染；②饮食习惯改变：食欲改变，味觉变化等。

（二）客观评估——吞咽功能评估

通过洼田饮水试验（表4-12）进行：先让患者像平常一样喝下30ml水，观察和记录饮水时间、有无呛咳、饮水状况等。饮水状况的观察包括啜饮、含饮，水从口角流出、边饮边呛、小心翼翼地喝等表现，饮后声音变化、患者反应、听诊情况等。

表4-12　饮水试验分级及判断标准

分级	判断
Ⅰ级：可以1次喝完	正常：Ⅰ级，5秒内完成
Ⅱ级：分两次以上喝完，无呛咳	可疑：Ⅰ级，5秒以上完成；Ⅱ级
Ⅲ级：能1次喝完，但有呛咳	
Ⅳ级：分两次以上喝完，且有噎呛	异常：Ⅲ/Ⅳ/Ⅴ级
Ⅴ级：常常呛住，难以完全喝完	

四、吞咽障碍的治疗措施

AD患者导致进食困难的因素主要包括认知功能障碍、生理性功能退化、社会心理因素、环境因素和文化因素等5个方面，临床上要系统管理这些因素，结合社会政策和环境设计的改变来解决患者的进食问题。

对认知功能障碍患者的干预应给予言语鼓励，消除紧张情绪，采用手把手的方法分步骤训练进食，从喂食到自喂和协助喂食相结合，再到自行进食3个步骤。如先训练患者握勺动作，接着训练将装饭的小勺送到嘴边，再训练向嘴里填送。用勺进食的几个步骤熟练后，再进行系统练习，即从握勺到碗中盛饭，再到把装有饭的小勺送到口边，最后送到口中。

（一）对肢体精细功能障碍患者的干预

1. 准备适合患者的特殊餐具　为患者准备特殊的餐具，如叉子、歪把勺、勺把加粗加大的汤勺，或将餐盘固定，以防患者碰翻打坏，并给予适当协助。不可催促患者进食。可提供手拿食物以方便无法安静坐着进食的患者。有视觉障碍的患者要进行视力检测，看是否需要佩戴老视镜。同时使用鲜艳色彩来增加餐桌、盘子和食物的对比度。老人消化系统功能退化，应将患者每天所需的饮食量有计划地分配，少量多餐，以减轻胃的负担。此外，带患者找口腔科医生检查是否有牙齿缺失或义齿安装不当等问题。对有吞咽障碍的患者，应对其吞咽功能进行全面评估分析，确定吞咽障碍的发生环节，可制订相应的摄食细节管理计划，进行进食辅助，并对患者进食情况跟踪性监测，以减少误吸、误咽等情况发生。

2. 鼓励患者经常与照护者、家人和朋友交流　通过与患者交流，可以在第一时间发现患者的进食困难，并向他们提供帮助。有研究显示，老人经常和家人、小孩或朋友等社会接触，能够显著改善其抑郁症状。对于拒食患者，应给予言语鼓励，坐下来与患者眼神交流，询问患者或家属对食物的喜好；对于情绪激动的患者，可以播放轻柔放松的音乐，以减少其激越行为或推迟进食，不能强迫患者。改善就餐环境，足够的照明对看清食物和餐具非常重要，避免过度拥挤和提供足够的空间，让喂食者坐下来与患者有眼神交流，可以促进他们之间的互动，同时增加照护者在患者进食期间的参与，适当的沟通和频繁的表扬有助于患者的进食，所以鼓励制订促进家庭参与式进食和患者与照护者之间互动的策略。同时，进食过程中要去除周围干扰，确保进餐环境安静，以免患者进食时分心。

3. 帮助提供特定区域性的餐具和食物　如果照护者所提供的进食帮助与患者的文化期望不同，可能会降低患者用餐过程的质量，减少患者的食物摄入量。照护者应熟悉了解患者自身的文化背景和期望，帮助提供特定区域性的餐具和食物，在医疗记录里也可以发现患者的食物偏好。但是医疗记录很少含有患者进餐习惯的信息，如他们喜欢单独进餐，或是边看电视边进餐。这些信息最可靠的来源是家庭成员和家庭照护者。

（二）对伴有生理功能退化的 AD 老人的干预

1. 改变吞咽姿势　改变吞咽时的姿势，其原理是在吞咽食团时，让患者改变身体或头部的某种姿势，即可解决吞咽障碍的症状。相关策略包括侧方吞咽和转头吞咽、空吞咽与交互吞咽、低头吞咽、从仰头吞咽到点头吞咽等。

2. 感觉促进综合训练　患者开始吞咽之前给予早期感觉刺激，使其能够及时吞咽，称感觉促进法。感觉促进法包括以下措施。

（1）把食物送入口中时，增加茶匙下压舌部的力量。

（2）给予感觉较强的食物，如冰冷的食团、有触感的食团（如布丁、果冻）或有较强酸甜苦辣味道的食团。

（3）给予需要咀嚼的食团，借助咀嚼运动提供初步的口腔刺激。

（4）在吞咽前在腭舌弓给予温度触觉刺激。进食前，可以冷却刺激进行口腔内清洁，或进食时冷热食物交替进食，或用冰冻后的棉签在咽弓出摩擦 4~5 次。

（5）慎用 3mm 直径以上的食团。

（6）鼓励患者自己动手进食。

3. 改变食物的质地和黏稠度。

4. 基础训练　早期进行吞咽功能训练，可防止咽下肌群发生失用性萎缩，加强舌和咀嚼肌的运动，提高吞咽反射的灵活性，改善摄食和吞咽能力，减少吸入性肺炎、窒息、脱水、营养不良等并发症的发生。同时，吞咽功能训练可以增强患者自我生存的能力，提高生活质量，减少社会、家庭的精神和经济负担，主要方法如下。

（1）准备训练之前，对患者进行康复训练教育，有言语障碍者可利用文字或交流图板及其他有效方式，饭前 30 分钟开始训练。

（2）基础训练：①口腔周围肌肉的运动训练，包括唇运动、颌运动；②屏气发声运动；③咳嗽训练；④构音训练，如吹蜡烛、吹哨动作；⑤呼吸训练；⑥屏气吞咽；⑦吸吮和喉头上举训练。

（3）摄食训练：基础训练后开始摄食训练。患者取躯干屈曲 30° 仰卧位。见图 4-3。

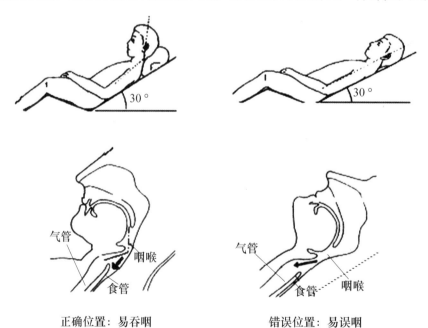

正确位置：易吞咽　　　　　　　　　错误位置：易误咽

图 4-3　摄食训练的正确体位

（4）电刺激治疗：在吞咽障碍方面主要应用的电刺激包括两个方面，①低频电刺激疗法，主要有神经肌肉电刺激、电肌肉刺激、功能性电刺激、经皮电刺激；②生物反馈疗法。

综上所述，进食困难是 AD 患者的常见问题，帮助患者进食是照护者的主要任务。由于包括老年护理饮食护理知识缺乏、风险意识薄弱和进食护理技能掌握不足等在内的诸多原因，使得进食困难没有得到根本的解决。目前国内外关于 AD 患者进食困难方面的研究较少。要彻底解决进食困难，护理评估和干预措施必须考虑到 AD 患者的认知、生理、社会心理、环境和文化等因素，同时还涉及护士、护士助理、医生以及患者家属等多学科人员的共同参与。为了有效地进行针对性干预，需要评估患者进食困难的类型并分析其影响因素，以更好地评估其预后。

（龚　淼）

第八节　如何应对认知障碍老人的便秘

随着饮食结构、生活习惯和社会精神心理因素的影响，平均寿命的提高，活动能力减退及老人慢性病的多重用药，便秘（constipation）的患病率不断上升。欧美国家报道老人便秘的患病率达 24% ~ 50%。居住在养老院中的 60 岁以上的老人慢性便秘可达 50% 以上。我国的相关资料显示，各地差异很大，慢性便秘患病率为 11.5% ~ 67.8%，便秘随着年龄的增加而增加，养老机构和长期住院患者患病率更高。

一、便秘的定义

便秘是指排便次数减少、粪便干硬和 / 或排便困难。排便次数减少是指每周排便次数少于 3 次或比原来减少 1/3 ~ 1/2，排便困难包括排便费力、排出困难、排便不尽感、排便费时及需手法辅助排便。慢性便秘的病程超过 6 个月，或 3 个月内超过 1/4 时间内有便秘（罗马Ⅲ标准）。

二、便秘常见原因

（一）生理功能减退和不良饮食习惯

老人的消化功能会随着年龄的增长而日益减退：①牙齿脱落，咀嚼能力变差，会使纤维性食物摄取减少，不能对胃肠道产生有效刺激，排便反射减弱；②胃肠蠕动减慢，肠内容物通过缓慢，粪便内水分过度吸收，致使大便干结；③结肠、直肠、肛门内外括约肌和盆底肌收缩无力或协调障碍，排便乏力；④饮水过少，粪便干硬。这些因素均可导致老人的便秘。对于有饮用浓茶习惯的老人，茶内鞣酸使胃肠黏膜收缩，分泌黏液量减少，导致润滑作用减弱而导致便秘发生。

（二）不良生活习惯和排便习惯

体力活动减少、久坐、长期卧床，缺乏引起推动结肠内粪便运行的刺激，容易发生便秘；此外，未养成按时排便的习惯，缺乏充裕时间排便或因环境条件不允许、行动不便、排便体位改变导致长期忽视或抑制便意等影响了排便反射。

（三）心理社会因素

生活压力大、负性社会事件的打击或长期处于紧张、压抑、抑郁、焦虑等均可导致神经调节功能紊乱，抑制正常排便反射，引发便秘。

（四）胃肠道梗阻

进食过多难以消化的食物可导致肠梗阻；肠麻痹、肠道肿瘤等使肠道内容物不能正常运行，滞留在肠道内而发生便秘。

（五）医源性便秘

1. 药物　老人常多病共存、多重用药，药物引起的便秘更常见。例如，阿片类镇痛药、麻醉药、抗抑郁药物、镇静及抗惊厥药、抗胆碱药、含铝抗酸药、钙剂、铁剂、利尿药、止泻药等都能引起便秘。

2. 长期反复灌肠　产生灌肠排便依赖。

3. 腹部手术创伤、手术时麻醉和手术创伤　可使肠蠕动受抑制产生便秘。

4. 疾病　疾病除肠道疾病外，神经精神疾病（如抑郁症、厌食症等）、脑血管疾病、结缔组织病（如硬皮病、皮肌炎等）、代谢与内分泌疾病等也可引起肠道蠕动缓慢甚至肠麻痹等造成便秘。

5. 制动　患者因疾病、治疗等需要限制活动，如严重心功能不全、大手术后等。

三、常见的症状与评估

（一）症状

便秘患者会出现排便次数减少、粪便排出困难、粪质干硬、排便不尽感等情况，若未适当处理，还可能引起腹胀、腹痛、腹泻、粪便嵌塞等现象。粪便嵌塞是便秘最常见的并发症，是指粪便滞留在大肠中形成坚硬的粪块并嵌顿在肠道内的状态，可导致溢出性大便失禁或矛盾性腹泻、乙状结肠扭转、肠梗阻、结肠溃疡、尿潴留或尿失禁等，需要紧急处理。

（二）评估

1. 病因评估　应该排除器质性和药物性便秘才可以考虑为功能性便秘。对有报警症状（如便血、贫血、消瘦、发热、黑便、腹痛等）者以及有结肠息肉史和结肠肿瘤家族史者，需做相关检查以排除肠道器质性疾病。仔细询问病史及全身症状，排除内分泌和代谢性疾病、神经和肌肉疾病以及药物所引起的便秘。

2. 便秘程度评估　分为轻、中、重度。轻度指症状较轻，不影响日常生活，无须改变生活方式，短时间用药物恢复。重度指症状重且持续，严重影响日常生活，需用药物治疗，不能停药或药物治疗无效。中度则介于轻度和重度之间。

四、护理

临床处理便秘问题时应完整收集病史，评估便秘原因，根据便秘的病因或诱因、严重程度，采取个体化和整体的综合治疗，避免滥用泻药。如便秘严重者，应先缓解症状，再针对病因予以矫正，同时给予预防便秘的健康教育。若是药物副作用，则可建议医生换药或停药。如果是非病理性便秘，应注重在饮食、饮水、运动、排便习惯等方面的健康教育，以形成良好的生活习惯，恢复正常排便。

1. 饮食护理　规律进食，摄取均衡饮食，以含纤维素高的食物为主，例如新鲜蔬菜、水果、全谷类食物。高纤维素饮食能吸收大量水分使大便软化，并能增加肠内容物，促进排便。牙齿不好的老人，可将蔬菜、水果切碎后再慢慢咀嚼。多食产气及 B 族维生素含量丰富的饮食，如白薯、香蕉、梨、银耳、木耳、玉米、黄豆、黄瓜、萝卜和瘦肉等，利用其发酵产气，促进肠蠕动。平时可酌情进食蜂蜜、水果、黑芝麻等润肠食物。养成多饮水的习惯，保证每天的饮水量在 1600～2500ml，心肾功能不全者需咨询医生。少饮浓茶或咖啡，避免辛辣刺激食物，避免大量饮酒。

2. 规律适当运动　便秘患者应适当增加有规律的运动，特别是腹肌锻炼。适合老人的锻炼方式有：散步、慢跑、做操、太极拳、交谊舞等。运动可以促进肠蠕动，加强肌肉力量，对于排便有很大帮助。长期卧床老人应加强床上活动，如做腹式呼吸、腹部按摩、反复练习排便动作、提肛收缩运动及腿练习等。

3. 养成定时排便习惯　因为早餐后易引起胃结肠反射，嘱患者每日早餐后半小时排便

1次，此刻训练排便易建立条件反射。可有便意则立即排便，排便时注意力集中，避免看书看报。

4. 维持愉快的心情 情绪对排便也有相当大的影响。缓解压力，消除焦虑、紧张心情，保持健康愉快的心态可促进排便。

5. 遵医嘱给予药物治疗 经过非药物手段仍无效的便秘或者顽固性便秘者，特别是生活不能自理、长期卧床的老年慢性便秘患者，可遵医嘱给予药物治疗。注意观察药物作用、不良反应及注意事项。温和的口服泻剂宜在睡前1小时服用，盐性轻泻剂如硫酸镁等作用快但不宜长期服用，润滑性泻剂不宜长期服用，使用渗透性泻剂注意观察有无腹胀不适感，注意血压变化。外用药物如开塞露或甘油制剂灌肠。

6. 人工抠便 大量粪块聚集在直肠内，经灌肠后仍无法自行排出时需用手掏出。患者取左侧位，护士右手戴手套，右手示指手套上和患者肛周涂石蜡油润滑，将示指轻轻插入肛门，慢慢将硬结的大便掏出，动作要轻柔，切忌强行硬挖，避免损伤直肠黏膜，增加患者痛苦。

（杨　君）

第九节　如何应对认知障碍老人的尿便失禁

尿便失禁是一个隐私、难以启齿的话题，也被称作"无声的症状"。它是指多种疾病或原因造成尿便不受自主控制、无意识流出，可分为尿失禁和大便失禁两大类，也就是老百姓口中的遗尿（尿失禁）/遗粪（大便失禁）。

认知障碍老人由于认知功能下降等原因，随着病情进展可能会出现尿便失禁，这不仅是家庭照护需要解决的重要问题，也是社区和各种医疗机构普遍存在的问题。长期失禁危害老人的身心健康，严重影响老人的生活质量，也给照护者带来巨大压力。

一、尿便失禁的主要危害

1. 皮肤的损害 长期的尿便失禁，使皮肤持续暴露在尿便的刺激中，容易造成皮肤发红、破溃及糜烂、失禁性皮炎、压力性损伤等，甚至继发尿路感染，使老人不得不住院治疗，不仅增加老人的痛苦，还增加了家庭的经济负担。

2. 危害认知障碍老人的身体健康 尿便失禁不仅可造成皮肤损害，还会造成大量电解质和水分流失，导致老人脱水、虚弱无力、循环血容量不足等，如果不能及时得到纠正，甚至会威胁到老人的生命。

3. 危害认知障碍老人心理健康　排泄是维持生命体必要的活动，也是关乎个人尊严的重要因素。尿便失禁可造成身体异味，损害个人形象，给老人带来羞耻感，如果再加上照护者不适当的语言或表情，会导致老人不愿意出门、害怕进食等。长此以往，老人会变得孤僻、抑郁，甚至可致人格改变，严重危害老人的心理健康。

4. 增加照护者的照护负担　尿便次数增加，必然增加清洗的次数，频换尿布、床单及衣裤使照护工作更繁重。若老人皮肤发生失禁性皮炎或压力性损伤，还需要进行特殊换药、加强翻身等工作，增加了照护者的负担。

5. 增加家人的经济和身心压力　尿便失禁发生后需要增加更多的辅助用品，甚至需要接受住院或门诊治疗，给家庭带来更大的经济压力。尿便失禁及体质的下降需要家人付出更多的时间和精力照顾，增加了家人的身心压力。

长期尿便失禁的危害很大，失禁又是涉及老人隐私的问题，需要照护者更多地理解。失禁并非老人本意，也不是他们所能控制的，最痛苦的也是老人自己。照护者要站在老人的立场上，维护老人的尊严，维护老人的隐私。同时，认知障碍老人不能清楚表达不舒适，需要照护者给予更多关心，了解老人以往的排便习惯和变化，帮助他们安排如厕的时间，并尽可能地提供适合老人如厕的环境及辅助用具。为了更好地照护尿便失禁的老人，照护者需要了解尿便失禁的原因，掌握预防和应对失禁的方法。

二、尿便失禁的原因

由于认知功能下降等原因，认知障碍老人不能很好地描述自己的躯体问题及需求。因此，当出现尿便失禁时，需要照护者协助医务人员积极寻找原因并有针对性地采取干预措施。

1. 认知障碍疾病的结果　认知障碍老人由于记忆力下降和定向障碍，找不到卫生间，或者由于沟通能力下降，导致老人不能及时向照护者表达如厕的需求，以及某些老人自尊心强，不愿意或不好意思，但由于躯体功能下降，无法控制尿意/便意或不能及时如厕，从而失禁成为必然。失禁可能发生在认知障碍疾病的任何阶段，但大部分出现在疾病进展的中期和晚期。老人会丧失排泄功能，就是所谓的失能造成尿便失禁。

2. 其他疾病的影响　神经系统疾病、精神疾病、泌尿生殖系统疾病、肠道疾病等可使老人失去对尿意和便意的反应能力，无法控制尿便，引起失禁发生。

3. 药物副作用　老人常并发多种疾病，需同时服用多种药物，有些药物可能引起尿便失禁。应用某些抗生素的老人，可能发生因抗生素而导致的肠道黏膜急性炎症，即发生抗生素相关性腹泻，甚至大便失禁。同时，不恰当使用便秘药物也可能造成大便失禁。使用下列药物可能发生尿失禁。

（1）利尿剂：呋塞米、托拉塞米、螺内酯、氢氯噻嗪。

（2）β受体阻滞剂：美托洛尔、阿替洛尔、艾可洛尔。

（3）抗胆碱能药：阿托品、山莨菪碱、东莨菪碱。

（4）镇静剂：巴比妥类，如巴比妥、苯巴比妥；苯二氮䓬类，如地西泮、氟西泮。

（5）抗抑郁药：丙咪嗪、氟西汀、帕罗西汀、西酞普兰等。

4. 生活方式不当　入睡前饮水过度，导致夜间尿失禁。进食某些不新鲜、不干净的食物引起腹泻或尿便失禁等。

5. 环境改变　认知障碍老人由于认知功能损害等原因，置身于新环境，可能无法找到卫生间，或者由于卫生间的陈设、标志等变化，都可能导致他们因无法识别卫生间而发生失禁。

6. 生理性老化　生理性老化导致控制排尿/便的能力较差，在咳嗽、打喷嚏、下蹲等腹压增加的情况下诱发失禁。

7. 照护者因素　中晚期认知障碍老人无法正确表达排泄需求，或因行走困难无法独自走进卫生间。如果照护者没有觉察到老人的排泄意识或及时提供如厕帮助，他们就会不知不觉地发生失禁。同时若照护者缺乏照护失禁老人的经验，给老人穿带纽扣或拉链这类不易脱下的裤子，老人可能因手指不灵活、不能很快脱下裤子而导致失禁。

三、尿便失禁的预防和处理

1. 尊重老人隐私，维护尊严　照护首先要明白，尿便是一件非常私密的事情。当排便需要他人协助时，无论老人的认知功能是否正常，他们都会因私人空间有其他人而感觉到不同程度的不舒适。所以，在照护老人尿便时，一定要尊重老人的隐私，维护老人的尊严。

协助老人尿便时，应关上卫生间的门，或用屏风建立隐蔽的环境。当老人使用床旁坐便器时，应请房间内的其他人离开，维护老人隐私。

若老人发生尿便失禁，照护者先要保持自然平和的心态，不要表现出对老人嫌弃的表情，应关心安慰老人，同时迅速帮老人更换衣物，开窗通风，保持室内空气清新，以免老人自我嫌弃，产生耻辱感。严禁在护理老人排便时说"很脏""很臭"，甚至责骂老人。

若老人在公共场合、朋友或十分在乎的人面前发生失禁，照护者一定要顾及老人的自尊，将老人领到隐蔽的地方，轻声细语告诉老人没关系，下次注意就好了，并及时协助老人清理干净，最好不要让其他人员知道。

为老人清理时，应提前准备好换洗的衣服和被褥，减少暴露的时间。

失禁老人心情紧张而窘迫，感到自卑和自尊丧失。照护者应尊重老人隐私，维护老人的尊严，帮助老人正确面对失禁，避免因失禁而变得孤僻、抑郁，应鼓励老人多沟通、多参加社会活动，保持平和的心态。

2. 引导如厕，提供支持　　人们常说"老换小"，对于认知障碍老人更是如此。对于语言表达能力尚存的老人，照护者要鼓励老人主动提出如厕的需求，同时要预留给老人足够的时间来完成如厕的动作，不要催促和不耐烦，以免造成老人抗拒如厕或憋尿、憋便。若老人由于自尊心强，不愿意麻烦他人而不愿意他人协助如厕，照护者可以告诉老人："我想上卫生间，您可以陪我一起过去吗？"如果老人顺利完成如厕，应不吝夸奖，帮助老人在尝试中建立信心。

同时，由于老人行动缓慢，而且产生尿意到排尿的反应时间短，所以照护者应给老人穿方便穿脱的裤子，例如松紧腰带的裤子或腰部用魔术贴固定的裤子，尽量避免穿着带拉链的裤子，或系皮带的裤子，以免老人不容易脱裤而造成失禁。

3. 保持皮肤清洁干燥，防止皮损　　失禁是造成皮肤损害的重要因素，照护者在护理老人时要尤其注意皮肤护理，保持皮肤的清洁干燥，防止因护理不当造成或加重皮肤损害，增加老人的痛苦。指导老人穿棉质内衣裤，每日用温水清洗外阴，保持皮肤清洁干燥，避免搔抓等。一旦发生失禁，应立即用温水或专业免清洗护理产品清洗皮肤。及时更换污染的床单、衣裤、尿垫、尿裤及接尿器等，防止局部长时间处于尿便污染的环境。注意观察肛周、外阴、大腿根部及骶尾部皮肤情况，有无发红、水疱、破溃、湿疹等，若出现以上皮肤问题应及时处理或就医。长期卧床的老人应选择合适的保护用具，避免肛周皮肤长时间受粪便刺激。必要时使用皮肤保护剂，如氧化锌软膏、凡士林乳液、液体敷料等。

4. 安排规律如厕时间，定时如厕

（1）根据老人的排便习惯记录排便日记，包括平常如厕的时间、尿便的频次、失禁的频次、每次排便间隔时间等。排便日记一般记录3天以上，以评估老人的排便习惯。

（2）对于卧床或行走不便的老人，每2~4小时协助老人排便1次。

（3）对于习惯于固定时间如厕的老人，找出老人的如厕时间表，在这些时间点带老人如厕，通常如厕时间表包括以下内容：①老人早上起床时，需要带老人如厕；②白天时间段，根据老人的饮食、活动、疾病等情况，每隔2~4小时协助老人如厕1次；③通常老人饮水及进餐后1~2小时，可据情况带老人如厕；④入睡前，需协助老人如厕。

（4）对膀胱充盈有知觉的老人，应提醒老人如厕。如果老人自觉有便意，协助老人；如果没有便意，可鼓励老人尝试如厕但不可强迫。

（5）在照护者之间进行轮换时，要注意交接老人排便时间的安排，以避免因外界原因扰乱老人的排便习惯。

5. 识别排泄需求迹象，预防失禁　　认知障碍老人在疾病的中晚期，可能已经无法明确表达自己如厕的需求。但是照护者通过仔细观察，总结规律，是能够发现老人在大小便前传达的代表排泄需求的身体语言或表情。较常见的迹象包括：来回走动，坐立不安；拉扯裤子；把手放在腰部；在椅子上扭动；突然情绪烦躁或焦虑；突然沉默，躲在角落；发出不同寻常的声响；男性面对花盆、垃圾桶等形似马桶的物体发呆。

上述迹象提示老人可能有如厕的需求，但是由于个体差异，需要照护者在与老人相处中去发现和理解老人特定的表达方式，及时帮助老人如厕，减少失禁的发生。

6. 提供实用如厕环境，保护安全

（1）尽量将老人的卧室安排在靠近卫生间的地方，缩短如厕距离。通往卫生间的通道应保持通畅，安装扶手。房间地面最好不能有台阶，无障碍物。

（2）卫生间应有醒目标识，门应采用滑门或门帘，并保持门开放，方便老人识别。或将卫生间的门布置得和其他房间的门颜色不同，这是因为认知障碍老人即使在疾病晚期，也能保持对色彩的辨认力。

（3）同时保持卫生间充足的灯光，尤其是夜晚。卫生间应保持夜灯或地灯常明，为老人如厕提供安全保障。

（4）根据老人的生活习惯和生理变化，尽可能安装坐便器，保持坐便器盖处于打开的状态，以便老人能直接看到坐便器。卫生间内避免安装方形的大镜子，避免老人误认为有人趴在窗户上偷窥他们，而不敢排尿便。

（5）卫生间内应安装和老人身高相匹配的扶手，冬天可使用保暖装置。卫生间内应有足够的空间，方便老人起坐，使老人可以尽快坐下排便。

（6）夜间可在卧室内常备一个便携式坐便器，以备急用。

7. 选择恰当排泄方式，减少衰退　照护者应根据老人功能的衰退情况借助恰当的辅助用具保持和锻炼老人的排泄能力，不仅可以防止老人的生活自理能力衰退，而且能锻炼和恢复身体功能，同时也可以增强老人的生活信心，一定程度上减轻照护者的负担。能用尿壶、便器就不用尿裤，能在便携式坐便器排泄就不要在床上排泄，尽可能地保留老人的排泄功能，见表4-13。

表4-13　照护认知障碍老人排泄方式指导

排泄方式	适用对象	注意事项
卫生间	针对有尿/便意并能站立，能保持坐位，可以走到卫生间的老人，包括可以独立行走、他人协助、靠助行器等可以移动的卫生间的老人	尽量鼓励老人自己到卫生间解便

排泄方式	适用对象	注意事项
便携式坐便器	针对有尿/便意并能站立，能保持坐位，可以下床但无力走到卫生间的老人	利用坐便器在床旁排泄 选择有靠背和扶手，高度能调节的坐便器 可独立使用坐便器的老人：将坐便器平行放于床旁，调节坐便器高度和床的高度一致，教会老人从床上扶住扶手站起或横向滑动臀部到坐便器上，排便过程中一手始终扶住扶手，排便完毕后再以同法回到床上 需要照护者协助的老人：照护者站于老人前方，让老人搂住照护者颈部，同时照护者抱住老人腰部，帮助老人转身背对坐便器，协助老人脱下裤子，再让老人后退紧贴坐便器坐稳，便后以同法协助老人回到床上
便盆、尿壶	针对可以表达尿/便意，长期卧床无法保持坐位的老人	放置便盆、尿壶时，应协助老人抬起臀部，严禁使用蛮力将便盆、尿壶塞入臀下，以免损伤皮肤 及时倾倒便溺，防止皮肤长时间受到尿便刺激 便盆、便壶放置的时间不能超过30分钟
接尿装置	针对长期尿失禁的男性，必要时可选择接尿装置，如一次性尿液收集器、保鲜袋等接取尿液	注意松紧适度，避免过紧引起缺血水肿 每天定时取下阴茎套和保鲜袋，清洗会阴部和阴茎，并暴露于空气中 注意评估有无红肿、破损 此方法不适宜长时间使用
纸尿片/纸尿裤	针对无法表达尿/便意的老人、尿便失禁的老人或行动不便的老人夜间使用	根据老人的性别、活动和尿量情况选择合适的用品，可试用少量的样品后，再作选择 选择锁水能力强、吸收好、透气性强、柔软贴身的纸尿片/纸尿裤，以免发生失禁性皮炎 注意及时更换和外阴部皮肤护理
留置尿管	针对尿潴留/有严重失禁性皮炎的老人	在医护人员帮助下留置尿管，尽量短时间使用
肛管、胃管、气囊尿管、造口袋或大便引流装置	针对持续大便失禁的老人	在医护人员的指导下根据大便性状选择恰当方式，避免对肛周皮肤造成损伤 此方法不适宜长时间使用

8. 建立健康生活习惯，避免失禁

（1）老人的饮水量或进食量直接影响其排尿的次数及容量，甚至影响肾功能等，所以正确的饮水计划至关重要。①照护者应掌握少量多次饮水的原则，避免一次饮水过多造成不适，加重心肺等器官负担。②进食或进饮后，及时准确地记录水分量，以保持每天的出入量平衡，如未能达到目标，需根据情况做出适当的调整。③在病情允许的情况下，保证每日饮水量在1500~2000ml，将饮水时间尽量集中在白天，睡前2~4小时应限制饮水量，以免因夜间饮水过多，造成失禁。④参考饮水计划。早餐：200~250ml水分、流质或粥类；

早餐后午餐前：200~250ml 水分、流质；午餐：200~250ml 水分、流质或粥类；午餐后晚餐前：200~250ml 水分、流质；晚餐：200~250ml 水分、流质或粥类（如进食水果或汤类，则适当减少饮水量）。

（2）鼓励老人多食新鲜橙汁、葡萄汁和含维生素 C 丰富的水果蔬菜，以酸化尿液，避免泌尿道感染；同时指导老人清淡饮食，忌烟、酒、浓茶、咖啡等刺激性物质，以免刺激膀胱，增加逼尿肌不稳定从而诱导尿失禁的发生。

（3）饮食上选择低脂、温热的食物，避免进食辛辣刺激性强的食物，适当增强膳食纤维的摄入，因食物中膳食纤维不会被机体吸收，可增加粪便的体积，加强肠道水分的吸收，从而改善粪便的连贯性，使大便成形，有助于控制轻度大便失禁。

（4）帮助老人养成定时排便的习惯，使直肠和肛门保持空虚，对于因认知障碍而致的直肠感觉功能障碍所引起的大便失禁有益。

9. 加强用药观察，对症处理

（1）某些药物可引起失禁：老人在服用药物时，照护者应仔细阅读药物说明书，关注是否有导致失禁的可能，在老人服药期间密切观察药物作用及副作用。注意观察老人每日排便、排尿的次数，每次所用时间，尿便的量、颜色、性状等。若老人发生尿便失禁可能与药物相关时，应及时告知医务人员，以便医务人员根据老人的情况调整治疗方案。

（2）可遵医嘱使用药物应对大便失禁：①肠蠕动抑制剂、止泻药物，如吸附剂或阿片类衍生物可改善大便失禁，常用的药物包括蒙脱石散、盐酸洛哌丁醇、可待因等，其中盐酸洛哌丁醇可视为治疗慢性腹泻伴大便失禁老人的首选药物。一般用于治疗失禁的药物剂量低于用于止泻的剂量。②灌肠、泻药或栓剂能帮助清空肠道，减少排便后的渗漏，适用于排便不畅、粪便持续从肛门渗漏的功能性失禁。对于直肠内有粪便嵌顿引起大便失禁的老人，单纯灌肠不能起效，须戴手套用手将粪块分割后再灌肠排出。③必要时可用示指润滑后检查肛门口是否有硬结粪便堵塞，如果有应及时协助抠出。

（3）可遵医嘱使用药物应对尿失禁：主要作用原理在于增强尿道闭合压，提高尿道关闭功能。目前较常用的药物类型包括选择性 α_1- 受体激动剂、丙米嗪、β- 受体阻滞剂、雌激素等。

（4）无论选择何种药物，都应遵医嘱按时、按量正确服药，避免漏服、多服，注意观察药物的作用与副作用。

10. 康复训练，减少失用　对于能有效沟通和配合的老人，应教会其进行膀胱功能训练的方法，定期进行效果评价。康复训练应遵循循序渐进的原则，多鼓励老人并树立老人自信心。

（1）盆底肌训练：目的是增加肌肉强度、减少肌肉松弛以提高膀胱肌的支撑。如果老人有心律失常、心功能不全或膀胱出血（血尿）则慎用此法。训练方法：取立位、坐位或卧位，试做排尿动作，先慢慢收缩肛门，再收缩阴道、尿道，产生盆底肌向上提升的感觉。在肛门、阴道、尿道收缩时，大腿和腹部肌肉保持放松，每次缩紧 5 ~ 10 秒，然后缓缓放松 10 秒，连续 10 次，以不感疲乏为宜，每日进行 5 ~ 10 次。同时间断排尿，即在每次排尿时停顿或减缓尿流，以及在有"尿失禁诱导动作"（如咳嗽、弯腰等）之前收缩盆底肌，以抑制不稳定的膀胱收缩，减轻排尿的紧迫感，降低排尿频率和溢尿量。如健康许可，可鼓励老人做抬腿运动或下床走动，以增强腹部肌肉张力。

（2）膀胱训练：目的是重新训练膀胱储存及排空技能。先制定一个排尿时间表，排尿间歇自我设定，强迫第一次排尿，逐步增加排尿间隔时间，最终目标间歇 3 ~ 4 小时。可采用三步法，第一步，定时如厕训练（饭后、睡前）；第二步，有尿意再如厕；第三步，逐渐延长憋尿时间，达到正常排尿间隔。

（3）肛门括约肌训练：指导老人收缩肛门（提肛），每天 500 次左右，每次坚持数秒钟，以增强肛门括约肌的功能。

四、失禁相关性皮炎

失禁相关性皮炎是潮湿环境相关性皮炎的一种，又称尿布皮炎、尿布疹、会阴部皮疹、刺激性皮炎等，指因尿便失去控制所引起的局部皮肤炎症，任何年龄阶段均可发生，发生的部位多集中于会阴部、骶尾部、臀部、腹股沟、男性的阴囊、女性的阴唇、大腿内侧及后部。失禁相关性皮炎的主要表现为红斑、红疹、浸渍、糜烂甚至皮肤剥脱，伴或不伴有感染。

（一）失禁相关性皮炎的危害

发生失禁相关性皮炎的老人会经常感觉不舒服、疼痛，并且在受感染的皮肤区域伴有发痒、烧灼感或刺痛感，皮肤屏障功能受损，会增加老人继发感染、发生压力性损伤发生的风险。此外，由于认知障碍老人疾病的特殊性，失禁相关性皮炎还会导致老人活动、睡眠中断，长期不愈者还易产生焦虑、抑郁等心理问题，丧失独立性，极大影响老人的生活品质，同时照护者为护理老人需要寻求更专业的帮助甚至住院，增加了照护者及家庭的负担。

（二）发生失禁相关性皮炎的原因

失禁时诸多因素可能造成失禁相关性皮炎的发生，包括尿液和 / 或粪便使角质层细胞肿胀及角质层结构破坏、加重皮肤炎症、易受摩擦而损伤皮肤、尿素转化成氨、皮肤的 pH 值升高、粪便中的酶破坏角质层等。抗生素的使用、不恰当的失禁处理等都会导致失禁相关性皮炎的发生。

1. 直接原因　尿液和粪便是失禁相关性皮炎发生的直接原因，它们对皮肤的危害强度是尿液＜成形粪便＜尿液和粪便＜水样便。也就是说，水样大便失禁对皮肤的刺激最大，尿便混合失禁的危害比单纯的尿失禁或单纯的大便失禁都大，而且粪便对皮肤的刺激大于尿对皮肤的刺激。

2. 不恰当的失禁处理　老人尿便后未及时清洗皮肤；使用吸收性或失禁产品未及时更换，皮肤处于潮湿状态；使用厚实的封闭性护肤产品（油脂类），皮肤持续暴露在尿便中，暴露的时间越长，对皮肤的刺激越大。频繁更换失禁产品或清洁不当、频繁使用清水或肥皂水清洗皮肤、清洗太过用力等都可能导致失禁相关性皮炎的发生。

（三）失禁相关性皮炎的表现及分级

主要表现包括皮肤红斑，呈粉红、红色、鲜红、紫色；皮温升高；皮肤破损，可表现为表皮溃烂、真皮外露伴有渗液，形状不规则、边缘不清；继发感染可出现丘疹、白/黄色的斑点，伤口周围可出现水疱、脓疱等；局部不适等。

照护者在观察老人是否发生失禁相关性皮炎时，尤其应注意：①发生失禁相关性皮炎的皮肤红斑通常呈镜面效应，有发亮的视感且左右对称；②并不是一定要有皮肤破损才表示发生了失禁相关性皮炎；③若老人发生真菌感染，则皮疹通常从中心部位向四周扩散，呈亮红色，且应注意观察皮疹边缘是否有点状丘疹或脓疱的出现；④照护失禁老人时应注意扩大皮肤观察范围，因失禁相关性皮炎影响的皮肤范围不仅仅限于会阴部位，还会影响大阴唇或阴囊褶皱，以及腹股沟褶皱；⑤大便失禁首先会影响肛周部位的皮肤，如臀裂和臀部，进而可向上延伸至骶尾部和背部，以及向下延伸至大腿后部。

失禁相关性皮炎根据皮肤损伤的程度可以分为轻、中、重度3种级别。具体分类方法见表4-14。

表4-14　失禁相关性皮炎分级

分级	临床表现	图示
轻度失禁相关性皮炎	暴露尿便的皮肤变得干燥但仍完整，无水疱，呈红色/粉红色并向周围扩散，边界不规则。深色皮肤患者，颜色改变较难判别，此时触诊更为有用。触诊可感知局部皮温较无暴露部位稍高。感知功能及沟通能力正常的患者可诉有烧灼感、针刺感等	

续表

分级	临床表现	图示
中度失禁相关性皮炎	随着炎症的发展，受刺激的局部皮肤发亮或呈明显红色，但在深色部位，可表现为发白、发黄或深红/紫色。局部皮肤光亮潮湿，伴有血水渗出或针尖状出血；呈凸起状或有水疱可伴有皮肤缺损（少量）疼痛明显	
重度失禁相关性皮炎	受刺激的部位出现部分皮层缺损、水疱，呈红色伴渗出或出血。深色皮肤患者，可表现为发白、发黄或深红褐色/紫色。渗出液中的蛋白黏附于干燥皮肤表面可引起片状的皮肤层的脱落	

此外，有些皮炎还可以并发真菌感染，形成真菌性皮疹（图 4-4），表现为位于发红部位的边缘的丘疹或仅为平坦的斑点（白/黄）。深色皮肤患者可表现为发白、发黄或深红褐/紫色，可伴有瘙痒。

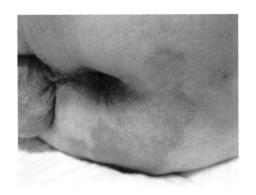

图 4-4　真菌性皮疹

（四）失禁相关性皮炎的预防和处理

发现并治疗失禁的病因是应对失禁相关性皮炎的关键环节，而隔离尿便的刺激、做好皮肤清洁和皮肤滋润保护是重要措施。在老人发生失禁相关性皮炎时，照护者应更加悉心地关心和护理老人，有效预防失禁相关性皮炎的发生，防止皮肤进一步的损伤，必要时寻求专业的帮助。

1. 失禁相关性皮炎的预防

（1）解决好失禁问题是处理失禁相关性皮炎的前提。先要对患者进行全面评估，明确失禁发生的原因，如果无法找到原因，须及时到医院寻求医务人员的帮助，通过必要辅助检查，找到原因，在医生协助下使用药物、理疗等方法进行病因处理以中断尿液和粪便对皮肤的刺激。

（2）选择合适的护理用具，隔绝刺激源。失禁护理用具主要包括吸收型产品、收集型产品、引流装置。①吸收型产品：吸收型产品是预防失禁相关性皮炎的常见用具之一，如一次性尿垫、成人纸尿裤等。照护者应选择吸水性强、防回渗的产品。吸收型产品的使用可以减少粪便、尿液与皮肤的接触，但是会导致皮肤出汗的增加，经表皮失水率增加，从而导致皮肤表面 pH 值的升高，增加发生失禁相关性皮炎的风险。一旦发生失禁，要立即更换，减少皮肤受到尿便刺激的时间。②收集型产品：为大便失禁的老人选择造口袋，为尿失禁的男性选择一次保鲜袋、一次性尿液收集器等方式隔绝尿的刺激。相比成人纸尿裤，使用这类辅助用具一定程度上可以减少失禁相关性皮炎的发生，但会影响对老人肛周、会阴部皮肤的观察，且频繁地撕脱会增加皮肤损伤的风险，松紧度不合适易造成漏尿或缺血水肿。③引流装置：对于大量的尿失禁老人，在疾病的急性期可以在医务人员的帮助下使用留置导尿应对尿失禁问题。对于粪便稀薄的大便失禁的老人，在咨询医务人员后可以选择卫生棉棒，但要防止其棉线掉入肛门中。也可以请医护人员协助，使用肛管、胃管、气囊尿管或便引流装置等管理粪便。④对于少量尿便失禁的老人使用柔软的小棉布（可以选用穿旧了的棉质衣服，洗干净晾干后裁成小块使用）垫在会阴和肛门处。一旦有尿便流出，及时更换小棉片。同时在肛周、大腿根部等处皮肤皱褶处垫小棉片使皮肤隔开两侧皮肤，以保持皮肤干爽。

失禁护理用具的选择应根据老人的具体情况选择性使用，且应在专业人员的指导下进行，使用过程中需密切观察老人的使用情况，避免发生不良反应。

（3）清洁皮肤。清洁皮肤的目的是清除尿液或粪便。患者已出现失禁时，要立即进行皮肤清洁，且每天至少清洗 1 次，减少皮肤与尿液或粪便接触时间。皮肤清洁主要包含清洁剂、清洁工具及清洁力度的选择。清洁皮肤时，许多照护者有一个共同的误区，就是在老人每次失禁之后使用普通肥皂、水和普通毛巾来清洁皮肤，认为普通肥皂、毛巾清洗皮肤，没有坏处。其实普通肥皂会改变皮肤 pH 值，损害皮肤屏障功能，普通毛巾的纹理结构可摩擦损伤皮肤。由于正常皮肤 pH 值为 4 ~ 6（平均为 4.7），推荐照护者选择 pH 值接近于正常皮肤的中性、弱酸性清洁剂或专业的免清洗皮肤清洁剂。专业的免清洗皮肤清洁产品的 pH 值更接近正常健康皮肤，可以更好地清除掉皮肤上残留但肉眼不易看见的尿便，对皮肤的刺激更小，还有消毒作用。皮肤清洁工具可选柔软的毛巾（如婴儿使用的棉质毛巾等）。肛门和会阴各用一块专用毛巾，也可选择失禁护理湿巾或含有清洗剂的湿纸巾，减少摩擦的损伤，也可减轻照护者的负担。清洁皮肤的力度以轻轻蘸洗式擦洗为主，动作要轻柔，防止损伤皮肤。皮肤松弛皱褶处要用手指撑开清洗彻底并晾干，避免潮湿。

（4）皮肤保湿。老人一旦发生失禁，他们的皮肤保湿屏障就极易受损，需要使用保湿剂修复和增强皮肤的保湿屏障。保湿剂可分为 3 大类：吸湿剂、润肤剂和封闭剂。吸湿剂的主要成分包括甘油、糖类、α- 羟基酸等，市面上常见的有护肤甘油等，可以锁住角质层的水分，提高表皮的湿润程度，减少干燥；润肤剂如凡士林乳膏等，主要包括凡士林、菜籽油等含脂高的物质，能使皮肤表面更光滑；封闭剂如赛肤润液体敷料等，可在皮肤的表皮形成疏水屏障，保护角质层不受大小便刺激及大便中的细菌侵袭，主要包括凡士林、羊毛脂、矿物油、二甲硅油等。

照护者在使用湿剂时应注意：①保湿剂更适用于干燥皮肤，且并不是使用得越多越好，应遵循医务人员的建议，科学使用。对于水分过多或有浸润情形的皮肤，勿使用会锁住水分或吸收水分的护理用品。②皱褶处皮肤要用手指撑开均匀涂抹润肤剂，以充分保护皮肤。③由于生产过程中防腐剂、香料或香水的添加，保湿剂的成分可能会导致患者过敏。照护者应密切观察老人的使用情况，尤其是首次使用时。若老人使用后出现瘙痒、刺痛或烧灼感等异常时，应立即停止使用。

（5）保护皮肤。为失禁老人清洗皮肤后，可使用皮肤保护剂，能在皮肤上形成透气不透水的半透膜。避免或尽量减少皮肤暴露于尿液和 / 或粪便和摩擦，以达到预防和治疗失禁相关性皮炎的目的。

照护者应选择合适的保护剂，选择的产品 pH 值应接近皮肤，并且刺激性小，不易过敏，易于清洗，老人不感觉到刺痛。尽量选择透明或容易清除的产品，便于在使用过程中观察皮肤情况。可选择造口粉和皮肤保护膜。一般有两种使用方法。单膜法：①首先清洁皮肤并擦干，喷洒时一手持喷头距离皮肤 10～15cm，均匀喷洒整个保护部位，一部位（直径大约 10cm 的圆圈）喷 1～2 下，另一只手撑开臀部和肛周皮肤皱褶。②喷洒完成后撑皮肤的手还需保持喷时的动作 30 秒，以有效形成一层薄薄的透明膜。③如有遗漏部位，应待干 30 秒后再进行喷洒。④使用频次说明：若老人每天发生尿失禁的频次在 3 次及以内，则每 72 小时使用一次皮肤保护膜；若每天发生尿失禁的频次在 3 次以上，则需每 24～72 小时使用；若老人大便失禁，则需根据失禁的情况每 12～24 小时使用加强 1 次；若老人同时发生尿便失禁，则需每 24 小时加强 1 次。使用保护膜时切记贪多。太厚不仅浪费，还会影响舒适感，甚至损伤皮肤。三明治法（即膜 + 粉 + 膜法）：使用皮肤保护膜，同时在两层膜之间均匀涂上造口粉等粉剂，避免与乳液、乳霜、油药膏等一并使用，以免加重皮肤损害。

2. 根据失禁相关性皮炎的分级做好相应处理

（1）轻度失禁相关性皮炎：完全可以由照护者在家护理，主要的措施是解决失禁问题，失禁后及时清洗，隔绝刺激源。需遵循以下步骤：第一步，在老人下床或坐轮椅时，照护者可短期选用一次性吸收型失禁护理用具；老人未进行活动时，使皮肤暴露于空气中，进行膀胱及直肠功能锻炼，寻找失禁原因。第二步，使用湿纸巾清除残留尿便。提前备好温热水、皮肤清洗剂及专用的软毛巾、失禁护理湿巾或含有清洗剂的湿纸巾，以轻轻蘸洗的方式清洁皮肤，严禁用力擦洗。第三步：清洗完毕让皮肤自然待干，选择合适的皮肤保护产品。干燥的皮肤可选择保湿产品，也可按照前面介绍的方法使用皮肤保护膜，以保护局部皮肤。

（2）中度失禁相关性皮炎：由照护者在家处理可能会存在一定的困难，必要时需要到医院进行治疗。如果局部皮肤没有明显的黄白色感染物，可以按照轻度失禁相关性皮炎处理，禁止使用黏性敷料，且有皮肤破溃的地方不宜使用赛肤润；清洗皮肤时使用温开水或生理盐水棉签，动作一定要轻柔，如果局部皮肤有明显的感染可结合抗菌敷料使用。具体做法是在使用皮肤保护膜之前先喷抗菌敷料待干，再喷皮肤保护膜，同时在肛周和外阴处垫柔软的棉布，保持皮肤干燥。如果局部皮肤渗出增加，感染加重应及时到医院或专门的伤口门诊就诊。另外还要注意观察局部皮肤受压情况，每两个小时翻身1次，有条件可使用减压辅助用品（如翻身泡沫垫、气垫床等），预防压力性损伤。

（3）重度失禁相关性皮炎：这种失禁性皮炎一旦发生，必须及时到医院就诊，防止继续恶化给老人造成更大的痛苦，甚至发生严重的压力性损伤、继发感染等危害老人的生命。

（4）真菌性皮炎：如果考虑老人的失禁性皮炎伴有真菌感染，应及时到医院就诊。已确诊的真菌性皮炎，应根据皮肤情况选择抗真菌药物。如果局部皮肤潮湿，选用抗真菌粉末，保持皮肤干爽；如果皮肤干燥，选用抗真菌油膏或乳霜。

（任媛渊）

第十节　如何应对认知障碍老人的视力障碍

一、老人视觉功能的老化

人体感觉器官包括眼、耳、鼻、舌、皮肤等，对应的感觉分别是视觉、听觉、嗅觉、味觉、触觉等。老化的身体、心理和社会改变都可能引起老人感知觉功能的改变，最明显的区域是视觉区，其次是听觉、味觉、嗅觉以及本体觉。本节主要阐述老人视觉改变对老人健康的影响。

人脑所获的关于周围环境中的信息，约 95% 以上来自视觉。随着年龄的增长，眼眶周围组织萎缩，眼睑松弛；泪腺功能、杯状细胞功能下降，尽管泪液产生减少，但泪眼更常见，因为组织萎缩导致的泪点位移致不能有效排水；结膜萎缩、变黄；角膜触觉敏感性下降 50%；虹膜坚硬，产生更小的、反应更缓慢的瞳孔；晶体变黄；房水产生减少和玻璃体萎缩等。老化对角膜、晶状体、玻璃体等视觉器官的影响各个表现不同，导致的结局也各不同。

1. 角膜 位于眼球前壁略呈前凸的透明横椭圆性组织，无色透明，富有弹性，覆盖虹膜、瞳孔及前房主要为眼提供屈光力。随着年龄增长，老化对角膜的影响主要是角膜表面微绒毛显著减少，导致其上皮干燥和角膜透明度降低，视力降低。老化还可导致角膜变平，屈光度减退导致远视或散光。60 岁以后，角膜边缘基质层胆固醇脂、胆固醇和中性脂肪在角膜组织中沉积，发生脂肪变性，出现灰白色环状类脂质沉积，称为"老年环"（呈环状黄色、白色沉积在角膜周边部）。近年来研究发现，老年环的存在与女性寿命长短相关。

2. 晶状体 晶状体是眼球屈光系统的重要组成部分，也是唯一具有调节能力的屈光间质。首先，机体的老化可使晶状体核逐渐变大、变硬、弹性减退，且睫状肌逐渐萎缩，视近物时晶状体改变曲度的调节能力减弱，导致调节功能和聚焦功能逐渐减退，视近物能力下降，出现老视；其次，随着年龄的增长，晶状体蛋白光氧化和非溶性蛋白质逐渐增多而出现混浊，导致晶状体的透光度降低，导致老年白内障的发生；最后，衰老使晶状体悬韧带张力降低，引起晶状体向前移位，使前房角狭窄甚至关闭，影响房水回流，导致眼压升高。

3. 玻璃体 玻璃体为无色透明胶状物质。玻璃体中的水分占体积的 99%。玻璃体具有屈光、固定支持眼球壁和视网膜的作用，使视网膜能与色素上皮贴紧。随着年龄的增长，晶状体与玻璃体的粘连性逐渐变差。玻璃体的老化主要变现为液化和玻璃体后脱，玻璃体后脱增加了视网膜脱离的可能性。脱离的玻璃体随着眼球转动时，牵拉视网膜可引起"闪光感"。另外，老年期瞳孔括约肌张力相对增强，瞳孔始终处于缩小状态，进入眼内光线减少，视野明显减小。

4. 视网膜 视网膜位于眼壁的内层，是一层透明的薄膜，具有支持和营养光感受器细胞、遮光、散热以及再生和修复等功能。随着年龄的增长，可出现眼底动脉硬化，脉络膜变厚，视网膜变薄，黄斑变性，视力减退。

二、影响老人视觉功能的因素

随着年龄增长，视觉器官的结构和功能出现相应的改变，多种因素共同作用可能将引起相应的视觉器官功能障碍。这些因素包括物理因素、生物因素、饮食习惯、微量元素缺乏、药物毒副作用、精神因素、营养代谢障碍、躯体因素等，均可在一定程度促进和诱发老人视觉器官的功能障碍。认知障碍患者不仅大脑皮质发生退行性改变，皮质前的神经结构（包括视网膜、神经节细胞和视神经轴突）的数量也明显减少。视觉系统的所有部分（包括视神经和视网膜）都可能受到 AD 的病理影响。认知障碍患者伴发视觉障碍的临床表现主要包括视力下降、辨色能力减退、视空间功能障碍、视野缺损、对比敏感度异常等。

三、视觉障碍的护理

老人视觉功能障碍的护理目标主要是让患者适应现有的感知能力，并使感觉障碍减轻或消失，能保持日常生活活动能力，指导患者了解相关疾病知识，学会自我保护。

1. 护理评估　评估患者有无视力改变或视力减弱、头痛或眼睛疲倦及发作的程度、部位、时间和特点；是否出现固定不动的黑点，是否有单眼复视或多视、屈光改变等早期表现；长期使用眼镜的老人最近一次眼睛检查及验光后重新配镜的时间；实验室检查及其他检查，如眼压测定、视力检查、视野检查及眼底检查的测定情况。

2. 饮食护理　进食高蛋白、富含维生素、铁、锌的食物，尤其是维生素 C、维生素 E、B 族维生素，多吃新鲜蔬菜水果，宜清淡，忌辛辣、刺激的食物，避免高胆固醇、高脂肪、高盐饮食，戒烟限酒，减少含咖啡因食物的摄入，保证每日摄入充足的水分，保持大便通畅。

四、生活护理

1. 避免用眼过度，注意用眼卫生　外出活动尽量安排在白天；看书、电视的时间不宜过长，注意用眼的正确姿势，嘱患者不宜长时间的看书、看电视，更不应在光暗、卧床、行走、乘车等条件下看书；保证眼部必要的休息，避免眼睛疲劳；进行眼保健操按摩，加速眼部血液循环，提高眼球自身免疫力，延缓晶状体向混浊发展；用干净手帕、毛巾擦眼，减少用手擦眼；有屈光不正的老人应到医院进行验光检查或到专业配镜店佩戴合适的眼镜；长时间暴露于紫外线下需要佩戴符合要求的太阳镜。

2. 生活习惯　生活有规律，宜早睡早起；坚持体育锻炼，如散步、慢跑、打太极拳等，促进全身血液循环；保持心情愉快，避免过度紧张以有效地预防和减缓听力下降。若有躯体感觉障碍的老人应注意保持床单元整洁、干燥、无渣屑，防止感觉障碍的身体部位受压或机械刺激。避免高温或过冷刺激，防止烫伤、冻伤。

五、心理护理

视觉障碍常使老人判断力下降而产生紧张、焦虑、烦躁甚至恐惧的情绪，导致性格孤僻或暴躁，对医护人员的依赖增强，严重影响老人的生活。应关心、理解、尊重患者，并尽量满足其合理要求，不可因交流障碍而出现厌烦情绪。应主动协助日常生活，多与老人沟通，鼓励老人说出自己的感受，增加老人安全感，取得老人的信任，使其正确面对疾病，积极配合治疗，从而更好地回归社会。

六、用药护理

遵医嘱正确用药，观察用药后不良反应。滴药前注意眼药水的适应证、禁忌证，检查有效期以及有无混浊、变色等。滴药时指导患者用拇指、示指分开眼睑，嘱患者向上看，迅速将药水滴进眼下睑穹隆部，嘱患者闭眼，再用拇指、示指把上睑轻轻提起，使眼药水均匀分布在整个眼结膜腔。滴眼时注意不让药管接触到角膜、巩膜。

七、促进老人视觉功能健康的措施

（1）经常关注老人，注意他们的视力变化，及时行相应检查及佩戴眼镜。了解各种微量元素的作用，合理给予饮食指导：如锌可提高视力，增加暗环境适应能力，预防黄斑变性；维生素 C、维生素 E 可预防白内障，维生素 A 是视网膜的组成部分等。视力下降涉及很多因素，如动脉粥样硬化、糖尿病会损伤视网膜，营养不良和高血压也会造成视力下降。预防和治疗全身性疾病可以减轻老人视力下降。

（2）定期做健康体检。体检项目应包含视、听、触觉等感官系统。同时，日常生活中应防止外伤和感染。

（3）应注意休息，劳逸结合；锻炼身体，预防感冒；饮食规律，宜清淡食物，忌烟酒和辛辣刺激食物。

（4）向患者及家属讲解疾病发生的原因、临床表现、预防、治疗以及相关的护理知识，以减轻患者的担心和焦虑。

（5）保证良好的心态，心情舒畅，延缓老化。

（6）定期到门诊复查，当出现严重症状时应及时就医。

（杨　君）

思考练习题

1. 试述轻、中、重度认知障碍糖尿病患者血糖管控原则。

2. 认知障碍患者服用降压药最常出现的三类问题是什么？如何应对？

3. 如何计算认知障碍患者营养需求？

4. 吞咽困难老人喂食时如何避免误吸？

5. 试述认知障碍老人拒绝进食的原因及应对策略。

6. 列举中重度认知障碍患者有排泄需求时可能会出现的表现及如何预防失禁。

7. 如何预防失禁相关性皮炎？

参考文献

［1］吕洋. 与认知障碍老人快乐相处［M］. 重庆：重庆出版集团 & 重庆出版集团社，2018.

．［2］谢添羽，易廖莎，降彩虹，等. 阿尔茨海默病患者疼痛评估和管理的研究进展［J］. 中国护理管理，2016，16（5）：709-713.

［3］吴春燕. 认知障碍老人疼痛管理的应用［J］. 中国民康医学，2016，28（3）：80-82.

［4］马秀花. 认知障碍老人的疼痛评估进展［J］. 青海医药杂志，2012，42（6）：41-42.

［5］沈莺. 老年性认知障碍老人疼痛评估与护理干预研究进展［J］. 上海护理，2011，11（5）：70-72.

［6］薄纯露，章笑天，翟静，等. 成人疼痛评估多维度量表的研究进展［J］. 中国护理杂志，2018，18（3）：218-221，225.

［7］李慧莉，姜伟娜，吴翔，等. 老年认知障碍患者疼痛评估的研究与护理［J］. 实用临床医药杂志，2015，19（14）：140-141.

第五章
认知障碍老人
友好化环境设计

本章学习要点

1. 了解照护环境不当对认知障碍老人带来的影响
2. 熟悉认知障碍老人照护环境的设计原则
3. 掌握认知障碍老人各居住空间的环境设计要点

随着认知功能的减退，认知障碍老人对环境的定向力和适应能力越来越差。环境不熟悉、环境中刺激不当都使认知障碍老人困惑、混乱，没有不安全感，可能诱发各种精神行为问题。环境中的潜在危险因素还会增加跌倒、走失、误服、自伤/伤人等各种意外伤害的风险。为认知障碍老人设计恰当的照护环境，对于预防意外事件、减少精神行为问题、延缓病情进展至关重要。本章从照护者的角度出发，介绍照护环境对认知障碍老人的重要性、环境设计原则及各区域的环境设计要点。

第一节　认知障碍老人照护环境概述

一、照护环境不当对认知障碍老人带来的影响

（一）诱发精神行为问题

随着认知功能不断下降，认知障碍老人适应新环境的能力也减弱。人－环境互动理论指出，当个体能力降低或环境需求增加时，二者不匹配可产生消极反应，即异常行为。认知障碍老人的异常行为从某种意义上可看作个体与环境不匹配的结果。不恰当的环境设计是诱发认知障碍老人出现异常行为的重要因素。

如果居住环境或照护者突然变化，认知障碍老人会因环境不熟悉，感到困惑和混乱，因找不到想去的地方，产生挫败感，诱发精神行为问题；居住环境中光线过暗、嘈杂、温度过高或过低、阳光或灯光产生的阴影等不恰当的刺激，可能诱发认知障碍老人出现幻听、幻视、徘徊、激越行为等问题；重度认知障碍老人长期待在房间，失去来自自然界的各种感官刺激（刺激过少），会出现尖叫、敲打床栏、发出奇怪的哭声或笑声等异常行为。

（二）增加个人安全风险

照护环境中的安全隐患，容易增加认知障碍老人发生各种意外事件的风险，如跌倒、走失、误食/误服、烫伤、自伤/伤人、触电或中毒等。

1. 跌倒　认知障碍老人因判断力、步态和视觉空间感知及识别能力下降，跌倒风险比正常老人高 2 倍。照护环境中若存在潜在的危险因素，如活动区域杂物过多、地面不防滑、有台阶或门槛、缺少扶手等，会增加认知障碍老人跌倒的风险。

2. 走失　伴随认知功能下降，认知障碍老人的定向力逐渐减退，容易出现徘徊／游荡等行为，导致走失，增加发生溺水、交通事故、死亡等意外伤害的风险。

3. 其他意外伤害

（1）误食／误服：随着认知功能的不断下降，认知障碍老人可能会出现误服杀虫剂或清洁剂的危险。认知障碍老人有时有较强的好奇心，同时伴有判断力下降，可能会出现误食变质食品或不可服用的物品。

（2）烫伤：认知障碍老人感知觉能力下降，且反应迟钝，容易在进食水或食物、沐浴等过程中发生烫伤。

（3）自伤／伤人：认知障碍老人判断力下降及攻击行为出现，若照护环境中存在危险物品，或未安装护栏，或门窗管理不合理，会增加自伤或伤人的风险。

（4）触电或一氧化碳中毒：若照护环境中的电源开关或家用电器较多且未妥善管理，会增加触电危险；认知障碍老人自行打开煤气，造成天然气泄漏，发生一氧化碳中毒。

二、认知障碍老人照护环境的设计原则

（一）确保环境的安全性

在为认知障碍老人设计居住环境时，应将安全性作为首要原则。

1. 防跌倒　对照护环境进行安全评估及无障碍设计，对于预防认知障碍老人发生跌倒至关重要，包括地面防滑设计，安全行走空间，重点区域防跌倒设施等。

2. 防走失　随着认知障碍老人定向力的不断下降，走失已成为老人的一个重要问题，而不恰当的环境设置是影响认知障碍老人走失的一个重要因素。因此，加强对认知障碍老人居住环境的改造，提供友好化的居住环境，对预防认知障碍老人走失至关重要。

3. 防其他意外事件　环境中的潜在危险因素，还容易导致认知障碍老人发生误食、误服、自伤、伤人、中毒等意外伤害。因此，应妥善保管好环境中的危险物品，预防认知障碍老人发生上述意外事件。

（二）保持环境稳定、熟悉

认知障碍老人对新环境的适应能力降低，经常变换居住环境容易使认知障碍老人感到困惑、混乱，进而诱发激越行为等问题。由于居家环境对于认知障碍老人来说具有稳定、熟悉的优势，因此，倡导尽量使认知障碍老人在自己熟悉的家中生活，避免住所轮换或入住各类照护机构。

但是，由于各种主观和客观原因，部分认知障碍老人会入住各类照护机构。由于照护

机构的环境布局与居家环境有很大不同，认知障碍老人容易因环境不熟悉出现困惑和混乱。因此，照护机构的管理者和照护者应尽量从照护环境的设计方面采取措施，维持照护环境的稳定性和熟悉性，包括设计去机构化的居家式、小单元照护环境，避免对照护环境的布局做突然、大的变动（如更换房间、重新摆放家具等）。不得不变换居住环境时，可在认知障碍老人的活动区域摆放其喜欢和熟悉的小家具、照片、饰品等，以最大限度地保持居住环境的熟悉性。

（三）设计时间和地点定向线索

定向力是个体对周围环境、时间、地点、人物及自身状态等的察觉和识别能力。随着疾病的不断进展，认知障碍老人对于时间、地点的定向力逐渐减退。时间定向力减退导致分不清季节，乃至分不清白天和黑夜，出现睡眠紊乱等问题；地点定向力减退，可能造成无法识别自己的房间、找不到厕所和餐厅，甚至导致外出迷路、走失。因此，可在照护环境中设计认知障碍老人尚能识别的时间和地点定向线索，引导认知障碍老人辨别时间和地点，避免产生困惑和混乱。

（四）提供适当的感官刺激

由于认知功能退化及病耻感存在，认知障碍老人的日常生活和外出活动受到影响，尤其是重度认知障碍老人，大部分时间待在房间里，长期卧床不能外出，缺乏来自自然界的各种感官刺激，而缺乏刺激是认知障碍老人出现激越行为的重要诱发因素之一。因此，应根据认知障碍老人既往生活环境的特点及个人喜好，在照护环境中设计各种视觉、触觉、嗅觉、听觉等个性化的多感官刺激，以减轻认知障碍老人的不良情绪及激越行为。

（五）维持隐私性和社交性

对于认知障碍老人而言，居住环境的隐私性和社交性也极为重要。过度拥挤或缺乏隐私性的环境因素是增加认知障碍老人行为问题和自伤/伤人风险的危险因素。隐私的环境可为老人提供生理和心理上的安全感。如根据认知障碍老人之前的生活习惯，为其提供属于自己的空间。对于住二人间或多人间的老人，建议使用隔帘或屏风保护隐私性。

在重视认知障碍老人居住环境隐私性的同时，还要注意保持居住环境的社交性，为认知障碍老人提供与他人交往的空间，如活动室、餐厅、阅读室、模拟超市等活动区域。具备了这些环境空间后，在安排日常活动时，应注意为认知障碍老人创造去这些空间活动的机会，充分利用这些空间，提高认知障碍老人的社会参与，降低孤独感和无聊感。

延伸阅读

一家特殊的养老院

老人入住养老机构后，远离家人以及之前的邻居和朋友，生活发生巨大变化。尤其是认知障碍老人，社会交往能力因疾病受到严重影响，孤独和寂寞成为他们生活的主流。荷兰一家养老院，为了解决这一问题，巧妙地将大学生与老人组合在一起。

由于昂贵的房价和租金，大学生生存压力加大。这家养老院将院里多余的房间，免费租给这些大学生。大学生需要付出的代价则是：每个月陪伴养老院的老人至少 30 小时，相当于每天花 1 个小时，陪老人散步、一起看电视，教他们用电脑，认识什么是涂鸦艺术等。

有了这些年轻人的陪伴，养老院的老人们非常高兴，"现在我可以发电子邮件、浏览互联网、看视频，还可以与以前的朋友视频聊天"。大学生们也收获满满，"住在这里不用付房租，我也喜欢跟老人一起工作。学生宿舍房间小，而且贵，这真是不错的选择"。老人们还会把他们生活、工作中丰富的人生经验毫无保留地讲给学生们，年轻人们感觉自己获益匪浅，不仅可以获得免费的房子，还可以收获阅历和知识。

（王志稳）

第二节　认知障碍老人照护环境设计要点

为了满足认知障碍老人对环境的特殊需求，避免诱发精神行为问题及各类意外事件的发生，除了应按照老人照护环境的无障碍原则设计之外，还应针对认知障碍老人的特点做好照护环境的设计。本节从照护环境的整体布局、出入口、活动区域、卧室、卫生间、室外空间等不同区域，介绍认知障碍老人照护环境的设计要点。

一、整体布局

（一）去除安全风险

遵循无障碍设计原则，在认知障碍老人的活动区域内，去除一切可能导致跌倒的风险因素。

1. 地面

（1）使用防滑、不反光的地板，尽量使用一种颜色。

（2）地上有水时及时擦干。

（3）移走杂物、障碍物、小块活动的地毯，或将地毯的边缘固定。

2. 通道

（1）客厅、卫生间、卧室、厨房、餐厅、阳台等各个区域的连接处应避免台阶和门槛。若有高度差，建议做成小坡道。

（2）各区域的通道留出足够的行走空间，避免堆放杂物。

（3）卧室通往卫生间的过道上，安装感应式夜灯，方便夜间使用。

（4）对于有宠物的家庭，夜间不让宠物待在从卧室通往卫生间、客厅的过道上，以免绊倒。

（二）保持稳定、熟悉

1. 对于居家认知障碍老人，尽量避免突然搬家、轮住子女家，避免对居家环境的整体布局、家具做大的突然变动。

2. 如果必须变换居住环境，尽量在客厅或卧室，摆放认知障碍老人喜欢和熟悉的小家具、照片、饰品等。

3. 对于居住在照护机构的认知障碍老人，倡导设计去机构化的小单元照护空间，给认知障碍老人营造"家"的感觉。

（三）适当的感官刺激

1. 光线刺激

（1）在认知障碍老人经常活动的区域（如客厅、活动室），保持明亮而均匀的自然光或人工光源，避免光线过于昏暗。

（2）用遮光窗帘遮挡强烈的阳光，灯光避免刺眼、反射和炫光。

（3）将镜子放在不易产生反光的地方；若认知障碍老人对着镜子大喊大叫，应把镜子移走，或用装饰物遮挡。

2. 色彩刺激

（1）在卧室、客厅或活动室，摆放色彩鲜艳、无毒、无刺、无异味的花草。

（2）在卧室、客厅或活动室，根据认知障碍老人的喜好，悬挂或摆放色彩明亮的照片、图画、装饰物等。

（3）地板、墙壁、窗帘、床单等装饰成温馨、明亮的暖色调，但应注意图案简单，避免过于花哨，以免引发幻觉或错觉。

3. 声音刺激

（1）在认知障碍老人的活动区域内，避免过于嘈杂，同时避免过于安静。照护者不要穿会发出声音的鞋，避免多人不停地走来走去。

（2）根据认知障碍老人的喜好设定声音刺激，如播放认知障碍老人喜欢的老歌、音乐、戏曲、相声等。

（3）对于长期卧床的认知障碍老人，可采用录音或投影的方式，播放录制的来自大自然的声音，如鸟叫声、风声、海浪声等。

4. 触觉刺激

（1）在卧室、客厅或活动室，摆放布艺或毛绒，或装有海绵、沙子等带来不同触觉感受的物品。

（2）提供仿真娃娃、电子宠物等；或在确保安全、符合认知障碍老人以往喜好的前提下，提供认知障碍老人喜欢、熟悉的小宠物。

5. 嗅觉刺激

（1）每天定时开窗通风，去除卧室、客厅或活动室的异味。

（2）在卧室、客厅或活动室，放置散发香味的植物或花卉、香囊、固体清香剂等。

6. 多感官刺激室　对于有条件的照护机构，可设计多感官刺激室，利用光线、音乐、芳香、各种物体等，为认知障碍老人提供多重感官刺激。

二、出入口

重点关注防走失、防跌倒的设计，并确保其宽度便于轮椅出入。

（一）防走失的设计

1. 隐藏出口或门把手　为了避免认知障碍老人在夜间或无人陪伴的情况下自行走出家门，在通往外面的出入口处，可利用布帘、图画、篱笆与墙壁颜色相近的装饰物，隐藏出口或门把手。

2. 使用电子产品监测出口　可使用各类电子产品监测认知障碍老人是否离开出口，如门磁感应装置、电子定位装置、人脸识别系统、远程报警系统、摄像头等。

3. 注意事项　不建议使用电子密码锁、指纹密码锁等，这样会使认知障碍老人因为打不开房门而感到恐慌。

（二）防跌倒的设计

1. 避免台阶和门槛　出入口处避免台阶和高于2cm的门槛。若有高度差，建议做成平缓的小坡道。

2. 放置换鞋凳 门口换鞋处可放置便于老人落座的换鞋凳，避免换鞋时因重心不稳发生跌倒。

3. 方便轮椅出入 对于照护机构，以及使用轮椅的居家认知障碍老人，出入口的宽度应方便轮椅出入。

三、客厅或活动室

重点关注无障碍行走空间、防跌倒和意外事件、恰当的感官刺激、个性化定向线索以及社交空间与机会。

（一）地面

1. 地板 使用防滑、不反光的地板，尽量使用一种颜色，避免地板过于花哨，引发幻觉或错觉。

2. 地面干燥 地上有水时及时擦干。

3. 移走杂物 减少杂物、障碍物、小块活动的地毯，或将地毯的边缘固定。

（二）通道

1. 避免台阶和门槛 客厅与卧室、卫生间、厨房、餐厅、阳台的连接处，避免台阶或门槛。若有高度差，做成平缓的小坡道。

2. 移走杂物 通道留出足够的行走空间，避免堆放杂物。

（三）家具

1. 布局稳定 避免突然改变整体布局，如重新摆放家具。

2. 家具安全 家具简洁、稳固，避免尖锐的边角。

3. 座椅安全 认知障碍老人常坐的椅子高度和软硬适中，有坚固的扶手和靠背，方便老人起身和落座。

4. 柜子便于取物 放置认知障碍老人常用物品的柜子高度合适，方便老人取用物品。

（四）保管好危险物品

1. 危险物品 将危险物品放在认知障碍老人不易接触的地方，如药品、刀叉、玻璃器具、锐器、强力清洁剂等。

2. 过期食品 定时检查食物的有效期，及时清理过期的食品，以防误食。

3．有毒植物　避免在认知障碍老人的活动区域内摆放有毒、有刺的植物。

4．电源和电器　做好电源和电器的安全防护，如加热器、电热毯等。电源插线板放在柜子或盒子里隐藏起来。

（五）定向线索

1．方向标识　用文字、图案等，设计简易的方向引导标识，引导认知障碍老人找到自己的房间、卫生间、厨房、餐厅等。

2．时间标识　在醒目位置，放置数字字体大的钟表、日历，并尽量使用认知障碍老人既往熟悉的式样；设计显示当前季节、节日的图片，帮助认知障碍老人辨识季节和时间。

四、卧室

重点关注防跌倒／坠床、隐私的空间、恰当的感官刺激、个性化定向线索。

（一）房门

1．避免反锁房门　为了避免认知障碍老人将自己反锁在房间，出现意外情况不能及时获得帮助，建议安装内外均可开启的锁具，或照护者应保留备用钥匙。

2．房门引导标识　为了引导认知障碍老人识别自己的房间，可在房门上贴上认知障碍老人能辨认出的床的照片、熟悉的图案等。例如，有的认知障碍老人看到自己年轻时的照片就能识别是自己的房间，那就在房门上贴上老人年轻时的照片，以老人能识别出是自己为原则。

（二）地面及通道

1．地面防滑　使用防滑地板或固定住的地毯，有水及时擦干。

2．夜间照明　卧室通往卫生间的过道上，安装感应式夜灯，或备好随手能拿到的手电筒等照明设备，防止夜间上厕所时发生跌倒。

（三）床

1．防止坠床　建议使用可调节高度的床，或在地上放置固定的垫子，防止坠床。对于长期卧床的认知障碍老人，可使用床档。

2．床的高度　床的高度以老人坐在床边时双脚刚好踩到地面为宜，下床时有可用来支撑的东西，如床头桌或椅。

3．床边　床边有放置手杖、助步器的空间。

4. 床单　将下垂的床单塞到床垫下，不要垂到床的边缘，以免下床时绊倒。

（四）窗户与阳台

1. 建议使用封闭式阳台。

2. 若为开敞式阳台，墙体或护栏高度在 1.3m 以上，或安装防护网。

（五）物品管理

1. 物品标识　将认知障碍老人自己的日常用品放在固定、醒目的位置。在柜子、抽屉外面作上标识，方便认知障碍老人找到自己的物品。

2. 收好危险物品　保管好药品、过期的食品、尖锐或易碎的物品等。

3. 确保家具安全　高的衣柜靠墙放置，或做成固定在墙上的组合家具。

（六）个性化线索

1. 布局和色调　卧室的布局，以及墙壁、床单、床帘等的色调尽量按照认知障碍老人的喜好设计。

2. 保持稳定性　避免突然变换布局及物品放置的位置。

3. 物品标识　摆放认知障碍老人熟悉的家具、喜欢的物品、饰品、图画等，帮助认知障碍老人辨识周围环境。需注意：不要摆放引发不良回忆的老照片、纪念品，以免睹物思人，影响睡眠。

（七）感官刺激

1. 每天定时开窗通风，去除室内的异味。

2. 可放一些固体清香剂，或可以散发香气的香囊、植物。

五、卫生间

卫生间和浴室是认知障碍老人最容易发生跌倒的区域，尤其应落实好环境的安全性原则，并设计好定向线索。

（一）定向线索

1. 位置就近　尽量将卫生间设计在距离卧室近的地方。

2. 夜间照明　在通往卫生间的过道上，安装感应式夜灯，防止夜间跌倒。卫生间的灯在夜间最好亮着，以方便认知障碍老人在夜间顺利找到厕所。

3．方向标识　用文字、图案等设计简易的方向引导标识，引导认知障碍老人找到卫生间。

4．物品标识　选择颜色鲜艳的毛巾，如红色；浴室的扶手、淋浴椅或浴座的颜色要与墙壁的颜色对比鲜明，方便认知障碍老人识别。

（二）房门

1．避免反锁房门　为了避免认知障碍老人在卫生间出现意外，房门安装内外均可开启的锁具，或照护者保留备用钥匙。

2．可视窗口　建议在卫生间房门上安装可视窗口，以便照护者能在外面及时了解到认知障碍老人的情况。

3．引导标识　卫生间的门上贴上认知障碍老人能辨认出的马桶的照片、图案等，引导认知障碍老人找到厕所。

4．方便轮椅出入　为了便于坐轮椅的认知障碍老人出入卫生间，卫生间的门宽应 > 1m。

（三）地面和扶手

1．地面防滑　地面使用防滑材质或做防滑处理，及时擦干地上的水，避免滑倒。

2．防滑垫　洗浴处可放置固定的防滑垫，但避免放置可活动的防滑垫，以免绊倒。

3．扶手　马桶旁和洗浴处安装扶手，淋浴椅或浴座等。

4．空间充足　浴室或卫生间应有足够的空间，以方便照护者协助认知障碍老人沐浴。

（四）危险物品管理

1．易碎物品　避免使用易碎的器具，如牙缸、洗浴用品等。

2．电动物品　将剃须刀、吹风机等危险物品放在认知障碍老人不易接触的地方。

3．洗漱物品　对于重度认知障碍老人，妥善收放好洗漱物品，以免误食。

4．热水　有热水的水龙头建议安装恒温装置，将淋浴器的温度调至37℃以下，以免发生烫伤。

六、餐厅和厨房

餐厅可为认知障碍老人提供与家人、其他老人一起进餐的机会，应关注其安全性设计；对于照护机构来说，倡导设计小型厨房和餐厅，营造居家氛围。

（一）餐桌和餐椅

1. 餐桌　餐桌避免尖锐的边角，桌面不反光，或铺上图案简单的桌布。
2. 餐椅　餐椅高度和软硬适中，尽量有扶手和靠背，方便老人起身和落座。
3. 位置固定　尽量为认知障碍老人设定相对固定的位置。

（二）危险物品管理

1. 易碎餐具　使用不容易打碎的餐具。
2. 锐利物品　保管好锐利的物品，如刀具、剪刀、玻璃器皿、筷子等。
3. 有毒物品　保管好有毒、有害的物品，如清洁剂、各类调味品等。
4. 过期食物　及时清理过期的食物等，避免认知障碍老人误食。
5. 煤气和天然气　平时将煤气或天然气的阀门关闭，安装煤气报警器和烟雾报警器。
6. 电器　不使用时，随手关闭小家电的电源，如烤箱、微波炉、电热水壶；安装自动断电装置。

七、室外环境

1. 居家　对于居家认知障碍老人，如果有小花园或健身房，应有意识地陪伴他们多在室外活动，以提供来自自然界的各种感官刺激，并减轻无聊感。
2. 机构　对于照护机构，建议设计各类供认知障碍老人活动的室外空间（如康复花园），通过绿植、花草、景观等提供感官刺激。

（王志稳）

思考练习题

1. 请列举在出入口、活动空间、卧室、卫生间防跌倒的设计要点。
2. 请列举在认知障碍老人居住环境中保持感官刺激的设计要点。
3. 请为认知障碍老人设计一套时间定向力和空间定向力的图片。

参考文献

［1］中国老年医学学会认知障碍分会. 中国认知障碍患者照护管理专家共识［J］. 中华老年医学杂志，2016，35（10）：1051-1060.

［2］ALZHEIMER'S ASSOCIATION. Guideline for Alzheimer's disease management［EB/OL］.［2018-04-07］. http：//guide.medlive.cn/guideline/preview/1/2797?token=293f382d18214519213613fbedfc8f58.

［3］AMERICAN PSYCHOLOGICAL ASSOCIATION. Treatment of patients with Alzheimer's disease and other dementias ［EB/OL］. ［2018-04-07］.

［4］NATIONAL HEALTH AND MEDICAL RESEARCH COUNCIL. Clinical practice guidelines and principles of care for people with dementia［EB/OL］. ［2018-04-07］. https：//www.nhmrc.gov.au/.

［5］NATIONAL INSTITUTE FOR HEALTH AND CLINICAL EXCELLENCE. Supporting people with dementia and their carers in health and social care［EB/OL］. ［2018-04-07］. https：//www.nice.org.uk/guidance/cg42.

［6］NATIONAL GUIDELINE CLEARINGHOUSE（NGC）. Bathing persons with dementia［EB/OL］. ［2018-04-07］. https：//www.guideline.gov/ summaries/summary/44984/bathing-persons-with-dementia?q=Bathing+persons+with+dementia.

［7］SCOTTISH INTERCOLLEGIATE GUIDELINES NETWORK. Management of patients with dementia［EB/OL］. ［2018-04-07］. http：//www.sign.ac.uk/pdf/sign86.pdf.

第六章
如何与认知障碍老人沟通交流

本章学习要点

1. 掌握沟通的概念、沟通的要素及沟通的技巧

2. 熟悉与认知障碍老人沟通的方法和技巧

3. 了解认知障碍对沟通的影响、与特殊老人沟通的注意事项

第一节 沟通的概念

一、概念

1. 沟通（communication） 沟通是指人与人之间、人与群体之间信息、思想感情、态度的传递和反馈。该过程需要信息发出者与接受者之间不断地调整与适应，使交换的信息更加清晰与明确，达到有效的沟通及促进双方正向关系的发展。在沟通过程中，会出现有效、低效或无效的沟通。低效或无效沟通让人产生不愉快，影响沟通目的实现。

2. 有效沟通的必要条件 达成有效沟通须具备两个必要条件。

（1）信息发送者清晰表达信息的内涵，以便信息接收者能确切理解。

（2）信息发送者重视信息接收者的反应并根据其反应及时修正信息的传递。两者缺一不可。

3. 沟通的内涵

（1）信息的双向传递。

（2）所传递信息能被人理解。

（3）理解信息的人应作出相应行为反应。

二、自我沟通

自我沟通（intrapersonal communication）是沟通中的一个比较特殊的概念，实践中客观存在，与现实生活密切相关联，与自身心理健康密切相关。自我沟通又称内向沟通，即信息发送者和信息接受者为同一个行为主体，自行发出信息，自行传递，自我接收和理解。如果信息发送者发出的信息是正确的、客观的，部分老人会在一定时间内进行自我沟通，延迟出现沟通效果。认知障碍老人易出现延迟沟通效果反应。所以，照护者应该给予认知障碍老人足够的时间进行有效沟通。

（何锡珍）

第二节　沟通的要素

沟通是双方用一定方式就沟通内容进行信息和思想感情、态度的传递与反馈的双向互动过程。多种要素协调配合，才能有助于有效沟通，实现沟通目的。

一、客观要素

（一）环境

任何沟通都是基于某种背景之下与老人及家属进行的健康相关信息交流。作为沟通者，必须先要熟悉为何要和老人进行沟通的背景；然后是对沟通环境的选择：保持安静无噪声或少噪声、适宜的室内温度（22～24℃为宜）、湿度（50%～60%）、采光（明亮但不刺眼）、通风等会让老人感受到安全与放松，尤其对于认知障碍者，舒适的环境是稳定沟通情绪的有效条件。

（二）时间

与老人沟通，要安排好充分的时间。老人由于感官退化，反应变慢，行动迟缓，思维能力下降，沟通所需时间较长；加之老人患有多种慢性疾病，容易疲劳。照护者应把握沟通时间，既避免老人疲劳，又有充足的时间进行沟通，能达成有效沟通。

（三）沟通内容

内容明确，适当解释。沟通者将沟通内容调理清楚、通俗易懂地讲述，让沟通对象理解并给予充分时间思考。

二、主观要素

要达成有效沟通，首先必须要有沟通发起者和被沟通者，发起沟通与接受沟通者属于沟通过程的主观要素，非常重要，缺一不可。

（一）沟通者

有效沟通的达成，沟通发起者起到非常关键的作用。沟通者务必做好全面准备，热情主动不失尊敬和礼仪，情绪平和让人愉悦。

1. 做好充分准备

（1）充分评估老人的身心状况及家属态度：评估沟通对象是独立沟通还是需要家属参与，时间是否合适，性格特点如何，对所要沟通事项的知晓度等。

（2）沟通者做好充分准备：着装得体，态度关切，对沟通信息熟悉，对沟通过程难易度及效果有预判准备。

2. 采取沟通技巧，争取主动氛围，称呼得当 从日常问候开启，注意氛围和谐，适当运用幽默与风趣营造平等、轻松、礼仪的氛围，利于沟通成效。

3. 保持有效距离 沟通者与沟通对象应保持一定的有效距离，让老人或家属感到受尊重、受重视、不压抑、放松，利于达成良好沟通效果。亲密距离0~50cm，个人距离50~100cm，社会距离>100cm。与认知障碍老人沟通，应保持实时、灵活的沟通距离。

（二）沟通对象

1. 沟通内容告知 沟通前，有提前被告知沟通内容，有心理准备；准备好充分的时间，家属同参与。

2. 情绪稳定 沟通对象也应注意技巧，保持情绪平和。

3. 相互尊重 沟通对象本着相互尊重的原则，真诚讨论，愉快沟通，和谐相处。

（三）沟通方法

1. 语言沟通 注意态度真诚，有同理心，面带微笑、适度问候，抓住时机，营造沟通的氛围。

2. 行为沟通 沟通者的肢体语言对达到有效沟通起到事半功倍的效果。沟通者应进行反复体验，体现尊重与同理。必要时，沟通者可以和沟通对象进行肢体接触，深度了解其身体反馈信息，利于制定康复护理及照护方案。注意身体接触要有爱伤观念，避免引起误会和不必要的纠纷。

3. 阅读沟通对象资料 良好的沟通，还体现在沟通者对文字资料的阅读理解上。沟通前，沟通者务必及时阅读文字资料，充分收集信息，利于沟通顺畅，增进重视感和配合度。

（何锡珍）

第三节 认知障碍对沟通的影响

认知障碍的老人在疾病初期可能表现正常，但随着疾病进展，会出现不同程度、性质和表现的沟通障碍。即使是同一期的认知障碍，表现的沟通能力也各不相同。

认知障碍老人呈现的沟通障碍，由最初的用字困难开始，例如，非特定的名词替代或选择模糊，句子空洞，重复选用相同的词组如"空气好，真的，很好"。逐渐地，认知障碍老人发展成阅读减退、喃喃自语、沉默、回音症，甚至一些奇怪的说话方式和内容，严重困扰老人在生活中的沟通。认知障碍不同分期表现出不一样的沟通形态。

一、认知障碍初期

老人社交会谈能力仍保持较好，但对信息的接收、思考时间延长，会自主更换谈论的话题或转移话题，对地名、人名、回忆出现困难。例如：见到熟悉的人，不能说出名字，"我认得你，我们很熟悉了，不要再介绍了……"但就是说不出来；看到水杯，不能说出名字，只能说功能，"把那个装水的东西给我拿过来，我要喝水。"；看到菜市场，只能说出"这是买菜的地方，地方很大，很多菜。"此期的老人为应对短暂的记忆缺失，会很聪明地技巧应对，不让你发现自己记忆出现问题。比如：

1. 标准的应对反应与社交技巧 老人在一些社交场合会用"真好""真开心看到你""是吗？我怎么不知道"等缺主要内容和特定对象的语言和情感来掩饰自己。

2. 合理性规避 老人有时会对事情做合理化解释，以减轻自己的不安并不期望被对方察觉。例如：高血压老人，近期血压升高，他会说是药物效果不好了，而避开自己吃得太咸、喜欢吃咸菜的原因。

3. 奉承、恭维 由赞美对方来掩饰自己记忆缺失而避免被发现。例如，沟通者要评估他的记忆能力，问他问题，老人会主动说："你真好，我晓得你对我好，天天来看我，想我好，我自己会照顾自己，你去忙吧，快去，还有人需要你……"然后赶沟通者离开。真实情况是不愿让你知道他其实没有记住你给他讲过的知识。

4. 幽默 老人会聪明地运用幽默来掩盖自己在抽象思考上的障碍。如采用同音字取代忘记的字符。

作为沟通者，应该充分评估老人的性格特点，技巧、耐心地给予纠正、补充语言的规范化表达，避免激怒老人或不顾老人的面子，影响相处的氛围，不利于疾病的康复。

二、认知障碍中期

沟通能力减退更明显，主要表现在如下所述。

1. 命名困难发展到命名能力退化，能把所有红色系物品均归为红色，而无法用朱红色、桃红色、紫红色等字词来表达。

2. 以代名词或一般的词汇取代名词，如无法说出实物的名称而以"它""这个""那个"来代替："你把那个给我拿过来，就是那个，不是那个，就是那个呀，边边那个，哎……"。

3. 要求旁人重复问题或提示的频率增高。例如"你刚才说的啥？再说一遍，嗯，再说一遍"。

4. 遵从口头指令困难很大，须配合肢体语言表达。

5. 言语表达中，字词句结构的出现与想要表达的内容毫无关联。例如，看到厨房脏了会说"你做的菜好吃，是好吃"。

6. 增加社交性问候语的使用，以应付困窘情景。想不起是谁，直接说"小伙子，你很棒哦，棒棒的"。

7. 无法理解对方的说话内容，直接漠视或不理会，转身离开，无尴尬表情。

8. 阅读能力和认知出现困难。关心的时事新闻出现听不懂，看不明白。

9. 无法集中注意力。没有事物可以吸引注意，刚一回头就会沉静于自己的思维中去了。

10. 引起或主导谈话越发困难。坐在旁边可以不发一言，被问及，笑一笑或干脆看一眼，也不说话。

11. 遗忘社交会谈中遵循的礼节，如身体距离等。此时要特别注意避免引起误会，比如老人会突然去摸女士或男士的身体，而他自己全然不知会带来什么影响。

作为沟通者，要用良好的肢体语言和语言与老人沟通，维护自尊，引导表达，促进康复。

三、认知障碍晚期

此期老人无法以语言和他人沟通，只能说简单字，或说话含糊不清，别人甚至完全无法理解他的说话内容或者完全失语。此期的老人更多的是进行生活照顾，照护者要做到尊重老人，维护老人自尊，及时满足老人的合理化需求。

（何锡珍）

第四节　与认知障碍老人沟通交流技巧

与认知障碍老人进行沟通时，应特别注意沟通技巧，沟通者应礼貌称呼并明确、清晰地表达沟通目的和掌握好方法，才能实现沟通目标，取得效果。主动学习语言和非语言沟通技巧知识，运用理论知识与老人实践进行结合，促进更好照护老人。

一、语言沟通的技巧

（一）重视老人的语言表达

语言沟通中，沟通者表达应通俗、清晰明了、语速合适、音量适中，眼睛看着老人说话、配合微笑，学会倾听并耐心等待表达较慢的老人表达，适当给予反馈如"对的，说得很好，还有呢？"，表示自己明白并鼓励老人继续表达，以获得有效信息；必要时可通过适当的幽默使沟通顺利进行。

（二）书面沟通更适合内向的老人

结合书面语言沟通，能帮助记忆减退的老人增加安全感和发挥提醒功能。书面沟通时，注意以下几点。

1. 字体大小适宜，颜色与书面背景对比度要高。
2. 重点词汇加粗或用异色提醒。
3. 通俗易懂、适当运用图片或图表。
4. 合理使用小标签，更能起到提示作用，如冰箱门、油烟机、灶台及柜门上等贴上带有提示语的小标签，防老人记错或遗忘。

（三）电话访问或视频网络

鼓励认知障碍不严重，有能力使用信息工具的老人，利用电话访问或网络视频，与医护人员进行沟通，让其感受到与外界沟通的喜悦，促进身心健康。

（四）沟通者的技巧

1. 注意称呼　称呼是否得体，会影响沟通效果。沟通者在准备沟通前要评估好老人喜欢的称呼，可以促进有效沟通交流。例如，有的老人不喜欢被称呼婆婆，而更喜欢被称呼阿姨，有的老人喜欢姓氏前加"小"，证明自己还年轻，这时就不能用"老"字惹老人不高兴。

2. 主动介绍　主动介绍是沟通前奏，展现自己的素养，利于老人清晰认识，建立沟通关系。

3. 掌握好开场白　先问候老人，然后针对要了解的问题进行直接或间接提问；对沉默寡言不愿谈话者，沟通者应引导启发说话，沟通过程也是智力康复的过程。

4. 用心交流　诚恳、热情，认真倾听，保持目光接触，不要有分心的举止如看表或和他人谈话，不打断对方话题，双方应保持使人感到舒适的距离和姿势。

5. 学会倾听与沉默　学会倾听，需要肢体语言的伴随，比如点头和眼神的关注，使老人感到你不仅在听，而且能体会到他的心情。沉默一般用于沟通中期，主要是给老人提供思考的空间，尤其悲伤时沉默片刻，老人会感到你的认真倾听和受到的感动，可以激励老人继续讲述的信心，同时也增加对沟通者的信赖。

6. 恰当运用心理暗示　暗示是语言、寓意创造的一种非药物的治疗效果，是心理治疗的方法之一。在沟通中，可以适时借鉴暗示来帮助架起有效沟通的桥梁。

7. 重视文化背景　不同文化、不同种族的老人采用不同沟通方式，才能利于达到预期效果。

（五）与认知障碍老人沟通的要诀

1. 留意周围的环境，保持安静、轻松、不压抑。

2. 发现老人的听觉或视觉有障碍，应找专科医生做详细检查。

3. 照护者务必做到和蔼，微笑，让老人感受到真诚和关爱。

4. 做好自我介绍，让老人认识并明白你与他的关系或让他知道你要为他做什么，让老人有心理准备。

5. 征得本人同意，以老人惯用的名字进行称呼。

6. 采用老人熟悉的语言和简短、易懂字句谈话，速度适中、咬字清楚、语调平和。

7. 选择老人熟悉的话题或天气等开始谈话并保持对话流畅。

8. 给予老人充裕时间思考问题。老人回答时，给予微笑、口头赞赏等实时鼓励；如果老人想不起来所问的问题，要重复问题，耐心启发，促进思考。

9. 耐心倾听老人说话，当老人发出求助信号时，应立即给予支持和适当帮助。

10. 结合老人特点和习惯，尝试弄懂老人一些语意不清的语句。

11. 当对方找不到适当用语或应对出现困难时，为避免出现难堪，可提示或转换话题。例如："奶奶，我们刚刚说到哪里了，我忘记了，是不是……"，可让老人填补未完成的句子。

12．语言应生动、有趣，抑扬顿挫，可以带有幽默感。

（六）与认知障碍老人沟通注意语言禁忌

1．避免争吵　认知障碍老人可能对眼前的事物感到困惑，不能区分过去和现在，在交流中你们的对话可能是牛头不对马嘴的，不管你重复还是简化对话，他们都不能达到你想要的交流结果，甚至他们还会与你争吵，对你大吼大叫。但是沟通者需要记住，现在与你交流的是一位认知障碍老人，他们需要的是你的爱，而不是你的正确的观点。一味坚持你的观点，可能会使患者觉得更加困惑和紧张，与患者争吵只会使情况更加糟糕。尝试用积极和鼓励的语气，与其说"不要那样做！"，不如说"让我们试试这样做吧"。容忍他，迁就他，保持交流在平静缓和的气氛中进行，这样对双方都有好处。患者也不至于再感到困惑，交流才可能达到良好的效果。

2．避免打断患者说话　对待认知障碍老人一定要有足够的耐心。患者可能因易忘事而经常反复问同一个问题，或者他们会滔滔不绝地说，停不下来。在与认知障碍老人交流时，沟通者应该做好一个倾听者的准备，在倾听中了解他们的用词、表达习惯或者具体问题。在轮到沟通者表达时，如果能用患者的表达习惯或方式来进行沟通，更容易受到好的效果。与患者共情最好的办法，就是倾听患者的表达，想他所想，说他所说。如果一定要打断患者的讲话时，可以通过转移注意力的方法，避免生硬打断。例如，患者总是询问他儿女的情况或让你带她去找他的儿女，你可以试着说"好的，这样吧，我们现在就下楼去看看"，而不要说"我刚告诉你，他们要周末才会回来"。由于认知障碍老人不能正确理解很多事，易产生焦虑和不安，容易一个问题反复问，一件事反复说。照护者首先要有谅解的心态，要有耐心，尽量别打断对方的说话，与患者共情，才能为以后的交流打下好的基础。

3．避免复杂表达　直接地表达自己的意思。每次只问一个问题。讲述、辨别人和事的时候，使用名字，避免用代词，如"今天是小明的生日"，而不是说"每年7月13日都是你孙子的生日，今天我们要给他过生日，还要去买生日蛋糕呢"。说话自然，要清楚。用简短、简单和最普通的词汇，用一种正常的语速，别太快也别太慢。说话的时候，稍微停顿下，留一小段时间给对方理解说话的内容。

4．避免疑问句　认知障碍老人本身存在思维的困难，在和他们交流时应避免使用疑问句，尽量使用陈述句，让患者更容易的理解你的话，避免选择加重患者的困惑。比如有时患者可能不愿意做一些事，如刷牙洗脸等。这时应该心平气和地告诉他你的要求，而不要以发问的方式，你可试着说"该刷牙洗脸了，这是你的牙刷和毛巾"，而不要说"你要刷牙洗脸吗？"。

5．避免用同一种方式表达一个意思　改用其他方式重新表达来代替重复说一遍。假如

AD 患者不能理解照护者所说的东西，请尝试用另一种不同的表述方式来表达自己的意思。因为假如他或她第一次已经不能理解我们所用的词汇，那么通常再重复第二遍也还是不能理解，反而可能加重他们的困惑。

6. 避免噪声环境　在交流的时候，尽量减少环境的噪声，例如电视机或录音机的声音，因为这些声音不但干涉患者听力，还会转移注意力。

二、非语言沟通技巧

非语言沟通是语言沟通的自然流露和重要补充，能让沟通信息的含义更明确。对于因认知障碍而无法顺利表达和理解谈话内容的老人极其重要。特别提醒照护者要注意以下几点。

1. 着装适宜，体态端庄，面带微笑　第一印象对老人来说非常重要。称呼是否得体，着装礼仪是否适宜，是老人感知沟通者是否重视的重要信息，影响沟通的进程。

2. 态度真诚，富有同理心　能拉近与老人的心理距离，利于进行有效沟通。

3. 保持目光适度接触　关注的目光接触，能表达出对老人的崇敬和鼓励。

4. 触摸　触摸是人际关系中最亲密的动作。人都有被触摸或触摸别人的需求，尤其是当老人失落、伤心或生病时，更需要被触摸。适当的触摸（如握手、拍肩、拥抱等）可以传递对老人真挚的关爱。若使用不当，会增加老人的躁动或引起误会。因此，使用触摸时应注意以下事项。

（1）尊重老人的尊严及其社会文化背景：不同文化背景的老人，触摸礼仪也有差异，照护者应特别注意。

（2）渐进性触摸：观察老人的反应：握手时，由单手握到双手握；交谈时，距离逐渐由 100~200cm 的社会距离逐渐拉近到 50~100cm 的个人距离；通过变化触摸范围和距离，可以观察老人对此作出的反应，同时评估老人的心理反应。

（3）让老人感知触摸者的存在：突然触摸，会导致老人紧张恐惧，触摸时要先有语言导入，"爷爷，我看看您的手"，从老人敏感肢体开始，利于评估老人感知觉的变化如痛觉。

（4）注意触摸的位置：老人容易接受的触摸位置是手、手臂、肩背部。除非检查疾病需要，老人忌讳别人触摸其头面部。沟通者要学会接受老人对自己的触摸（如握手、抚摸手及手臂、适度拥抱等）。

（5）注意触摸的力度和情景：触摸老人时，要轻柔适度，避免增加不适感和引起误会。特殊检查，应有第三者在场。对敏感部位触摸引起的过度反应，沟通者应保持沉着冷静。

（6）保护薄弱皮肤：检查老人皮肤时，注意对脆弱部位加强保护。

5. 身体姿势　无法语言用表达时，可利用身体姿势进行有效表达。面对面沟通，是尊重，尤其对听力障碍者，利于老人看清楚沟通者的唇语进行理解；配合适当的肢体动作如睡觉、吃饭等动作，更能增进老人的理解，利于双向沟通；倾听时，身体微微前倾是一种良好沟通的姿势；轮椅老人，沟通者应坐在旁边或蹲下，保持目光水平，让老人没有压力或减轻空间高度压力；需要搀扶时，沟通者可以将手放置于能引起老人反应和配合的部位和力度，如要辅助老人起床，沟通者应双手配合老人坐起，注意节力，同时温暖老人。

6. 与认知障碍老人的正性健康非语言沟通

（1）适当运用拥抱：评估老人需求，必要时采取拥抱方式表达你对他的理解与支持。

（2）注意观察老人的身体语言，当老人丧失语言沟通的能力时，通常他们会用一些非语言的方式表达想法，此时多给予鼓励、赞赏使其感受到自己的重要性，由此建立信赖的关系。

（3）注意你的身体语言，避免负性信息（如斜眼、抱胸、鄙视、不耐烦的躁动等肢体语言）。

（4）如观察婴儿的需求那样，从老人的身体语言、含糊不清的话语，甚至叫喊中评估老人的意图与需求。

（5）不吝啬使用你的大拇指表示鼓励与赞赏，促进老人信心。

（6）微笑与阳光般的鼓励，对老人有很好的激励作用。

（7）握住老人的手，不仅是爱更是温暖与信心的传递。

（8）情景肢体语言如睡觉、吃饭、活动等的使用，增强沟通理解，也是良好的正能量。

在与老人沟通交流过程中，作为沟通者应充分评估认知障碍老人的需求和沟通能力，运用适宜的沟通技巧，尽可能创造安静、舒适、安全、和谐的沟通环境，使其对沟通者产生信任，发挥老人的主观能动性，使老人能够放松进行有效沟通交流，取得可靠全面的信息。从康复的角度出发，哪里有问题我们就应该从哪里开始康复训练。语言表达的问题就需要我们通过语言表达的训练来进行康复治疗。除系统的语言康复训练外，日常交流是语言表达训练中非常重要的部分。让老人在日常生活熟悉的环境中不断得到语言表达的刺激，训练其语言表达及交流能力，则有助于康复或缓解认知障碍老人语言交流功能的丧失。

（何锡珍）

思考练习题

案例分析　某老年病科如期举行定期召开的认知障碍公益讲座。一位女儿满含委屈哭诉她的认知障碍母亲："我都不晓得我该怎么对她了。为了她，我提前退休，掏心掏肺，给她做好吃的，带她出去玩，想些花样儿逗她开心。我严重失眠都快累垮掉了，快抑郁了！可是，她总是不满意：'你该对我好，我养大了你。可你对我不好，我不满意，我就是要折磨你，折腾你！’”

1. 我们该如何与这名家属进行有效沟通，才能给她以抚慰？

2. 我们应该如何给这名家属进行沟通交流的技巧指导，让她能有效和母亲进行沟通？

参考文献

［1］林丽婵，蔡娟秀，薛桂香，等. 老年护理学［M］. 台北：华杏出版股份有限公司，2015.

［2］丁福，肖谦. 老年护理学［M］. 北京：人民卫生出版社，2015.

第七章
认知障碍患者
的生活照护

本章学习要点

1. 掌握不同阶段认知障碍患者的生活照护重点

2. 掌握认知障碍患者在进食营养方面容易出现的问题及对策

3. 掌握认知障碍患者在排泄方面的管理方法

4. 掌握帮助患者管理个人卫生的方法

5. 掌握患者睡眠方面容易出现的问题及应对方法

6. 了解疾病的特点，学习应对不同环节问题的技巧

7. 了解患者心理特点，建立良好的生活氛围

随着人口的老龄化，AD患病率逐年提高，已严重影响老人的健康。对于患者及家庭而言，不仅面临医疗问题，也面临着复杂的生活照护问题。该病病程长，且逐渐加重，家庭照护是一场"持久战"。疾病的不同阶段，照护者会面临不同的问题。

1. 进食与营养　对于不同阶段的患者要做简单的营养状况评估和消化系统功能评估，根据个体情况安排进食的热量与营养。如果患者吞咽出现问题，早期行吞咽功能评估，选择合适的食物种类，必要时鼻饲或胃造瘘，保证患者的营养。

2. 排泄管理　常见的问题有便秘、腹泻、尿急、排尿困难、尿失禁、大便失禁、随地便溺等。

3. 清洁卫生　早期常见的问题：忽视个人卫生和形象管理、不换洗衣物、环境卫生差，不丢弃废物，藏东西，拒绝沐浴，忘记洗浴的程序。晚期患者行动困难、卧床、依赖照护者更换衣物和床单、拒绝及暴力行为。

4. 睡眠　患者会出现失眠、白天嗜睡、睡眠中的异常行为与精神症状。

给予认知障碍患者良好的生活照护可以提高患者的生活质量。照护者应掌握疾病的特点，学习不同环节问题的应对方法和技巧，由此可以减轻照护者的负担，有助于建立良好的生活氛围。本章针对不同阶段认知障碍患者的特点，就进食与营养、排泄、清洁、睡眠中常见的问题和应对策略进行详细的讲解。

第一节　不同阶段认知障碍患者的照护重点

一、认知障碍患者早期阶段表现与照护重点

认知障碍患者早期阶段易被忽视，或者被错误地认为是由于"老了"，或者是正常的衰老表现。这一阶段患者一般性的日常生活尚能自理，但常常需要提示和督促，可表现为：①语言表达的困难，明显的记忆减退，尤其是短期记忆；②时间定向困难，在熟悉的地方迷路；③缺乏主动性和积极性，表现为抑郁或攻击性，对爱好和活动丧失兴趣。

此阶段患者的日常生活能力部分受损，需要帮助维持和改善工具性日常生活能力，如处理财务、乘车、做家务、使用电器等。照护者不应给予过度的照顾，而应督促患者自己料理生活。患者应生活规律，注意饮食、营养和清洁卫生，适度运动，参与社会活动，心

情愉悦，从而尽可能长时间、较大限度地维持独立生活的能力。

（一）进食和饮食

对于任何阶段的认知障碍患者，照护者都应该提供愉悦的就餐环境和合理膳食，并根据患者的饮食喜好提供色香味俱全的饮食；不建议对没有营养素缺乏的患者刻意补充营养素来改善认知功能。

1. 饮食的照护　让食物色香味俱全，找机会鼓励患者吃东西，给患者他们喜欢的食物，尝试不同类型的食物或饮料。如果患者在咀嚼或吞咽方面有困难，先尝试一些天然的软性食物，比如炒鸡蛋或炖苹果，然后再考虑吃软泥食物，利用饮食作为活动和社交刺激的机会。

2. 膳食营养的合理搭配　推荐"地中海饮食"（图7-1）。越来越多的证据表明，坚持地中海饮食可以预防认知能力下降和痴呆。

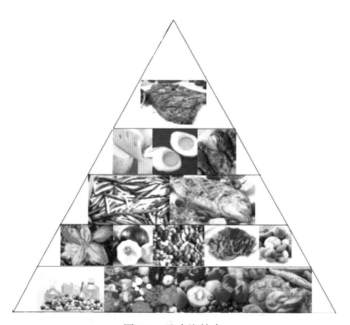

图7-1　地中海饮食

地中海饮食特点：大量食用未经精制的谷物、水果、蔬菜、豆类和橄榄油，适度食用乳制品和酒精，以及少量食用肉类。

（二）生活照护

1. 穿脱衣　简化对衣物的选择，鼓励患者自己穿脱衣；对穿脱衣有困难者，予以协助，在此过程中注意解释，并保护隐私感。提供两套服装供患者选择，把衣服按要穿的顺序摆放好，避免系带复杂的衣服。尽可能长时间地鼓励独立穿衣。穿防滑橡胶底鞋。定期换衣服。与患者一起去买衣服，接受患者任何不寻常的服装选择。

2. 清洁卫生　鼓励并指导患者完成面部清洁、梳头、刷牙、剃须、剪指甲等清洁过程，护理口腔卫生，定期检查患者的牙齿及义齿，定期沐浴。

（1）面部清洁：一般在晨起时，对于能够自理的患者应鼓励其自己完成。对于不能自理的患者，毛巾用温水浸湿后为其擦拭面部、双手，特别注意皮肤褶皱及鼻唇沟和眼角等部位。清洁后适当涂抹油剂保护皮肤。

（2）口腔清洁：帮助患者早晚刷牙或清洗义齿，饭后要漱口，引导患者刷牙。将步骤分解，简明指导。必要时，给患者做示范。如非要进流食，则每天为患者准备的食物需要有供患者咀嚼的东西，并定期看牙医。

（3）沐浴和皮肤清洁：营造舒适的洗浴环境，尊重患者的习惯，定期洗澡或搓澡。注意简化洗澡过程，使用无香味、含脂成分较多的肥皂，正确使用护肤液湿润皮肤，避免因干燥导致瘙痒。注意有无皮肤损伤。对于拒绝沐浴的患者，应寻找原因（如怕水、担心衣物丢失、缺乏隐私感等），并给予相应的处理。

3. 如厕　对轻中度患者鼓励独立如厕；对有困难的患者提供帮助，如增加标识、改造厕所。洗手间环境采用能够调节高度的智能坐便器，或在马桶两侧安装坐便扶手，在浴室安装防滑的扶手、洗浴椅、防滑垫等。

（三）外出活动和运动

以长期规律有氧运动和抗阻力训练为基础，运动的形式可以根据患者既往的爱好个体化制定。散步、慢跑、健身操、舞蹈、太极拳、渐进抗阻练习等都是适合的运动方式。在运动中注意量力而行，循序渐进，防止运动损伤。

（四）居室环境

床铺高度以患者坐床上时脚跟正好着地为度，便于上下床，两边设有床栏。家具尽量简洁，减少杂物和尖锐的转角。地面使用防滑材料，地上有水时及时擦干。活动区域避免台阶，避免铺小块地毯，防止绊倒。

（五）安全问题

居家安全隐患包括跌倒、坠床、伤人或自伤、误食或食物梗阻、走失、烫伤。安全防护对策包括下列内容。

1. 患者提供合适的衣、裤、鞋　鞋底最好为防滑的软底。外出时不穿拖鞋，并有人陪同。穿脱袜子、鞋、裤应坐着进行。在行动前应先站稳，起身时不能过快，站稳后再迈腿。

2．对服用催眠药的患者，尽量避免起夜。在睡前准备好夜间所需物品和便器并放于床旁。对服用降压药及降糖药的患者应注意观察是否有头晕等症状。

3．应多与患者沟通，及时了解患者的情绪状况，关心、关爱患者，使患者保持心情舒畅。当患者出现幻觉、妄想等精神症状时，不要与其争辩，可采用转移其注意力的方法缓解。对于患者的暴力、攻击等伤人行为，要采用疏导、解释、转移注意力等方法，不要责怪、指责，以免增强患者的逆反心理，暴力行为更严重。

4．日常用品应选用不易打碎的物品并定点放置。移开所有存在安全隐患的物品，严禁放置危险物品（如热水瓶、刀、剪等）。要避免选用玻璃或镜面玻璃家具，避免碰撞或划伤患者。发现患者有可疑行为应及时排除并阻止，以确保患者的安全。

5．评价患者的吞咽功能及饮水时是否有呛咳。进食时环境要安静，使患者注意力集中，吃饭时不要讲话或者做其他事情。

6．避免患者单独外出，外出必须有家属或照护者陪伴，防止走失。必要时在患者衣袋中放置联系卡片，上面写有患者姓名、联系电话等，或佩戴写有相同内容的识别腕带，以便走失后可以得到帮助。

7．避免患者使用暖水袋，食物放置适宜温度后再让患者进食。沐浴时水温适宜后再让患者进入，并有家属陪同，防止患者私自调整水温。

二、中期阶段认知障碍患者的表现与照护重点

随着疾病的进展，认知障碍患者遇到的困难会越来越明显，应对日常生活的能力变得困难，再也不能独立地应对日常起居。中期阶段（一般为发病3～6年）主要症状表现：变得非常健忘，尤其是刚发生的事情和人的名字；不能烹饪、清洁和购物；可能变得非常依赖他人，在如厕、梳洗和穿衣个人卫生方面需要帮助；表现出游荡和其他行为异常，会迷路和走失，可能会出现幻觉。

照护认知障碍患者在体力、情感和经济方面都有挑战性，学习和了解疾病是一项长期的策略。照护者应掌握看护技巧，并得到家庭和朋友的支持。照护者可参加一些团体活动，相互学习和提供支持是值得推荐的方式。

（一）应对认知障碍患者记忆力减退

按一定顺序安排患者的日常生活。选择患者状态好的时候，处理一些相对复杂的事情；使用标记及提醒物，如在家里设置书写板或便条，在醒目处记下重要事情，以免患者遗忘；持续的记忆刺激可以减缓病情进展，如唱歌、跳舞、游戏、阅读、画画。在日常生活的每个方面给予患者细心的安排与帮助。

1. 洗浴　安全第一！切忌留下思维混乱或者身体虚弱的患者单独在浴缸里泡澡或者淋浴；洗澡前测试水温是否合适，并使用手持式沐浴头；浴室增加安全设备，如安装安全把手、防滑地垫；在浴缸中或者淋浴时使用沐浴椅。它可以给站不稳的患者提供支持，并防止跌倒。洗浴前：充分准备，如水温、灯光、音乐等，动作轻柔，注意尊重患者。洗浴中充分调动患者积极性，自行完成洗浴动作。小技巧如肩上盖上浴巾、聊天转移注意力、患者手上持毛巾防止某些患者攻击可能。洗浴后轻拍皮肤，防止感染和皮疹，并确认皮肤已经完全干爽。如果有尿便失禁，使用防护油膏涂在局部。如果患者进入/离开浴缸有困难，可以使用浴棉擦澡代替。

2. 梳妆和着装　漂亮外表会让人感觉良好，十分重要。口腔护理，向患者演示如何刷牙，尽量让患者自己完成，并陪同患者一起刷牙；帮助患者清洗义齿，每次用餐后都漱口，至少每天使用一次口腔清洁剂漱口；如需帮助患者刷牙，试着使用长柄、带弯角的或者电动的牙刷。其他梳妆技巧，如果女性患者有化妆习惯，鼓励其继续或给予适当的帮助；鼓励并协助男性患者刮胡子，使用电动剃须刀以策安全；带患者去理发店或者美容店，有的理发师也可以提供上门服务；保持患者的指甲干净整洁；尽量长时间地维持患者自行穿衣的能力；多给予患者鼓励和表扬，让其对自己的外表有信心；按照患者穿衣的顺序来摆放衣物（例如，先内衣，然后裤子、衬衫，最后毛衣）；每次只递给患者一件衣服，或者一步一步地提示如何穿衣；选择宽松舒适的衣服和防滑鞋；如果患者喜欢穿着某套服装，可以多买几套相同的服装轮换。

3. 尿便失禁　注意发现尿便失禁的迹象，是否有弄脏内衣和床单现象。初次发生应该寻求医生的帮助和建议，并回答医生可能的问题。医生可能会帮助解决问题：患者正在服用哪些药物？当患者大笑、咳嗽或者举重物的时候，是否会出现漏尿？患者是否小便频率增加？患者是否能及时入厕？患者是否在卫生间以外的地方小便？这些症状是否每天都会发生，还是偶尔一次？

如何应对尿便失禁？每2~3个小时提醒患者如厕，不要等着患者自己要求；注意观察患者提示如厕的征象（如不安或者拉扯衣服），并快速应对；记录患者的进食量和饮水量以及如厕的频率，使用这些信息的规律来帮助制定患者何时需要如厕的时间表；保持患者穿着宽松舒适并容易脱去的衣物，如松紧带；可使用一次性内裤、床罩、防水垫；睡前如果患者感到口渴，给他食用新鲜水果而不是喝水；如果尿便失禁出现在夜间，晚上6点以后要限制饮水的量。

（二）参与活动、家务的安排

活动的选择要与患者的现况能力想匹配；选择每个人都感到有趣的活动，并帮助患者开始；决定患者是否能够独立进行，还是需要帮助；观察患者是否有挫败感，以保证患者有成就感，并享受到乐趣；如果患者感到一旁观看更有乐趣，那就这样去做。可尝试的日常活动如下。

1. 家务活动　如洗碗筷、擦桌子、清洁地板、烹饪等。

2. 体育锻炼　现实考虑患者一次能够完成的活动量，多次短时间的活动或许更适合；如果患者不能承受，选择轻柔的锻炼方式，如拍皮球；每天一起散步，看护者的身体锻炼同样重要。如果患者单独外出，切记随身携带身份证明和联系卡片；电视或视频中的老年身体锻炼节目可能会有帮助；将锻炼分解为简单、易于执行的步骤；确保患者穿着适合锻炼的衣服和鞋子；锻炼后应该让患者饮用水或果汁。

3. 进食管理　购买和准备食物购买健康食物，如蔬菜、水果、谷物，确保患者喜欢；让患者有所选择，如喜欢番茄还是茄子；食物尽量容易准备，或者选择符合要求的外卖服务；保持家庭的日常习惯把进餐当成互动的机会；耐心并给予足够的进食时间；尊重患者的饮食偏好、习惯和文化，尽量避免更改日常习惯；重视安全问题，如患者独居，注意是否有忘记进餐、忘记关掉炉火的现象。

4. 管理药品　了解患者服用的每种药物，必要时咨询医生／药师；记录所有服用药物的条目，包括剂量和服用方法；当患者开始服用新的药品时，注意观察反应，有异常应及时咨询医生；确保每种药物的药盒／瓶上标识有药物的名称、剂量、服用说明及过期日期；在改变服用药物之前，一定要咨询医生；患者病情逐渐加重，确保患者按照要求服用药物；有些患者需要服用抗精神类药物，更要注意按照医生的要求服用，并仔细观察是否有不良反应。

（三）迷路、预防走失、个人家庭安全

1. 外出注意事项　疾病早期，如果患者尚能一个人去散步，确保他佩戴留有联系电话、足以显示身份信息的手环／卡片；可告知邻里、社区保安等患者的情况；避免患者自行驾驶汽车。

防止患者离家出走的措施包括：安装可靠的门锁；患者随身携带身份标识和联系方式的手环／卡片；可在房门上粘贴"停""关闭""禁止进入"等标识；可安装电子"警示"系统，当门打开时，能够及时警告；将外出穿着的鞋子、外套、帽子等物品放置在视线之外；对曾经有过无目的离家出走史的患者尤应注意，避免单独留下患者。

2. 采取措施确保患者安全　简化房间，移走过多的家具，房间内的通道要足够宽敞，便于患者行走。在适当的地方安装牢实的扶手，铺设地毯或者安全防滑条，确保地面的摩擦力易于患者行走或者踱步，购买防滑的鞋子和拖鞋，注意检查地面的溅洒物。移走危险物品，如剪刀和刀具。调整家居环境，使用颜色鲜艳的标志或者简单的图片标示卫生间、卧室和厨房。音乐和电视有利有弊，既可分散患者的注意力，又可以让患者感到心情愉快。

视具体情况妥善运用。

（四）语言交流及沟通技巧

患者记忆力下降，找词困难，或忘记要说的话，与其沟通会变得困难，对策是要尽量使沟通简单化多运用目光接触，并呼唤患者的名字；注意语气、音量、目视的方式以及肢体语言；尽量鼓励互动式交流；使用讲话以外的其他方法，如轻柔触摸；如果交流出现问题，尝试转移患者的注意力；鼓励患者与你交流，如使用温馨的方式，握住患者的手，让患者参与决定等。

与认知障碍患者进行有效的沟通，使用简单的、一步一步的指导方法；重复指令，给他更多的反应时间，尽量不要打断；当某人不在身边时，不要去谈论他；不要使用"婴儿语"；保持耐心，尤其是患者有恼怒表现时，请记住这是疾病的表现。沟通技巧：直接、针对、积极。提出只需回答"是"或"否"的问题，如"累吗？"，而不是"感觉如何？"；限制问题需要的选择数量，如"晚餐吃米饭还是面条？"，而不是"晚餐要吃什么？"。如果第一句话没有理解，尝试换一种说法；其他，如"试试这样做"，而不是去指出其错误。

（五）人际关系

在节日活动和照护患者间寻求平衡，尽量与患者一起度过节日；对来访客人告知患者由于记忆力问题，可能不能识别出客人；告知记忆力的问题是疾病导致，并非故意所为；强调相聚的意义远大于能够记起什么。对于患者，在客人来访之前使用照片，帮助患者辨识；节日期间，尽量维持平日的生活习惯；庆祝节日也要注意防止疲劳，保证休息时间。帮助家人和朋友理解什么是认知障碍，建立良好的人际关系。当家庭中有认知障碍患者时，让家人和朋友了解疾病很有必要；分享关于认知障碍的知识，特别是关于认知障碍的网站、资料等；帮助家人和朋友与患者交流，如不要尝试去纠正患者的错误；提醒来访者在患者状态最好的时间来访；保持平静，避免大声跟患者说话；尊重患者的私人空间；如果患者不能辨识、不友好甚至恼怒，请不要在意。关于孩子们，根据孩子的年龄和与患者的关系来分享关于疾病的知识；帮助孩子理解疾病的技巧：诚实而简单地回答问题，如"奶奶所患疾病会使她很容易忘记事情"；帮助孩子理解有悲伤和愤恨的感觉是正常的，并安慰他们。告诉孩子跟患者仍然可以交谈，并一起做一些简单的活动，如听音乐、看照片集等，但不要强迫他们一定要这样做。

（六）精神行为问题

随疾病进展，患者可能出现躁动甚至攻击性行为；尝试或在医生的帮助下寻找并消除诱因，如疼痛、抑郁或紧张、药物反应等。如何应对患者躁动和攻击性行为是照护者面对的难点问题。先安慰、轻声细语地讲话，倾听患者的担忧和挫折，并尽力表示理解；患者做出改变常常很困难，应尽量维持其日常的习惯，如每天在相同的时间洗澡、穿衣和吃饭；在每天进行的活动之外，保证有静处的时间段；在房间内布置患者喜欢的物品，以让患者有安全感；尝试使用轻柔触摸、轻柔音乐、阅读和散步的方法；减少噪声、嘈杂、或者很多人在房间里的机会；尝试使用喜爱的餐食、物品或者活动来转移注意力；减少摄入咖啡因、糖和"垃圾食品"；如果有攻击性行为发生，应保护自己，同时防止患者自伤。

认知障碍患者经常会出现翻、找东西的情况，遇到这种情况，请记住这种行为是疾病本身的一部分。可将危险和有毒的物品锁起来，或者放置在患者视线和可及范围之外；将变质的饭菜从冰箱或橱柜中及时取走；将可能被患者藏匿的重要或贵重物品（如文件、账簿、钥匙或珠宝等）拿走；患者常常会藏匿、丢失或扔掉邮件，如果这种情况严重，请考虑设置封闭的邮箱；留意患者经常藏匿物品的地方；倾倒垃圾之前注意检查。

随着疾病进展，患者可能会出现幻觉和妄想；幻觉是指患者听见、看见或者感觉到本不存在的东西；妄想是指患者所持的虚假的想法或信念。遇到这种情况照护者应首先咨询医生，并把患者患有的疾病和所服用的药物告诉医生，以排除幻觉或妄想由疾病或药物引起的可能性；尽量不要和患者争论他所看到的或者听到的，如果患者感到害怕，试图安慰他；尝试转移注意力，并让患者有安全感。

偏执属于妄想的一种，指患者没有理由地认为其他人是卑鄙的、撒谎、不公或者要"修理自己"，并由此导致患者出现怀疑、惧怕或者嫉妒他人的表现，该表现与患者记忆力减退有关。如果患者指责您，尽量不要做出回应；不要与患者争论，而是对患者表现关怀；转移注意力，让患者有安全感；跟其他人解释，患者的表现是疾病所致。

患者常会表现出一些性格和行为方面的变化，如不安、焦虑、易激惹、打人；活动减少或丧失兴趣；藏匿物品或认为他人藏匿物品；离家出走；性行为异常；拒绝沐浴，总是穿一身衣服。应咨询医生如何处理，寻找可能存在的诱因；对于打人、咬人、抑郁、幻觉等，咨询医生，某些药物治疗可能有必要。

对于患者性格和行为变化，照护者应让每一件事更简单，一次只说一件事情；日常生活规律，患者知道何时要干什么事情；关注患者感受，安抚患者，让患者有安全感，知道您会陪伴他；不要争论，或者尝试和患者讲道理；去很安全的地方散步，为他（她）准备舒适、结实的鞋子；尝试通过音乐、唱歌或跳舞来分散患者的注意力。

（七）法律和财产问题

及早发现患者存在的钱物问题，如计算问题、付款、记账本等存在的困难；家庭成员 / 委托人应该监护患者的财产、银行账户等，及早处理钱物的管理问题，必要时通过必要的法律程序；患者可能会怀疑他人要接管他（她）的钱物，可以通过给予小额的现金、限制信用卡额度或取消信用卡来应对；警惕可能存在的钱物诈骗行为，尤其是短信、电话、电子邮件等形式的诈骗行为。

三、晚期阶段认知障碍患者的表现与照护重点

认知障碍患者疾病晚期阶段常会出现运动功能下降、进食与营养、尿便失禁、感染、压疮。患者会完全依赖照护者。照护者应观察患者的痛苦与不适，保证营养，管理好排便与清洁，减少患者痛苦，保持患者尊严。照护需要尊重并鼓励，承认老人的价值；维持现有自理能力，延缓病情发展。面对认知障碍老人，掌握个体各不相同的健康状态、性格、人生经历、人际关系，然后根据具体情况给予个性化护理，理解其想法与感受，支持患者过自己想过的生活，真正体现"以人为本"的照护理念。强调患者自愿的原则，从维护其利益出发，充分尊重老人和家属的选择权。随访时应充分沟通如何实现对晚期阶段患者的管理。

（一）日常照护

1. 建议对患者照护问题逐一进行评估 主要包括个人照料：记录穿衣、修饰、个人卫生、活动范围及辅具使用方面存在的问题及其程度，确定是部分依赖还是完全依赖照护。评估患者的行动能力，评估老人可能存在的功能障碍，预估可能存在的风险，确定哪些地方需要预防性保护。利用精神及行为症状照护问题清单，了解并记录在日常照护工作中老人异常的行为和心理症状，努力寻找和评估隐藏在背后的原因，建立监测机制，并制定风险控制方案，减少不良事件的发生。

2. 日常活动主要风险的防范 疾病晚期很多患者都有吞咽功能障碍。饭粒或汤水可刺激气管，导致呛咳，引起吸入性肺炎。对于经常进食呛咳或经常无原因肺部感染老人，应及时进行吞咽功能检查，同时加强吞咽功能的仪器和非仪器康复功能训练，促进吞咽能力的维持或提高。食物准备应避免固液同服，应准备稠状食物，利于吞咽，减少误吸。食物卡喉也是常见问题，对食物需要认真检查。患者有时会无意识或主动触碰烫热物体，引起烫伤，要注意安全防范。患者跌倒风险明显高于一般老人群，故除安排一些平衡训练加强体力外，还需要做好防跌倒的环境整理。此外，应帮助患者学习交通安全、用电安全、煤气安全的相关知识，并制定尽可能的防范措施。

3. 居家环境的改造 如厕：采用能够调节高度的智能坐便器，或在马桶两侧安装坐便扶手，以解决双下肢肌力下降和平衡障碍老人的如厕问题。应解决认知障碍老人忘记冲水

和便后清洗擦拭等问题。洗浴：在浴室安装防滑的扶手、洗浴椅、防滑垫，辅助老人的洗浴需要。无障碍通道，设立无障碍通道和警示牌提醒老人避免滑倒、电伤、烫伤。智能安全锁，使用带有自动锁闭提醒和内外反锁功能的智能门锁、水电燃气安全阀等，避免安全隐患。提示信息牌：建议张贴明显的信息指示牌，方便老人找到不同的房间；通过小区对特定老人的出入登记，佩戴卫星定位手表，防止走失。

4. 生活小辅具的运用　助行器使用：对于平衡功能障碍的老人应当使用一些必要的辅具，比如手杖、助行器等，尤其是在可能遇到不平整的地面、上下坡、台阶、湿滑等路况的情况下。提醒类辅具使用：认知方面出现障碍的老人选用语音相册等有助于对往事保持反复、正确记忆的辅具，以及智能药箱、物品寻找器、待办事务提醒工具、视频和语音通话设备等来辅助日常生活。佩戴定位器，利用智能手机对老人进行地理位置实时定位和跟踪，历史运动轨迹回放，可防止认知障碍老人走失。跌倒预警及呼救，跌倒预警／报警次数和老人运动信息报表统计、意外失踪或真实跌倒事件一键呼救及时响应和搜救处理，可提前报警，做好预防跌倒的措施，另外发生意外情况时可及时得到帮助。

（二）认知障碍行为和精神症状照护

痴呆的行为精神症状（BPSD）是晚期阶段认知障碍的另外一组非常常见的症状群，变化多端、处理困难，也是照护者最困惑的问题和最消耗照护者精力的问题。BPSD 照护需要照护者与医生紧密配合；了解和掌握适宜照护方法；定期评估效果，持续改进，精神行为症状的照护要贯穿疾病的全过程；非药物的照护干预是 BPSD 的首选方案，药物治疗也应合并非药物干预；干预的方法要逐步连贯地进行，并且在干预前后进行评估，不断改进照护方式；保护老人的安全，隔离危险品。

非药物治疗需要照护者具有很强的人文关怀能力，强调尊重鼓励、眼神交流、肢体接触、平等对待。更为重要的是，照护者需要具备"侦探"能力，及时发现 BPSD 出现的诱因，如是否有生活、环境及躯体的不适，纠正其潜在的病因。具体做法：当老人吵闹时，要观察是否有疼痛、便秘、尿失禁等症状。看看有没有新增加的药物；老人做错事情不要责备或者表示不赞成，要尊重其想法；避免使用"蠢""笨"等词语。根据患者不同的心理特征采用安慰、鼓励、诱导等方法增进与患者之间的交流，建立信任关系。当老人出现幻觉、冲动行为时，尝试身体接触、拥抱，保持眼神的交流；和老人交流时，保持在同一高度，不要让他（她）感觉你居高临下；说话速度要慢而且清楚，不要大声喊叫，以免让老人觉得你在嫌弃他（她），从而加速其抵抗；不要用手指老人、责骂或者欺骗；知道哪些事情可能会惹怒老人，从而避免。

（侯　颖　郝丽君　刘艳婷　赵　琦）

第二节 进食与营养

一、认知障碍患者的营养管理

饮食与认知障碍发病风险之间的关系一直受到人们的关注。研究证实，饱和脂肪酸过多摄入会增加认知障碍的发病风险。而地中海饮食，即主要摄入鱼类、水果蔬菜、富含多不饱和脂肪酸的橄榄油，较少食用红肉，则被多个研究证实能够降低认知障碍的发病风险，并且这种保护作用不受体力活动和伴随的脑血管病等因素的影响。

也有研究未能重现地中海饮食的这种保护性作用。国际营养与脑科协会指南中 Barnard 博士指出，这些食物富含维生素，比如扮演大脑健康保护者的叶酸和维生素 B_6。研究表明，同其他膳食模式相比，地中海风格和类似于芝加哥项目的食谱（以蔬菜为主）已经显示出能降低认知障碍的风险。

其他研究分析了其他饮食因素，如维生素 E 和维生素 C 等抗氧化剂的摄入，叶酸和维生素 B_{12} 的摄入对认知功能的保护作用，然而目前仍然未能得到相对一致的结论。牛津大学一项关于老人同型半胱氨酸水平升高和记忆问题的研究，其中 B 族维生素能改善记忆和减轻脑萎缩。对于潜在的有害金属，认知障碍与摄入过多的铁、铜有着密切的联系，而铝在认知障碍发挥的作用仍有争议。已经在认知障碍患者的大脑里发现铝，英、法的研究也发现在自来水中含有较高的铝浓度的地区认知障碍患病率的增加。数项研究发现了运动和降低认知障碍发病风险的关系。

预防 AD 的饮食原则：尽量减少饱和脂肪酸和反式脂肪酸的摄入。将蔬果、豆类、五谷杂粮作为主要食谱。每天一盎司（一小把）坚果或种子提供健康所需的维生素 E。成人每天应额外的补充至少 $2.4\mu g$ 的维生素 B_{12}。选择不含铁、铜的复合维生素，遵医嘱停止铁的摄入。不使用铝炊具、抗酸剂、发酵粉或其他铝制品。坚持有氧运动，每周进行 3 次时长 40 分钟的快走。

（一）患者的营养状况评估

认知障碍是一种多因素导致的渐进性老年疾病，饮食营养因素在疾病的发生和发展的重要作用不容忽视。由于认知障碍患者常常死于多系统的功能障碍，而营养障碍往往是慢性疾病晚期多系统功能障碍的早期表现，提示对中重度认知障碍患者常规监测营养状况的重要性。调查结果表明，在认知障碍患者中，营养不良发生率为66.67%；患者的智力水平和日常生活自理能力是影响其自身营养状况的2个重要因素。膳食营养素的最佳摄入量不能阻止AD的发病，但是，不良饮食习惯和膳食不均衡则会增加许多年龄相关疾病发生的危险性，包括对大脑认知功能的损害。多数认知障碍患者有拒食、挑食和食欲不振等现象，而极少数患者则表现为过度饮食。

国外研究结果显示，许多神经递质和多肽激素可作为中枢或周围神经调整因子对调节食物摄入量和维护能量平衡起着重要的作用。在认知障碍病程中，激素和能量代谢的改变会影响营养素代谢，患者大脑的扣带回前部皮质中，糖代谢明显增加。有学者在功能性神经影像研究中观察到抑郁和情感淡漠会减少局部脑血流量，影响扣带回前部皮质中的糖代谢，从而影响认知障碍患者的营养状况。以上研究结果表明，神经组织代谢异常对患者病情和身体营养状况产生重要影响。认知障碍的病因涉及心理社会危险因素、生理状态、膳食因素与特殊嗜好、生活方式和社会支持程度等多种因素。有研究表明，给予认知障碍患者社会支持和情感的帮助，对认知有积极的作用。改善患者的营养状况是社会支持的内容之一。反映身体营养状况的常用指标包括简易营养评估量表（MNA）、上臂围、肱三头肌皮褶厚度、体内脂肪和肌肉组织重量、身高、体重、计算体质指数（BMI）等，其中肱三头肌皮褶厚度、体内脂肪重量与身体脂肪分布和代谢状况关系更加密切。

目前常用的营养评价工具包括简易营养评估量表（MNA）（表4-8）、微营养评估简表（MNA-SF）（表4-9）、营养风险筛查2002（NRS 2002）（表4-10、表4-11）等。

在老年人群中，营养缺乏是十分普遍且严重的问题之一。重度认知障碍老人营养水平较差的原因与其无法独立饮食并有一定吞咽困难有关，且存在持续性认知障碍状态。研究发现，宏量营养素及部分微量营养素与能量摄入相关，同时，认知障碍患者营养素较同年龄正常者更低。近期研究发现，痴呆等精神问题与体重指数负相关。疾病症状出现前的神经退化进程在临床痴呆发生前，可能与无意识的体质量减低有关。痴呆引起的结构性改变可能导致控制食欲与能量代谢的下丘脑功能发生障碍。晚期AD患者营养水平受损更重，说明患者需要一定的营养补充。营养不良指能量和蛋白质摄入不足或吸收障碍，主要表现为体重下降、乏力、全身免疫力下降、组织器官功能紊乱等。营养风险是指营养因素对患者的临床结局，如感染相关并发症和住院日等有负面影响，并非发生营养不良的风险。体质量减低与营养不良为该病最为常见问题，也是发生死亡的预测因子。中度患者仅有3%存在营养不良状况，而重度患者中，50%存在蛋白质/能量摄入不足问题。存在营养不良的AD患者肌肉质量下降，自主活动差，更易出现跌倒、骨折、感染、压疮等并发症，使住院时间延长，病死率增加，家庭和照护者的精神负担和经济负担增加。因此，全面评估AD患者的营养状况，并对存在营养风险者采取合理、有效的营养支持尤为重要。

（二）患者的消化系统功能评估

中华医学会肠外肠内营养学分会提出，只要患者病情允许且胃肠道功能正常，优先推荐使用肠内营养。因此，对于认知障碍患者，只要胃肠道功能正常，优先选择肠内营养。使用肠内营养可使营养物质直接经肠吸收、利用，更符合正常的生理，有助于维持肠黏膜结构和屏障功能完整性；其次，肠外营养容易引起肠道菌群失调，而失调的肠道菌群、菌群代谢产物可导致机体炎症，与认知障碍患者脑组织中神经元损伤的发生存在一定相关性，可能会加重认知障碍患者的认知损害；最后，肠内营养更方便且费用低廉。营养不良是认知障碍发病的原因之一，而认知障碍本身又改变患者的饮食及进食习惯，导致营养风险及营养不良发生率的增高。目前尚无安全有效的药物可预防、阻止或逆转疾病的发生发展，在日常生活中或许可以通过营养的干预，降低发病风险，延缓疾病发展。对认知障碍患者进行全面的营养评估可以更好地对患者进行营养干预。患者的营养状况存在摄入不足和能量消耗增加（难以控制的活动）两方面的问题。调查结果显示营养不良的发生率为66.7%。营养不良和缺乏护理可使患者病情恶化，并导致不必要的住院，增加医疗开支。

肠内营养是通过消化道途径进行营养支持的方法。肠内营养制剂按氮源可分为3类：氨基酸型、短肽型、整蛋白型；上述3类又可各分为平衡型和疾病适用型。此外，尚有模块型制剂，如氨基酸、短肽、整蛋白模块、糖类制剂模块、长链和/或中链脂肪制剂模块、维生素制剂模块等。肠内营养可口服和管饲给予，对老年住院患者管饲是重要的肠内营养方法。肠内营养的管饲途径分为两类；一是无创置管技术，主要指经鼻胃途径放置导管。根据病情需要，导管远端可放置在胃、十二指肠或空肠中。二是有创置管技术。根据创伤大小，再分为微创内镜下胃造口术和外科手术下的各类造口技术。

多数学者认为，每例被诊断为认知障碍的患者均应开展营养状况评估，监测体质量，防脱水；对早期患者，若发现有营养不良风险，须经口给予营养补充剂。晚期患者中，虽然肠内营养的益处尚不明确，但对于拒绝进食、吞咽困难的患者，仍不失为一种可行的常用措施。何时决定应用肠内营养是一个非常复杂的问题，涉及医护人员的认识、临床需要、伦理、下一步的目标与护理计划等。

（三）进食的热量与营养

如今的医生正与食物"作战"，特别是加快认知障碍进展的食物，比如含有饱和脂肪酸和反式脂肪酸的食物。到2050年，认知障碍将影响到全世界100万的人群，我们有可能预防，为什么要等呢？与预防心脏病的食谱相似，我们主张以低脂饮食为主，补充维生素E、

B 族维生素,避免饱和脂肪酸和反式脂肪酸的摄入。在此饮食基础上加强运动,避免过多的金属摄入,比如综合维生素里所含的铁和铜。这样就能最大限度地保护大脑。认知障碍早期,常因患者味觉的减退、日常生活能力的下降、忘记进餐以及情绪等因素的影响,摄食有所减少;晚期患者,则由于吞咽困难、拒绝进食、意识下降等原因,通常需要肠内营养。认知障碍营养治疗的主要目的是减少并发症,提高生活质量,降低病死率。

1. 为什么认知障碍患者要注意营养 因为合理的营养可以帮助认知障碍患者延缓痴呆的发展,尽可能地维持身体各器官、组织的功能。

2. 认知障碍患者怎样吃蛋白质(肉、蛋、奶) 认知障碍患者要保证优质蛋白的供给,比如肉、蛋、奶等。这些动物性的优质蛋白需要占蛋白质总量的一半左右。如果患者以素食为主,则可以选用大豆及其制品,比如豆腐、豆干、豆浆等。每天蛋白质的量应该不少于 60g。

3. 认知障碍患者应该怎么吃脂肪和碳水化合物 应减少脂肪和碳水化合物。

(1)脂肪的供给量:占总能量的 20%~25%(每天 50~60g),食物中的油脂和烹调用油均应该包括在内。在选择油脂时,尽量选择含亚油酸丰富的油,比如大豆油、玉米油、芝麻油等植物油,避免选择动物油。胆固醇的摄入量控制在 300mg/d。

(2)碳水化合物:每天的供给量占总热量的 55%~60%,250~300g/d。

4. 认知障碍患者是否要补充维生素和微量元素 需要保证充足的维生素和微量元素。

(1)许多维生素有抗氧化、抗衰老的作用,比如维生素 C 和维生素 E。B 族维生素参与三大营养物质代谢,也应该保证充足的供应。这些维生素可以通过新鲜蔬菜、水果获得。坚果、种子中维生素 E 含量丰富,但不建议给患者直接食用坚果、种子,维生素 E 可以通过食用油获得。

(2)认知障碍患者,由于摄食不足,消化吸收能力降低,还需要注意铁、锌、硒的补充。

5. 认知障碍患者在食物烹调上应注意什么 为认知障碍患者烹调食物,要注意色、香、味,注意食物需要切细、煮软、方便患者消化吸收。不要太咸,以减少钠盐的摄入,避免煎炸和烟熏的食物,戒烟、禁酒。

6. 认知障碍患者在喂养时需要注意什么

(1)面对患者食欲下降、摄食不足的情况,可以增加餐次、以少量多餐的形式保证患者摄入足够的食物。不暴饮暴食。

(2)对于不能自己吃饭的患者,护理时要注意喂养。将食物切碎、切细、制作成流质、半流质的形式喂给患者,如果有需要,可以用鼻饲管供给饮食。

7. 认知障碍患者是否需要选择肠内营养(鼻饲) 对于不能或者不愿意经口进食、经口进食不足的患者，如果胃肠道功能允许，可以选择肠内营养。肠内营养的适应范围如下。

（1）中枢神经系统紊乱，失去知觉、不能吞咽或者吞咽困难。

（2）有严重的口腔疾病，不能咀嚼。

（3）营养需求量增加，但是经口摄食不足，比如大手术后、甲状腺功能亢进、严重感染等。

（4）伴有各种原因导致的胃肠道疾病、消化吸收功能下降者。如患有功能性消化不良、炎性肠道疾病、肝脏疾病、胰腺疾病、吸收不良综合征等。

（5）伴厌食症。

（6）同时患有某些疾病，需要特殊的肠内营养支持者，如糖尿病、慢性阻塞性肺疾病、肾脏疾病、心血管疾病等。

二、患者的进食过程管理

（一）进食的影响因素及护理干预

1. 进食影响因素　认知障碍是短期和长期记忆、注意力和执行功能进行性下降的过程。早期常表现为短期记忆障碍，患者会因忘记手边任务或注意力不集中而妨碍进食。随着疾病进展，认知功能障碍，如失用症（执行熟练的和有针对性的运动能力受损）和失认症（感觉刺激的识别和理解能力受损），会经常出现。失用症可能会干扰患者使用餐具的能力，失认症则会损害患者识别食物的能力和不懂得如何处理食物。此外，诸多因素均会对患者进食造成影响。如丧失进食所需的精细动作技能；嗅觉和味觉的改变也会减少食欲和食物摄入量；合并视觉障的患者会很难看清食物和餐具，特别是当餐桌、盘子和食物间存在很小的反差时；消化系统的生理性退化造成咀嚼肌无力、胃排空时间延长、消化腺萎缩、各种消化酶分泌减少、活性下降，均可能导致老人对食物的摄入、消化、吸收功能降低；口腔科问题包括义齿安装不当、牙齿缺失/松动、牙齿敏感以及口腔卫生不良等均可导致咀嚼困难，而无效咀嚼可能会加剧吞咽困难。

（1）社会心理因素：在养老院机构和社区，认知障碍患者抑郁症的患病率高达45%。对于认知障碍患者报告称发生功能性或精神状态的改变和疼痛，可预示抑郁症的发病。患者可能拒绝食物或拒绝喂养帮助，最终变得孤僻或表现为攻击。一些治疗抑郁症和其他心理疾病（如攻击、妄想或幻觉）的药物可能会使患者产生嗜睡或激越行为，使进食过程复杂化。

（2）环境因素：就餐环境在喂养过程中起到了重要作用。在喧哗的餐厅用餐的患者，临床常表现为非常急躁、激动，往往伴有进食困难。目前老人机构的用餐环境经常非常拥挤、混乱、嘈杂，存在频繁的干扰和打断，并且餐盘经常放在患者够不到的地方。

（3）文化因素：文化期望的不同会影响患者进食困难的表现，并影响照护者所采取的解决措施。如西方文化强调的是独立，照护者可能更倾向于帮助老年人群自己进食。文化同时也影响着患者对食物的偏好和进餐习惯。有研究发现，在膳食中为患者提供熟悉的食品会改善患者的膳食摄入量。

2. 进食护理干预　导致认知障碍患者进食困难的因素主要包括认知功能障碍、生理性功能退化、社会心理因素、环境因素和文化因素5个方面。临床上要系统管理这些因素，结合社会政策和环境设计来解决患者的进食问题。

对认知功能障碍患者的干预应给予言语鼓励，消除紧张情绪，采用手把手的方法分步骤训练进食：从喂食到协助喂食，再到自行进食3个步骤。例如，可先训练患者握勺动作，接着训练将装饭的小勺送到嘴边，再训练向嘴里填送。当用勺进食的几个步骤熟练后，再进行系统练习，即从握勺到碗中盛饭，再到把装有饭的小勺送到口边，最后送到口中。逐步培训患者肢体精细动作的能力。

（1）准备适合患者的特殊餐具：为患者准备特殊的餐具，如叉子、歪把勺、勺把加粗加大的汤勺，或将餐盘固定，以防患者碰翻打坏，并给予适当协助。不可催促患者进食。可提供手拿食物以方便无法安静坐着进食的患者。有视觉障碍的患者要进行视力检测，看是否需要佩戴老视镜，同时使用鲜艳色彩来增加餐桌、盘子和食物的对比度。由于老人消化系统功能的退化，应将患者每天所需的饮食量有计划地分配，少量多餐，以减轻胃的负担。此外，带患者找口腔科医生检查是否有牙齿缺失或义齿安装不当等问题。对有吞咽障碍的老人，应对其吞咽功能进行全面评估分析，确定吞咽障碍的发生环节，并制订相应的摄食细节管理计划，进行进食辅助，并对患者进食情况跟踪性监测.以减少误吸、误咽等情况发生。

（2）鼓励患者经常与照护者、家人和朋友交流：通过与患者交流，可以在第一时间发现患者的进食困难，并向他们提供帮助。有研究显示，老人经常和家人、儿童或朋友等社会接触，能够显著改善其抑郁症状。对于拒食患者，应给予言语鼓励，坐下来与患者眼神交流，询问患者或家属对食物的喜好；对于情绪激动的患者，可以播放轻柔放松的音乐，以减少其激越行为或推迟进食。不能强迫患者。

（3）改善就餐环境：足够的照明对看清食物和餐具非常重要。避免过度拥挤和提供足够的空间。让喂食者坐下来与患者有眼神交流，可以促进他们之间的互动，同时增加照护者在患者进食期间的参与。适当的沟通和频繁的表扬有助于患者的进食，所以应鼓励制订促进家庭参与式进食和患者与照护者之间互动的策略。同时，进食过程中要去除周围干扰，确保进餐环境安静，以免患者进食时分心。

（4）帮助提供特定区域性的餐具和食物：如果照护者所提供的进食帮助与患者的文化

期望不同，可能会降低患者用餐过程的质量，同时也会减少患者的食物摄入量。照护者应熟悉了解患者自身的文化背景和期望，帮助提供特定区域性的餐具和食物，在医疗记录里也可以发现患者的食物偏好。不过，医疗记录很少含有患者进餐习惯的信息（如他们喜欢单独进餐，或是边看电视边进餐），这些信息最可靠的来源是家庭成员和家庭照护者。

综上所述，进食困难是认知障碍患者的常见问题，帮助患者进食是照护者的主要任务。由于包括老年护理饮食护理知识缺乏、风险意识薄弱和进食护理技能掌握不足等在内的诸多原因，使得进食困难没有得到根本的解决。目前国内外关于认知障碍患者进食困难方面的研究较少。要彻底解决进食困难，护理评估和干预措施必须考虑到 AD 患者的认知、生理、社会心理、环境和文化等因素，同时还涉及护士、护士助理、医生以及患者家属等多学科人员的共同参与。为了有效地进行针对性干预，需要评估患者进食困难的类型、分析其影响因素、评估其预后。此外，应加强照护者的专业技能培训。

（二）患者的进食种类和搭配

根据 2013 年美国《预防阿尔茨海默病膳食指南》，特殊的膳食和运动习惯能够大大降低发病风险。主要原则包括：减少饱和脂肪和反式脂肪摄入。主食应当是蔬菜、豆类（蚕豆、豌豆、扁豆）、水果和全麦食物。适当摄入维生素 E 和 B 族维生素。尽量选择不含铁和铜的复合维生素补充剂。尽量避免使用增加铝的炊具、抗酸剂、发酵粉或其他产品。饱和脂肪主要存在于奶制品、肉和某些油类（椰子油、棕榈油等）中，反式脂肪主要存在于许多小吃、糕点和油炸食品中，在食品标签中标为"部分氢化油"。多项研究表明，高脂肪食物和 / 或高胆固醇食物可能有助于大脑中 β 淀粉样蛋白的产生，也会增加阿尔茨海默病的常见危险因素（肥胖和 2 型糖尿病）而使得发病风险增加。

蔬菜、豆类、水果和粗粮中很少或不含有饱和脂肪和反式脂肪，同时含有丰富的保护大脑健康的维生素（如叶酸等 B 族维生素）。多摄入这些食物，可能降低肥胖和 2 型糖尿病的风险，也可降低认知功能障碍的风险。

维生素 E 是一种抗氧化剂，存在于许多食物中，特别是坚果和种子类食品中，一小把坚果中大约含有 5mg 维生素 E。芒果、木瓜、西红柿、红柿子椒、菠菜、谷物等也含有丰富的维生素 E。研究表明，维生素 E 与降低认知障碍的风险有关。

有研究表明，3 种 B 族维生素（叶酸、维生素 B_6、维生素 B_{12}）对认知功能是必不可少的。同时服用这 3 种维生素能降低与认知障碍有关的同型半胱氨酸水平。绿叶蔬菜（如花椰菜、甘蓝、菠菜）、大豆、豌豆、柑橘类水果和香瓜含叶酸比较多。成年人叶酸推荐摄入量为 400μg/d，相当于一碗强化早餐（谷物、豆类、芦笋、鳄梨或橙子配上大绿叶沙拉，再撒上花生），维生素 B_6 存在于绿色蔬菜、豆类、粗粮、香蕉、坚果和红薯等食物中。50 岁以上女性的推荐摄入量为 1.5mg/d，男性为 1.7mg/d，半杯糙米即可满足这个推荐摄入量。

成年人每天需要维生素 B_{12} 的量为 2.4μg。虽然维生素 B_{12} 存在于肉类和奶制品，但由于老人胃酸减少，特别是服用某些药物（如二甲双胍和抗酸剂）的老人，其维生素 B_{12} 吸收有限。因此推荐所有 50 岁以上的中老人都要服用维生素 B_{12} 补充剂，尤其是素食者或有维生素 B_{12} 吸收问题的患者，不分年龄，都应该服用维生素 B_{12} 补充剂。

铁和铜对健康都很必需，50 岁以上女性和任何年龄的男性铁的推荐摄入量为 8mg/d。有研究表明，过量的铁和铜摄入可能对认知产生问题，大多数人从日常食物可以满足这些矿物质的推荐摄入量，并不需要补充。铝在阿尔茨海默病中的作用仍存在争议，一些研究呼吁尽可能避免铝摄入。谨慎的做法是尽可能避免铝摄入。铝元素存在于铝制炊具、发酵粉、抗酸剂及某些食品中。对于阿尔茨海默病患者应该尽量避免这些食物的摄入。

（三）进食环境及注意事项

1. 进食环境　进食的环境一定要温湿度适宜、通风良好、安静，避免在患者进食中出现忽然的声响，如对患者的大声称呼或剧烈的开关门声，这样会忽然分散患者的注意力，导致呛咳或患者不愿继续进食。对于能起床的患者，应帮助其坐在高度合适的椅子上，系围裙，将食物及进食所需用品置于餐桌易取处，鼓励其进食，必要时提供协助。应尽可能让患者独立完成，切忌图省事而一切包办。对患者的进步要及时表扬。卧床者床头摇高60°，病情不允许时取右侧卧位进食。

2. 喂食技巧　喂饭的技巧动作轻柔，每次量不可太多、速度不宜太快。观察患者，咽下一口后再喂一口。如患者视力不佳，可使食物碰触嘴唇，刺激知觉后再喂入；口唇不能紧闭、颊肌收缩无力者，直接放至舌根附近；嗜睡者一定要在觉醒状态进餐。喂饭过程中可配合恰当的语言交流，增进患者参与进食的积极性。照护不是纯粹的代替，而是要根据患者的不同情况给予协助，尽可能保留患者自己进食和经口进食的功能。照护者应了解患者的饮食喜好、特点、宗教信仰，提供营养丰富、软烂易消化、美味可口的饮食，保持进餐环境的清洁、安静，避免分散患者的注意力，让其安心进餐。对吞咽功能、咀嚼功能良好的患者，可提供普食；对吞咽、咀嚼功能稍差的患者，可将普食粉碎成糊状，以利于患者吞咽。对于不能自行进餐的患者，要协助喂饭，其间要掌握喂饭的温度、速度和量，防止烫伤口腔及食道黏膜，防止患者出现呛咳、误吸。每次喂饭后应鼓励患者饮水，保持口腔清洁。对于少数食欲亢进、暴饮暴食的患者，要限制食量，防止消化不良。对于因认知功能障碍任何东西都会送入口中的患者，要清理周围环境，防止药品、消毒剂、洗涤剂等物品的误服。在进餐过程中，照护者要注意观察患者的进食量，注意观察有无吞咽功能障碍、哽噎、误吸，以便及时采取措施挽救患者的生命。

3. 预防误吸　阿尔茨海默病患者因神经反射活动相对下降，吞咽肌群不协调，牙齿缺失，咀嚼功能差，唾液分泌减少，不能充分咀嚼，造成咽下困难、呛咳、哽噎，易造成窒息。有资料显示，阿尔茨海默病终末期患者均会出现吞咽障碍，对此类患者应采取置管鼻饲。膳食配制采用稀饭、鸡蛋、鱼、肉、高汤、蔬菜等粉碎搅拌成匀浆状，每日鼻饲5次，每次350ml，另外在两餐之间鼻饲牛奶、水、果汁，保证患者每日的能量需求。有研究表明，长期鼻饲匀浆膳食与传统鼻饲饮食相比，其营养指标均有提高。不过，长期鼻饲饮食常可发生并发症，如食物反流、误吸、胃肠道并发症、鼻黏膜损伤等。

反流和误吸常见的原因是意识障碍、呛咳、呕吐、鼻饲管移位、胃排空延迟。护理措施：①保持呼吸道通畅做好口腔护理，在鼻饲中或后30分钟尽量不吸痰，以免引起呕吐；②保持胃管位置正确，在胃管穿出鼻孔处做标记及早发现移位，鼻饲前回抽胃液，确定胃管在胃内；③采取合适的体位，鼻饲前抬高床头大于30°，鼻饲后30分钟再恢复平卧位；④发现误吸时，应立即停止鼻饲，取右侧卧位，吸出口鼻部食物、分泌物。

胃肠道并发症常表现为恶心、呕吐、腹胀、腹泻、便秘，其常见原因是胃排空延迟、肠蠕动慢、膳食温度过低、膳食贮存时间过久、纤维素含量低等。护理措施：①每次鼻饲前应回抽胃液，注意有无食物潴留，并观察胃液的性状，发现异常及时处理；②注意鼻饲膳食的温度在38~40℃，过热致使黏膜烫伤，过冷导致腹泻，而且膳食应新鲜配制，放置在4℃环境中保存，当日膳食当日使用，防止细菌污染，导致肠道感染性疾病的发生；③长期卧床肠蠕动减弱，易致便秘，给予富含纤维素的食物，腹部按摩，必要时灌肠。

鼻黏膜损伤，长期放置胃管压迫鼻腔黏膜导致充血糜烂，应保持鼻腔的清洁，粘贴胃管的胶布应每日更换不同位置，但同时要保持胃管的畅通。躁动的患者应注意手的约束防止拔管，每次鼻饲后要注水冲洗胃管防止堵塞，以减少插管的次数。采用柔软的硅胶胃管，每月更换一次，如需更换胃管，应在晚上最后一次鼻饲后拔管，休息一晚让鼻黏膜得到恢复，第二天早晨从另一侧鼻孔插入胃管。

三、吞咽障碍的管理

（一）吞咽障碍的评估

1. 吞咽障碍的含义　吞咽是指人体从外界经口摄入食物并经咽腔、食管传输到达胃的过程。根据食物通过的部位一般可分为口腔期、咽期、食管期，口腔期又分为口腔准备期和口腔推送期。也有学者在口腔期前加入口腔期前期，将吞咽分为4期。吞咽过程需要很多神经和肌肉的帮助，口腔、咽、食管的依次开放和闭合是一个顺序的神经过程，是最复杂的躯体反射之一。

由于下颌、双唇、舌、软腭、咽喉、食管等器官结构和/或功能受损，不能安全有效地把食物由口送到胃内，使人不能获得足够的营养和水分，由此产生的进食困难被称为吞咽障碍。广义的吞咽障碍概念还包含认知和精神心理等方面的问题引起的行为异常导致的吞咽和进食问题，即摄食 - 吞咽障碍。

2．吞咽障碍的原因　由上述可知，吞咽属于神经反射，所以任何能影响脑功能的疾病，必然会引起支配吞咽功能的神经功能障碍，导致吞咽障碍的发生。AD 本身就会引起吞咽功能障碍，加之老人全身多个器官组织均发生退行性变化，相关的肌肉、食管的功能减退也会导致或进一步加重吞咽障碍的发生。若患者合并有脑血管疾病或胃食管反流等其他相关疾病，以及情绪、环境改变等，也均会导致吞咽障碍。

3．吞咽障碍的表现　提示患者出现吞咽障碍的常见临床表现有：口水或食物从口中流出、长时间将食物停留在口腔内不吞咽、食物或水从鼻腔流出（鼻腔反流）、食物粘在口腔或喉部、进食或喝水呛咳；进食习惯改变、不能进食某些食物、需要额外液体将食物湿化或帮助吞咽；声音嘶哑、频繁清理口腔；咀嚼困难或疼痛；反复发作的肺炎、不明原因的发热、体重下降。

认知障碍患者后期本身因为认知功能减退即可出现进食习惯的改变，比如进食后忘记吞咽，加之其语言表达能力下降，不能表述是否存在真正的吞咽困难，故照护者应格外注意观察患者进食时的表现，明确是因为认知本身的因素还是吞咽障碍所导致的进食习惯改变，并及时发现吞咽障碍的存在，避免出现相关的并发症。

4．吞咽障碍的危害　吞咽障碍的危害有误吸、肺炎和营养不良三方面，这三者又存在一定的交集。

认知障碍患者常常不能清楚表达自己因为吞咽障碍造成无法进食某类食物，直接表现为丧失对食物的兴趣，摄食减少，导致体重减轻，甚至出现营养不良；或者因为进食固体食物困难而选择易吞咽食品，表现为饮食偏好的改变，导致饮食结构单一，营养不均衡，引起营养不良。误吸是指将口咽部内容物或胃内容物吸入声门以下呼吸道的现象，吸入性肺炎是指吸入带有病原菌的口咽部分泌物或经过口咽部的食物等，细菌进入肺内繁殖，最终导致的肺部混合性感染。研究表明，吞咽困难及误吸是吸入性肺炎最重要的危险因素。

一旦患者出现吞咽困难，势必会影响患者营养和健康状况，更严重者，即会发生吸入性肺炎、误吸甚至威胁生命。所以，对于认知障碍患者，早期发现吞咽障碍、正确评估吞咽障碍的程度以及采取合理的应对措施是必不可少的。

5．吞咽障碍的筛查和评估　吞咽障碍的筛查分为初步筛查和进一步的临床筛查，详细的评估流程见图 7-2，初步筛查可以快速、简便地找到高危人群，若仍无法确定是否存在吞咽障碍则需要按照流程进行更详细的评估，AD 患者应该常规进行吞咽障碍的筛查，包括量表法和检查法。

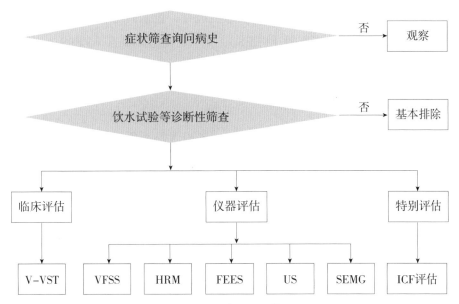

图 7-2　吞咽障碍的评估流程

注：V-VST，voluometric viscosity swallowing test，容积 – 黏度吞咽测试；VFSS，video floroscopic swallowing study，吞咽荧光造影检查；HRM，high resolution manometry，高分辨率咽腔测压；FEES，fibroendocsope swallowing study，纤维电子喉镜吞咽检查；US，ultrasonography study，超声检查；SEMG，surface electromyography，表面肌电图；ICF，International Classification of Functioning Disability and Health，国际功能、残疾和健康分类。

　　初步筛查可先通过症状观察，比如饮水呛咳、吞咽时 / 吞咽后咳嗽，食物残留 / 异物感、进食后声音嘶哑 / 低沉，进食后突发呼吸困难、气喘，甚至严重时出现发绀等。对存在相关症状者再进行饮水试验等诊断性筛查，详细内容见表 7-1。

表 7-1　饮水试验

名称	要点
饮水试验	要求一次性喝 30ml 水，观察喝水的次数和有无呛咳
改良饮食试验（MWST）	喝 30ml 水
反复吞唾液试验（RSST）	30 秒内反复空咽的次数
摄食吞咽能力评定（藤岛）	根据进食的难易程度分为 9 个阶段
FOIS	根据摄食的方式分为 7 个阶段
EAT-10	自评调查问卷

可利用更深入的吞咽障碍筛查需要专业医生进行，包括简易吞咽诱发试验、咳嗽反射试验以及借助纤维电子吞咽检查喉镜（FEES）、吞咽荧光造影检查（VFSS）、高分辨率咽腔测压等仪器进行检查。

（二）吞咽障碍患者的饮食管理

对于吞咽困难患者的饮食管理，首先要确定该患者是否要插鼻饲管维持营养，然后考虑经口进食是否要作体位和食物性状改变等代偿方法。如果吞咽器官生理功能异常，还要考虑是否需间接训练及吞咽手法的介入。最后可直接进行进食训练。

1. 食物调整　先保证先易后难，优为患者选择容易吞咽的食物，这类食物具有密度均一，有一定硬度，有适当黏性，不易松散，通过咽及食管时容易变形，不在黏膜上残留的特性。对吞咽障碍患者，尤其是口腔期吞咽障碍者使用食物增稠剂可以让食物减慢流速，安全通过咽喉，降低误吸。图 7-3 是《中国吞咽障碍康复评估与治疗专家共识（2013 年版）》中推荐的食物特点。

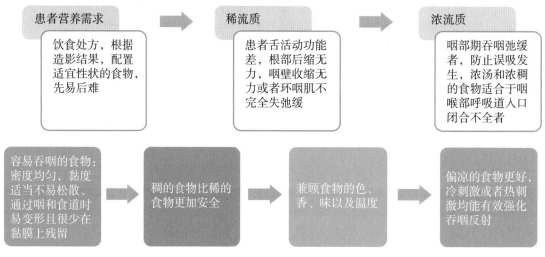

图 7-3　吞咽障碍患者的饮食选择

日本学者根据患者的吞咽情况将其分级，形象地用一个金字塔的形式，列出不同级别可选择的食物（图 7-4）。

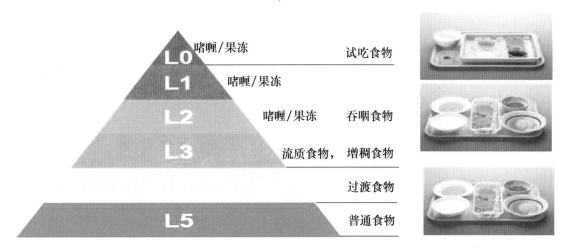

图 7-4　吞咽食物金字塔

　　具体来说，包括液体黏稠度的调整、食物质地的调整和一口量的调整。

　　（1）液体稠度的调整：针对单纯饮水呛咳的患者，可以加凝固粉（目前市面此类产品基本上分为改良淀粉和黄原胶两类，但商品名称不一）将液体（果汁、牛奶、茶、汤等）增稠，减少误吸和呛咳的机会。

　　（2）食物质地的调整：根据评估来选择食物质地，如软食、切碎的食物、爽滑的浓流质、稀流质。对于患者而言，通过料理机制作的蔬果泥、迷糊、烂饭等，这些食物较黏稠，易形成食团，且不易松散掉渣，能够保证患者进食的安全，所以也是很不错的选择。食物质地可参照国际吞咽障碍者膳食标准行动委员会建议的质构等级，依据质构特性可将食物分为 8 个等级（表 7-2）。

表 7-2　国际吞咽障碍标准

等级	食物	饮料
7	Regular = 常规食品	
6	Soft = 软质型	
5	Minced and moist = 细馅型	
4	Pureed = 细泥型	Extremely thick = 高度稠
3	Liquidised = 流态型	Moderately thick = 中度稠
2		Midly thick = 稍微稠
1		Slightly thick = 轻微稠
0		Thin = 稀薄

（3）一口量的调整：调整每口进入口腔的食物，旨在利于口腔期食团形成、食团向咽腔推送以及顺利进入食管。摄入量过多，食物从口中漏出或引起咽残留导致误吸。过少则刺激强度不够，难以诱发吞咽反射。推荐的进食一口量 5～20ml 为宜。建议进行 VVST 或 VFSS 检查后选择合适的一口量。

在此可参考正常成年人每口量（表 7-3）。

表 7-3　正常成年人每口量

食物种类	每口量（ml）
稀液体	5～20
浓稠泥状食物	3～5
果酱 / 布丁	5～7
肉团	2

建议先以少量尝试（稀液体 1～4ml），酌情增加。为防止误吸，可结合声门上吞咽法训练，即闭合声带 – 吞咽 – 咳嗽，可增强保护气道的功能。

食物质地与性状的调配对于能经口进食的吞咽障碍患者而言是确保安全有效进食的先决条件之一，家属和患者的观念改变是实际生活中成功的关键。如果患者进食普通食物困难，或进食量不能满足每日的能量需求，建议增加营养粉或营养液，可以用患者喜欢的任何口味的食物或饮料进行添加。鼓励老人经口多饮水，不严格限制水的摄入量，严格限制经口饮水量可能导致器官代谢紊乱。

（4）吞咽姿势的调整：进食时患者须坐直至 60°～90°，头颈稍前倾，喂食者同高或稍低患者视线水平。

（5）餐具的选择：尽量选取易抓握、少黏附、勺柄粗的汤匙，碗底尽量添加防滑垫，可选择有刻度的吸管杯，较容易把握进食总量。

（6）其他注意事项：意识不清、疲倦或不合作者切勿喂食。有义齿的患者，进食时应戴上后再进食。口腔感觉差的患者，把食物送入口中时，适当增加汤匙下压舌部的力量，有助于刺激感觉。认知障碍的患者，可适当给予口令提示。如患者出现呛咳，应立即停止进食。如患者吞咽固体食物有困难，则也不能有效吞服药片。

避免或加倍小心进食以下食物：松脆的食物（饼干或干蛋糕），需咀嚼的食物（如大块的肉、花生），有骨的食物，混合质地的食物（小米粥、汤泡饭、稀碎肉粥），热流质食物。

进食前后，清洁口腔与咽部的痰液及分泌物，进食完成后体位引流、辅助排痰，均可预防肺部感染，促进患者康复。

2. 吞咽障碍患者的辅助进食方法 对于全面评估治疗后无法经口进食，但还有一定的胃肠功能者可选择置管相关的肠内营养，包括管饲和胃肠造口术等。估计使用时间在6周以内的肠内营养可以通过鼻胃管或经鼻胃空肠营养管实现，长期肠内营养可以通过经皮内镜胃造瘘术（PEG）和经皮内镜下胃空肠造口术（PEGJ）等方法实现。

（1）管饲（鼻胃管或鼻肠管）：鼻胃管是最常采用的肠内营养支持途径，尤其是对上消化道结构正常者，在床边即插即用，是短期肠内营养的首选。对于严重胃食管反流误吸风险高的患者，不适用普通鼻胃管，目前推荐在胃镜引导下鼻肠管置入行肠内营养支持。根据指南建议，鼻胃管或鼻肠管使用不应该超过3周。

插管后的护理：①胃管的固定，常规固定法是用胶布或一次性鼻贴固定于鼻翼两侧及面颊部，胃管开端反折，用纱布包好，以T形夹夹紧，用别针固定于床单上；②留置胃管的长度，常规置入胃管长度为45～55cm。但这个长度也并不是绝对的，要结合患者实际情况进行调整。在调整到最佳位置后，记录胃管刻度，每次喂食前均需检查胃管的位置；③胃管留置时间，长期鼻饲患者7天更换1次胃管，改插另一侧鼻孔，以预防鼻咽黏膜刺激性损伤，若为硅胶胃管则每月更换1次；④保持胃管通畅：喂养前后温开水冲洗管道，注意保持喂养管外端的清洁，可用盐水棉球擦拭，并经常轻轻移动，以避免长时间压迫食管发生溃疡；⑤口腔鼻腔护理：留置胃管期间，每日进行鼻腔清洁，可用棉签等沾少量生理盐水轻轻擦拭，保持鼻腔清洁，对意识障碍患者进行口腔护理，对清醒患者嘱定时刷牙或用生理盐水等漱口；⑥心理护理：由于留置管道会带来心理上的不安和抵触，希望尽早拔除营养管，因此心理护理显得尤其重要。定时帮助患者翻身，推拿背部、肩颈部，以减轻因头颈部制动及被动体位带来的不适。做好看护工作，防止意外拔管。由于管饲时患者缺乏对口腔腺体的刺激，食物唾液条件反射减弱，胃肠道分泌及蠕动功能亦减少，可以行口香糖咀嚼获得食物刺激的感觉，促进营养的消化、吸收。

（2）经皮内镜胃造瘘术：经鼻营养管放置时间长可导致压力性溃疡、增加胃食管返流等并发症，还有影响美观、降低生活质量、不便于管理等缺点。因此，对需要长期进行肠内支持的患者，建议通过经皮内镜胃造瘘术给予肠内营养支持。

胃造瘘的护理：①胃造瘘喂养者每次喂养前须听诊是否存在肠鸣音，排除肠梗阻，同时抽吸有无潴留。②造瘘管的护理：保持造瘘管固定松紧适宜，造口后2天内固定较紧，以压迫胃壁防止出血及渗透引起的炎症。后期患者可根据自身的感觉，通过开口纱布的厚度将盘片固定，以造瘘管盘片与腹壁保持轻度紧张为宜。保证胃造瘘管在护理时每天可以旋转，有助于防止"包埋"综合征的发生，外露导管可置于腹带内或固定于腹壁防止滑脱。③保持管道通畅，每次注入营养液或药物后用30～50ml温开水冲管，防止注入的营养物存积导管引起阻塞或腐蚀导管，并滋生细菌。注射器管饲药物时，药物需充分碾碎溶解。药物容易沉淀在注射器底部产生堵管，可边注药物，边轻摇注食器，使药物和水混匀。如发

233

生管道堵塞则轻轻挤压管道，以便再通，如不能再通，则需分离胃造瘘管的连接部，注射器吸水后反复灌冲。④造瘘口皮肤的护理：经皮内镜下胃造瘘最常见的并发症是造瘘口周围皮肤感染，为预防皮肤感染和造瘘口感染，应每天观察造瘘口周围皮肤，每周换药2次清洁伤口。⑤口腔护理：因患者不能由口进食，唾液分泌减少，口腔黏膜干燥，口腔的自洁作用减弱或消失，需用生理盐水棉球或含洗必泰的漱口水进行口腔护理。患者意识清醒时，指导并协助患者漱口，口唇干裂涂石蜡油予以保护。患者意识不清或不能自理时，每天进行口腔护理2次。

（3）肠内营养的管理：肠内营养前应了解置管途径、应用的营养膳食种类和灌注方法、时间长短和可能出现的并发症。其次要调整好"三度"，即营养液的浓度、温度和速度。①从低浓度开始，最初12小时给予温开水，然后12小时给予稀释的藕粉；置管24小时后再给营养液。②营养液温度控制在38℃左右。③输注速度缓慢增加，给予营养液的最初48小时内，每日总量控制在500ml，24小时匀速滴注，间插给予同等量的水。给水可以避免营养液的肠道刺激、增强肠内营养吸收、降低渗透压，减少腹胀、腹泻的发生率。之后每日递增1000ml营养液为宜，一旦出现腹泻立刻减量。每日达到1000ml之后，不宜再增加营养液，建议适当增加研磨后的食物、果蔬等，在医生的指导下还可添加益生菌、益生元和合生元。

其他注意事项：①床头抬高，>30°以防止回流和误吸。②仿照机体生物钟节律，保证肠道夜间休息，匀速滴注48小时后，晚上10点至早上6点停止滴注。③严密监测胃内残留量，注入营养液4小时后残留量>200ml时应暂停滴注，残留量在100~200ml维持原速度，残留量<100ml则适当加快速度。④滴注前至少用30ml温水冲洗，停止滴注时至少用50ml温水冲洗，2小时后重复冲洗1次，去除可能导致堵塞的残余碎屑。

（徐　菲　王玉玲　胡冠群）

第三节　排泄管理

认知障碍患者生活中排泄护理可根据痴呆的不同分期，有计划地训练认知障碍患者的生活自理能力，有助于保护残存的脑功能，减缓其疾病进展。早期患者的排泄常见问题包括便秘、腹泻、尿急、排尿困难、找不到卫生间、动作缓慢、不会使用卫生间设施等，日常护理中应当了解患者排便排尿习惯，评估患者自我管理能力，并有针对性地进行应对。中期患者常见的排泄问题包括间断尿失禁、大便失禁、随地便溺、排便后不能做好清洁和衣物整理，日常护理中应了解患者排泄习惯，识别排泄需求的迹象，引导帮助患者顺利完成排泄，做好清洁工作，保护患者隐私。晚期患者常见的排泄问题包括行动不便、尿便失禁、卧床患者的排泄问题、尿潴留、严重便秘、腹泻、尿道感染等，需要采取相应的措施。

一、便秘、腹泻

排便功能障碍的认知障碍患者存在很多潜在因素或促进因素，包括脑卒中、药物治疗、糖尿病（尤其是伴有自主神经病变）、功能障碍及环境因素等。通过干预，其中一些因素可以逆转或减少。

（一）便秘

1. 高纤维素食物　高纤维素食物有利于粪便排出，每日应增加膳食纤维到 40g。饮食上宜吃高蛋白、多不饱和脂肪酸（如麻油、菜油）、高维生素（如新鲜蔬菜、水果）、低盐、低热量、低脂肪的食物。针对患者吞咽困难的实际情况，用搅碎机将富含纤维素的新鲜蔬菜、杂粮等食物加工成糊状，水果则制成果泥，以便食用。

2. 保证每日充分的摄水量　早晨起床后空腹喝一杯约 300ml 的温开水，无糖尿病史者可在温开水中加入适量蜂蜜；确保每日饮水 2000～3000ml，分少量多次进行。

3. 保持适当运动　协助患者勤翻身，并帮助患者在床上进行四肢的被动运动；病情许可时，于三餐后协助患者坐轮椅，每次 30 分钟为宜，以促进患者胃肠蠕动。

4. 实施腹部按摩　患者取平卧位或半坐卧位，两腿屈曲，操作者站在患者右侧，右手掌涂抹少量润滑油，大小鱼际肌紧贴患者腹壁，沿结肠解剖位置自右向左，从下向上，顺时针方向进行匀速按摩，按摩力度以腹壁下陷 1～2cm 为宜，每次 15～20 分钟，早晚各 1次，也可在便前 20 分钟或餐后 2 小时进行。

5. 养成定时排便习惯　根据人体生理特点，早餐后胃结肠反射最强，训练排便容易建立条件反射。故可于早饭后 1 小时内定时给予便器，抬高床头，患者取半坐卧位或侧卧位，以形成条件反射，促进排便。

6. 开展健康宣教　因患者智力减退，应向家属做好宣教，告知发生便秘的原因及危险性，讲解预防便秘的措施及效果，以取得家属的理解和配合。关心安慰患者，对待患者一定要有耐心，消除其恐惧和紧张心理，解除大脑皮质抑制排便动作的影响。

（二）腹泻

便溏也是大便失禁的一个危险因素。便溏不是指大便稀薄，而是指大便不成形，形似溏泥，俗称薄粪。与腹泻不同，一般排便次数可不增多，也可次数稍有增多；粪便排泄不畅，或有排不尽的感受为大便黏滞不爽。主要常见原因是过度使用缓泻剂、抗生素诱导腹泻和一些如胆碱醋酶抑制剂副作用所致。去除这些原因并治疗，便溏可逆。

有研究显示认知障碍可导致大脑控制肛门外括约肌功能失常，导致大便失禁。也有些认知障碍老人可能失去识别排便的能力，导致便秘后，从而间接导致尿便失禁。随着病情发展，其认知障碍会影响其排便能力，如意识到需要排尿或排便、识别和定位一个合适的地点排便及恰当地如厕，也可能失去清洁肛周区域、冲走废物及排尿排便前后管理其衣着的技能。

认知障碍老人因智力减退，与人交流困难，不能准确表达自己的需求，加上长期卧床，严重缺乏运动，故成为便秘的高危人群。纤维素能吸收水分，使食物残渣膨胀，增加粪便体积，促进肠蠕动，使得粪团更容易排出。适当运动及腹部按摩也可刺激（促进）胃肠蠕动，加快肠道血液循环，同时利用外力促进粪团向肛门方向移动。培养患者定时排便是利用条件反射的原理，使患者每日按时产生便意，养成良好的排便习惯。

认知障碍老人生活不能自理，家属的配合是患者生活的重要保障。争取家属的理解与支持有利于各项护理措施的落实，对预防便秘有积极的作用。对于老年认知障碍卧床患者的便秘问题，采取相应的护理对策，可提高患者的生活质量。

二、尿失禁

在尿失禁的众多潜在因素中，认知障碍是一个独立危险因素。老人尿失禁患者存在很多潜在因素或其他促进因素，包括糖尿病、退行性骨关节病、慢性阻塞性肺疾病、充血性心力衰竭、睡眠呼吸暂停、脑卒中、帕金森病、抑郁症、便秘和严重的粪便嵌塞、尿路感染、药物治疗、功能障碍及环境因素等。尿失禁的发病通常与认知障碍进程相关。在早期，逼尿肌活动是最常见的尿失禁原因，这点尤其适用于认知障碍患者。

（一）尿路感染

糖尿病合并认知障碍老人更容易发生尿路感染，可引起中老人尿频、尿急和尿失禁，稳定血糖、治疗尿路感染可解除尿失禁。对于老年尿道感染患者，如患者无症状，则尽可能不予治疗，因为抗生素治疗可导致不必要的副作用和微生物耐药性增加。患者可出现白念珠菌感染、尿潴留或泌尿生殖系统炎症；若解决了泌尿道感染的潜在原因，便可预防复发性尿路感染。帕金森病患者合并认知障碍时，出现尿失禁的原因可能是帕金森病引起的自主神经功能障碍导致。此时患者需减少晚餐后的摄水量，也可试用奥昔布宁、莨菪碱等外周抗胆碱能药。药物也可引起尿失禁，可去除可能引起尿失禁的药物，适当增加白天饮水量，促进药物排泄。夜间饮水多会增加夜间如厕的频率，影响夜间睡眠效果，导致患者日间精神差，进而使认知障碍老人症状逐渐加重。此外，也可针对尿失禁的其他原因（如老年患者关节炎、受伤、行动不便等）进行治疗。

（二）找不到卫生间

认知障碍老人尿失禁的另一个主要原因是找不到卫生间。建议在卫生间里装上小夜灯，因为他们会向着有光亮的地方走；卫生间的门要和其他房间的门颜色不一样，认知障碍患者即便进入晚期阶段，也能保持对色彩的辨识能力。卫生间门开着，这样他们可以直接看见马桶；只有看见马桶，他们才会认为这是卫生间。将马桶后面的墙涂成白色以外的颜色。将马桶座套上和地板颜色不同的座圈，让他们更容易识别。将马桶里的水换成蓝色的，这样他们可以看清楚马桶在哪里。

几乎每家的卫生间里都有镜子，可是对于认知障碍患者来说，镜子会造成很大的困扰，因为他们认不出镜子里的人是自己。如果卫生间挂的是那种方形大镜子，他们会认为一个陌生人正趴在窗户（实际是镜子）偷窥他，这样他们就不敢用卫生间了。

另外，有的患者会习惯用自己的方式去表达想去卫生间的意愿。比如，有位老先生每次想如厕时都会说："我要拉屎。"这句话确实不太文雅，但是请把它记下来，如果哪天他无法用语言表达自己的想法，而又听不懂你问"想去卫生间吗？"时，这句话是唯一可以让他去卫生间的方法。还有一些已经无法用语言表达的患者会用一些动作来提醒你带他去卫生间，比如坐立不安、来回走动、在椅子上扭动、搓揉自己的裤子等。

很多人问应该怎样阻止认知障碍患者在垃圾桶、壁橱、花盆等地方便溺。让我们想想小孩，经常觉得哪里方便就在哪里小便；"老小孩"也是一样，他们会把垃圾桶当作便池，把花盆当作路边的土地。我们很难在他们小便之前拦住他们，唯一能做的就是转变我们的态度。在这些地方小便总比在地毯上小便要好收拾。如果他们不配合，你可以把他的手放在你肩膀上，说："可不可以扶我一下，我有点站不住。"同时你帮解扣子，多数情况下这种分散注意力的方法都非常有效。

另外，不要问他们是否要去卫生间，因为他们通常会回答："不用"。应该说："要吃晚饭了，我带你去洗手。"等到了卫生间以后再说："最好上个厕所再走吧。"在卫生间里，可以拉着他的手，或者把手放在他的肩上，以保证他上完厕所再起身。记录并掌握他们的作息习惯和上卫生间的时间，以便在该上卫生间的时间提醒他们。在他们睡觉前给他们一种踏实的感觉，例如说："家里收拾干净了"。相信"小细节"可成就"大不同"。

（三）认知障碍老人动作缓慢、不会使用卫生间设施

认知障碍老人早期动作缓慢、执行能力减退，生活出现不能自理，需要家属协助。动作缓慢不仅表现在肢体动作缓慢，还可以出现吞咽功能减退、胃肠道括约肌蠕动缓慢等。

胃肠道、泌尿道括约肌蠕动缓慢会导致排尿便功能障碍，应对措施如上所述。

由于认知障碍老人认知功能减退，不仅出现定向力（不认路、不认家门）、计算力、记忆力减退，还会出现不会使用卫生间设施的情况。现代生活节奏加快，多使用坐便马桶。对于一个认知障碍老人来讲，早期会陷入不知道怎么打开马桶盖、便后不知道怎么冲洗马桶的困扰，有的患者因动作缓慢不能使用蹲便式马桶。应对措施包括：贴容易识别的标志、修改服装（如使用魔术贴而不是拉链）、确保厕所的门容易打开和关闭、清除不必要的障碍和确保认知障碍老人从床和椅子上很容易起来等。家庭照护者在老年尿便失禁患者的家庭和社区护理中扮演着很重要的角色。应根据家庭照护者和被照护者的需求提供有针对性的支持。

（四）尿便失禁相关的后果

尿便失禁可引起肛周、会阴部及臀部皮肤炎症，多见于年老体弱、病情危重、长期卧床的患者。其原因是长时间受尿液、粪便刺激或使用不透气的尿垫，局部皮肤经常处于潮湿状态；便后的反复清洗擦拭及皮肤间的摩擦，使肛周、会阴及臀部皮肤损伤，引起红肿、湿疹和糜烂。尿液和粪便组合引起的皮肤损伤显著高于尿液或粪便单一因素所致的皮肤损伤。这也提示，长期接触尿液或被置于节制性产品中会破坏皮肤的屏障功能并增加"擦伤损害，皮肤过敏及增加皮肤对其他刺激物的渗透性"的可能性。日常生活中几个皮肤损伤的例子，其均来自节制性产品的不当使用，如粪便收集袋、无效的支持性留置引流袋导管侵袭尿道口、与衬垫使用相关的剪切力等所致的皮肤刺激和过敏。

应对措施：轻轻地拭干肌肤对预防护理失禁相关的皮炎很必要，也可在低温设置下使用吹风机吹干肌肤。

（五）大便失禁对策

患者出现大便失禁后会出现紧张、恐惧、孤僻、自卑等情绪。应消除其此类情绪，增强自信和对家属及医务人员的信任。患者忘记如厕的地点和使用方法，出现人格改变后甚至做出一些丧失羞耻感（如随地便溺）的行为，也可出现尿失禁等情况。认知障碍患者希望自己可以独立解决如厕问题，患者也会因为自己的如厕失败而感到羞耻。

所以，在对待认知障碍患者如厕的问题上，理解他们是非常重要的。当然，我们会见到因严重如厕失败而导致心理和机体焦躁的患者。必须知道，一旦换上很方便的"一次性纸尿裤"后，患者的如厕功能将会彻底丧失。所以，即使是想减轻护理的负担，在患者的如厕问题上，也要尽力保留他们残存的这种功能。最大限度地帮助患者完成如厕非常重要。

1. **协助建立规律作息** 先协助认知障碍老人建立规律作息，训练定时排泄习惯，尿便失禁需及时处理，尿潴留患者诱导排尿或导尿；便秘患者给予缓泻剂。

2. **可以自己如厕时，创造环境条件** 认知障碍患者如厕的失败是有原因的。明白这一点并改善相关问题，帮助患者独立完成如厕是很重要的。例如，使用坐便器时尿在地上和患者解脱衣服慢是有关系的。这样的话，给患者穿着容易解开的衣服就很重要了（如以魔术贴取代纽扣、拉链）。

观察与记录老人每次发生此种问题前的行为症状，是否会有坐立不安、来回走动或者是拉扯下半身衣服等，从行为症状中找出想上厕所的信号，引导其如厕。

另外，坐在坐便器上，患者会产生不稳定的担心。所以最好在坐便器的周围安装上适合患者手扶高度的扶手；为了防止尿在地上造成污迹，也可在相应地方加上地漏；已经不会坐准确位置的患者，还可在地上画上一对脚印，患者坐的时候有参照物。

排除任何影响老人如厕路线的障碍物。了解老人在家中如厕的路线，保证通道通畅、光线充足。学习运用辅具帮助老人行动，夜间也可使用感应灯来帮助老人如厕。

如肢体功能已经逐渐退化的老人有夜尿的情况，可在床旁准备便盆及尿壶，行走路线安装扶手，马桶座上加装马桶垫，方便坐下及起身。必要时，在晚上让老人穿上成人纸尿裤睡觉，避免受冷及各种安全问题。

3. **尿便失禁的护理** 一次性尿垫是用于大便失禁患者较早的一种用具，它可以缩小污染、潮湿的范围，减轻皮肤的损害程度，但是不能避免皮炎的发生。

卫生棉条：采用美国强生内置卫生棉条置入患者肛门 4~6cm，根据排便多少随时更换棉条。其优点：卫生棉条吸收力强，能防止渗漏。放置在肛门内，能起到堵塞、吸收粪便的作用，减少排便的次数，从而减少粪便对肛周皮肤的刺激。

中度 AD 患者较少出现严重大便失禁情况，如出现还可采用人工肛袋、气囊气管导管、肛管插管负压吸引等措施。

4. **排便后清洁** 排尿便、出汗、血及渗出液引起的潮湿刺激，导致皮肤浸渍、松弛，易被剪切力、摩擦力等所伤而形成压疮。大便失禁时比尿失禁更危险，因粪便中的细菌和毒素更易诱发感染。

应对措施为使用便盆时应抬高臀部，不可硬塞硬拉，保持便盆光滑完整，便盆可垫上软纸或布片。便后对其受压部位皮肤不可用力擦拭。对于长期卧床的老人，加强尿便的管理、保持皮肤干燥尤其重要。尿便失禁的老人不可直接卧于橡胶单上，橡胶单上应铺一层吸水性及透气性好的棉垫，其潮湿及污染后应及时更换。每次排便后应清洁老人肛门及其周围皮肤，涂上凡士林软膏以形成保护膜，避免粪便刺激。对于引流液、汗渍应及时清理。同时，每天用温水清洁皮肤，及时更换污染的衣服、床单，保持床铺、被褥清洁、干燥、平整。老年患者内衣要柔软平整，使老人感到舒适。

（张贝贝　王　静）

第四节　清洁卫生

1. 早期患者的清洁卫生问题　老人常会忽视个人卫生和形象管理，不换洗衣物，环境卫生差，不丢弃废物，藏东西，把物品放置在不恰当的位置。解决方案：安排洗漱、沐浴时间，帮助准备物品，安排适宜舒适的环境。按季节准备衣物，放置在固定的位置，重要物品设置标签提示，定时帮助老人清理废物。

2. 中期患者的清洁卫生问题　不能独立完成沐浴，拒绝洗浴并忘记洗浴的程序。直接在裤子里排尿或排便，摆弄排泄物，尿失禁，不知道如何刷牙，抗拒刷牙等。解决方案：了解老人的习惯，分析所遇到的困难，做出应对方案。照护者简单而有规律地安排日常生活。在患者排尿便和口腔清洁前，事先计划好，而且告诉老人每一步应该做什么。选择老人能够接受的方式，引导老人参加日常活动，并且在过程中不断地鼓励和肯定老人。

3. 晚期患者的清洁卫生问题　行动困难、卧床，全部依赖照护者洗浴、更换衣物及床单，口腔清洁，排尿便等。有拒绝及暴力行为。解决方案：做好口腔清洁、头发的清洁、理发、剃须、剪指甲，做好会阴的清洗，做好尿便失禁后的如厕及床上排便、排尿的护理，进行床上擦浴，避免压疮、口腔问题等可能导致的感染。

一、口腔清洁

口腔健康是全身健康不可或缺的组成部分。对老人而言，口腔健康不但意味着保持牙齿健康，能够行使较好的咀嚼功能，增进味觉，保证话语的清晰，保证机体的营养摄入，促进消化，而且意味着能够进行正常的社交活动，提高生活质量。老人往往在身体功能的增龄性变化以及各种全身系统性疾病带来的功能和心理层面的限制，需要特别的口腔护理。口腔健康、营养状况和全身健康密切相关。口腔健康是全面摄取营养素的保障。老人能够进食的食物的量、质和内容的协调性都会影响全身健康。很多口腔状况，比如黏膜疼痛、口干症、龋病和牙周疾病带来的疼痛不适都会影响咀嚼功能，进而影响老人的全身状况。所以，认知障碍老人的口腔护理在日常照护中显得非常重要。

认知障碍老人常见的口腔问题：忘记刷牙，不知道如何刷牙，或者不知道如何按照正确的步骤来刷牙的时候无法集中注意力不愿意刷牙，甚至抗拒刷牙，义齿佩戴不合适，出现口腔疾病。

对于上述提出的问题根据早、中、晚期老年认知障碍进行分析。

（一）对于早期认知障碍老人

在治疗计划中对口腔健康状况的恶化要有预见性。能接受大多数牙科治疗操作，只需进行少量方法的改进。治疗应尽快去除潜在疼痛源、病灶或急性感染，并恢复口腔功能。早期的认知障碍老人症状较轻，以记忆力下降为主，对于这类老人照护者可以采取以下方法来提供帮助：提醒、督促老人每天的口腔护理，包括早晚刷牙，每到刷牙时间照护者可提醒老人现在可以刷牙了，然后引导老人前往刷牙的地点（比如，有的老人可以去盥洗室或者卫生间刷牙，而行动不变的老人则坐在扶手椅、轮椅或者床上进行口腔护理），刷牙的时间和地点应尽可能地固定。根据老人的需要和喜好，为老人选用合适的牙具。牙膏可以选择老人喜欢的口味，牙刷可以选用儿童软毛刷，避免因老人用力不当而损伤牙龈。选用牙刷毛柔软，容易弯曲的，可有效去除污垢、食物残渣。牙刷要头小，毛平齐，便于清洁各个角度。牙刷不超过 3 个月需要更换 1 次。把刷牙分解成多个步骤，按顺序依次给老人简短明确的口头指导，比如"您先拿起牙刷""您把牙膏挤在牙刷""把牙刷放在您的嘴里""开始刷牙吧"。一旦发现老人在刷牙的时候分神，照护者可以温和的提醒老人，继续完成刷牙的任务。必要时照护者可为老人做示范，让老人模仿自己的动作来刷牙；或者用手握住老人的手，轻轻地引导老人使用牙刷前后左右的来刷牙。在协助老人刷牙的时候，要注意老人的牙龈、舌和上腭都需要清洁。照护者需认识义齿的重要性，对于使用义齿的老人，照护者需要在老人进食后和晚上睡觉前把义齿清洗干净，在老人睡觉前，需要把义齿摘下来放入清水浸泡，并定期用专用清洁剂进行清洗，鼓励患者自行完成。但有些老人不喜欢用义齿，照护者需要采取灵活的变通方法（比如为老人准备软食），保证老人可以在不用佩戴义齿的情况下也能正常进餐，摄入必要的营养。

（二）中期认知障碍老人口腔清洁

要预见到患者有可能有不合作，应制定针对性措施。在进行口腔治疗或护理时，保证操作时间不要过长，对患者或照护师都不会压力过大。通过对患者平常的观察，能够对老人的口腔症状、体征以及客观信息有所了解和记录。照护者应负责为患者提供每日的口腔卫生维护操作。对认知障碍老人的牙科治疗应该以微小的变化为主，而不是进行彻底的口腔重建，比如义齿多进行重衬，而不是重做。重衬指在全口义齿基托的组织面上添加一层树脂，以利于认知障碍老人的适应。

要反复提醒老人刷牙，中期患者记忆障碍明显加重，变得刚做过的事随时就忘，可能老人手里拿着牙刷，但忘了下一步该干什么，这时照护者就要提醒老人下一步的动作，也可和老人同时做，以引导老人跟着学。可选择电动牙刷，节省老人体力。每次只刷 2~3 颗，完成一处再刷临近部位。患者不能自行完成，照护者协助其完成。

中期患者情绪激越症状明显，人格改变，易激惹，可能会抗拒刷牙，变得不讲卫生，这时照护者就要耐心给予指导，对于患者的反复疑问要简单明了认真的回答，不要敷衍了事，将刷牙步骤通过讲解及示范让老人觉得有趣而去跟着做。中期患者行动能力迟缓，照护者可给予协助，应首先在其颈下围一条毛巾，然后由护理者协助患者刷牙，由牙根刷向牙尖，牙齿的内、外面和咬合面都要刷到。在帮助患者洗脸刷牙时，护理者应从患者身后操作为好。因如果护理者从前面为老人洗脸刷牙会让老人产生紧张感，心中会有排斥抵抗情绪，不利于帮助行为的顺利完成。

义齿的护理：中期认知障碍老人不宜佩戴义齿，如果不佩戴义齿患者进食受影响，照护者应协助患者佩戴并定期检查，以防义齿脱落，发生意外。摘戴义齿开始应耐心练习，找到规律，不可急躁强行摘戴。摘取义齿最好推拉基托边缘，而不要以强力拉卡环，以免卡环变形。戴义齿时，应用手戴就位后再咬合，绝不可以用牙咬合就位，以免损坏义齿。

照护者协助摘除义齿具体方法：照护者在晚间或老人睡前与老人沟通协助取下义齿，老人取坐位或卧位。照护者向老人解释，以取得合作。叮嘱老人张口，一手垫纱布轻轻拉动义齿基托将义齿取下。上牙轻轻向外下方拉动，下牙轻轻向外上方拉动。如上、下均为义齿，先摘上方，再摘下方。清洁义齿：取下义齿放置在水杯中，打开水龙头，左手垫纱布捏住义齿，右手用软毛牙刷去除义齿上黏附的食物残屑并冲洗干净。同时嘱老人用温水漱口 2 次。浸泡义齿：照护者刷洗水杯，取义齿清洗液 5~10ml 倒入杯中，加入温水至液面浸没义齿，未使用义齿清洗液可直接在水杯中盛装清洁冷水，将义齿浸泡其中。刷洗义齿：次日，用流动水冲洗，同时用牙刷刷去义齿上的浮垢至清洁。佩戴义齿方法：照护者将盛装有清洁义齿的水杯放于老人床头桌上。嘱老人用温水漱口。叮嘱老人张口，一手垫纱布拿取义齿，轻推义齿基托将义齿戴上。先戴入下颌义齿，方向向下内，再戴入上颌义齿，方向向上内，推实。如果戴入的是有卡环的可摘局部义齿，戴入时要特别注意将义齿位置对准，确保卡环卡抱基牙，人工牙及基托部位对准缺牙区戴入。戴入推实义齿后，嘱咐老人上下齿轻轻咬合数次，使义齿与牙组织完全吻合。

应预防口腔疾病，定期做牙齿检查。选择使用消炎牙膏，以消炎抗菌、抑制牙石和菌斑的形成，起到改善口腔环境、预防和辅助治疗牙龈出血与牙周病的作用。患者即使出现口腔问题，可能也无法用言语清楚地表达不适，而可能用行为表达，比如抗拒刷牙或者在刷牙时呈现出不愉快或痛苦表情。这些迹象都提示老人可能出现口腔健康问题。照护者就要提起重视，不是一味地指导患者刷牙，需要向上级报告这种情况，以便有口腔疾病的老人可以得到及时的救治。

（三）晚期阶段的认知障碍老人口腔清洁

要避免复杂和花时间的口腔操作。如果要进行口腔医疗操作，最好对患者进行静脉镇静或者常规麻醉，对口腔的医疗操作和护理主要包括拔除不能保留的患牙。晚期认知障碍老人记忆力、定向力丧失，个人生活能力丧失，语言表达及理解能力严重受损。这类老人无法自行完成口腔清洁的任务，比如不会刷牙、不知道刷牙，或因瘫痪、长期卧床不方便刷牙等。这一阶段照护者仍然要保持老人口腔和牙齿的清洁，以期减少口腔中导致感染的细菌，防止口腔溃疡，避免口腔内病灶的形成。

如严重认知障碍老人不会刷牙，要帮助患者清洁口腔。方法如下：用冷水或1%食盐水棉球或盐水纱布，裹示指擦洗患者口腔黏膜及牙的3个面（外面、咬合面、内面）。其手法是用示指顺齿缝由齿根擦向齿面，再由舌面至舌根。注意防止被患者咬伤手指。也可用打湿的棉签擦洗口腔。对清醒的患者，可让其用吸管吸入漱口水，将漱口水吐入口角旁的盆内。揩干患者面部。洗完后用手电筒检查口腔内部是否清理干净，再在其唇部涂甘油。有口腔溃疡者，可涂冰硼散、1%龙胆紫。有义齿的患者，在饭后或睡前取下义齿，用牙刷刷洗，冷水冲洗，放冷清水中浸泡，次晨再替患者装上；如暂时不用义齿，可浸泡在冷水中，每天换水1次。定期请牙医查看老人口腔，如有疾病则及时治疗。

对于瘫痪、卧床不起的老人，口腔清洁方法如下。

1．老人侧卧，面向照护者。铺毛巾于颌下，弯盘放于口角旁。

2．湿润口唇，用压舌板在臼齿部轻轻撑开。昏迷及牙关紧闭者用开口器固定。借助手电观察口腔情况。

3．可合作老人给予温开水漱口，不合作者禁止漱口。用止血弯钳夹住浸有漱口水的棉球，湿度适宜，依次由内向外沿牙缝纵向擦洗上牙列外侧面、内侧面、咬合面以及下牙列外侧面、内侧面、咬合面，再弧形擦洗颊部。同法擦洗对侧。每面用一个干净棉球。

4．擦洗硬腭、舌面及舌下，最后擦洗口唇。

5．擦完后，能合作者可漱口，不能合作者禁止漱口。用毛巾擦干水渍。嘴唇涂石蜡油保护。

6．为老人摆好卧位。

7．合作者鼓励患者自己刷牙、漱口。

监测老人可能出现的任何吞咽困难（如反复咳嗽或清嗓子），应相应调整刷牙的任务。比如，某些老人不能吞咽普通的液体，吞咽后可能呛咳严重。照护者在为其清洁口腔时不能让其漱口，可用棉签或纱布帮助老人擦拭清洁口腔。

对于吞咽困难、饮水呛咳非常严重的患者，给患者插合适的鼻胃管，让患者通过胃管进食，每天两次口腔清洁。吞咽功能障碍的患者，口腔分泌物、食物容易呛入气管发生肺部感染。应注意口腔卫生，每天至少清洗 2 次。对于重度认知障碍的患者，不可佩戴义齿，以免发生意外。

总之，对于认知障碍老人，照护者进行口腔清洁的注意事项如下。

1. 由于认知能力和控制肌肉运动的功能衰退，老人无法按照照护者的语言指导张口或咬合牙齿。照护者需根据每位老人的不同情况，先和老人建立起交流，营造轻松氛围，然后以轻柔的动作直接为老人提供护理，并且在护理过程中随时留意老人的反应。

2. 刷牙的水一般为清水，应避免生冷水的刺激。对于有口腔疾患或者预防口腔疾病的老人，应选用合适的漱口液（表 7-4）。漱口时应含适量的水，过多或过少都会影响漱口效果，甚至会引起呛咳。

表 7-4　口腔护理漱口液的选择

漱口液种类	适用范围
0.85% 生理盐水	用于清洁口腔，抑制细菌生长，是最常用的漱口液
1%～3% 过氧化氢溶液	可预防口腔腐臭
2%～3% 硼酸溶液	为酸性防腐抑菌溶液
1%～4% 碳酸氢钠溶液	为碱性抑菌药液
复方硼酸溶液（朵贝尔溶液）	可以清洁口腔，防止口臭

3. 漱口方法应以"鼓漱"方法为宜，即口含住漱口水（闭紧嘴唇），用一定力量鼓腮漱口，使漱口液在牙缝中来回流动、冲洗，便于彻底清除牙齿周围及口腔内部各部位的食物残渣。提醒老人每次漱口后的漱口水不要吞入胃内，应吐在水池或水盆中；也不要随便吐在地上，以免影响环境卫生或使自己摔倒。

4. 如果老人的舌苔很厚，照护者可用洁牙棒蘸水清洁。

5. 在为老人清洁口腔之前，照护者可先用手电照照患者口腔，看老人有无口腔破损。如果有破损，清洁时动作一定要轻柔，观察老人有无痛苦表情。可与医生沟通，请牙科医生查看老人口腔，确认口腔疾病类型，对症治疗。

6. 对于躁动、不配合或无法张开嘴的认知障碍老人清洁口腔时需注意。可用无菌纱布包好压舌板，用开口器将老人的上下牙齿撑开，要用钳子夹住棉球（棉球适用于昏迷或禁食危重症患者）或棉棒（棉棒适用于卧床不能自理或意识障碍的患者），然后进行清洁。避免患者躁动导致棉球误吸或者棉棒咬断进入口腔造成窒息。

7. 清洁口腔后，照护者可以在老人的唇上涂上滋润唇膏，保持湿润。

二、沐浴

定期沐浴可以让身体保持清洁，但是随着疾病进程的发展，有的认知障碍老人已经无法独立完成沐浴。部分老人不愿意沐浴，也不肯配合照护者完成沐浴，有时还会出现激进的抗拒行为。

（一）抵抗沐浴的原因

老人不愿意沐浴原因可能包括：忘记了为什么要沐浴、什么是沐浴、要怎样沐浴；心情不好，情绪低落，不想沐浴；对沐浴有恐惧感，害怕喷淋、沐浴产生的雾气，或曾经在沐浴时有过跌倒等不愉快的经历，浴室的环境让老人感觉不舒服，如觉得太冷或太热。丧失隐私而让老人产生了不自在的感觉；老人并不理解照护者是在为自己提供帮助与照护，而认为照护者在逼迫或攻击自己。

在传统的护理模式中，护理工作以完成沐浴任务为主要目标，力图尽快地完成这项工作，并没有耐心地与老人进行有效沟通；而老人并没有理解自己应该洗澡了，而是单方面地被动接受要求立即完成清洁工作，老人就有可能因为害怕或感觉被胁迫而产生愤怒或激进行为，由于不能正确表达自己的感受及与照护者有效沟通，老人就有可能大喊大叫、抗拒、骂人甚至产生反抗动作，以表达自己内心的抗拒、恐惧与愤怒。

与照护者相关的老人抗拒沐浴的因素包括：

1. 照护者照护前没有进行耐心的有效沟通，未取得老人的信任与配合就直接进行清洁工作。

2. 照护者沐浴照护中未尊重老人的隐私，不顾及老人心理感受。

3. 照护者沐浴照护时，操作动作粗暴强硬或动作太快，让老人感觉疼痛或不舒服。

4. 照护者在操作中不注意与老人交流，未询问老人的感受或让老人有自己选择的机会。

5. 照护者浴室环境准备不充足，如环境温度不适宜、水温太冷或太热、浴室内雾气太大让老人感觉不舒服或产生恐惧等。

因此，为让老人配合完成清洁照护，需要让老人在舒适、安全、友爱的氛围中完成沐浴。要尊重老人的喜好。要采取灵活的变通方式，保持老人的身体清洁。

（二）沐浴的操作方法

早期、中期患者的沐浴方法

1. **沐浴前的评估** 照护者或家属要注意，老人的身体状况并非每天都一样。例如，有的事情之前都能做，但今天身体状况不好做不了。所以不能片面认为老人之前能做，现在也必须让他做。重要的是，要对老人的身体情况做出判断。照护者要评估掌握老人的入浴状态：老人能不能淋浴或盆浴、能不能洗干净后自己泡澡、能不能自己用浴液清洗身体、能不能冲干净泡沫、能不能自己洗头等。在此基础上，照护者可从旁协助帮忙。

2. 与老人建立有效的沟通交流　在给老人沐浴前，照护者先要与老人进行愉快友好的交流，为引导老人入浴做好准备。有的老人可能会忘记什么是沐浴，或是对沐浴充满了排斥与恐惧。如若照护者没有提前与老人建立沟通，有可能会让老人产生抵抗行为。照护者在操作前，耐心地与老人进行交流，让老人了解照护者是为了帮助自己，让老人信任并愿意接受照护者的照护，进入沐浴阶段。

照护者的下列表情或动作是负面无效、不可采取的：表情严肃、面无表情，语气强硬，肢体语言生硬；直接要求老人沐浴；哄骗老人、催促老人或吓唬老人；与他人闲聊而不与老人交流；老人提出问题或与照护者交流得不到回应；老人表现焦虑不安或恐慌时不予理睬。

应该与老人建立有效的沟通：面带亲切的表情和友好的身体语言；从老人感兴趣的话题入手进行沟通，或给老人一个喜欢的物品或食品；温和地邀请老人沐浴，关注老人喜欢的沐浴方式；解释和安慰的言语简单容易理解；鼓励老人参与，并对老人开始参与表示赞美。

3. 做好舒适安全的浴室环境准备

（1）适宜的室温和水温：无论是在房间还是在浴室，照护者都要确保沐浴时的温度适宜，尤其是在秋冬季节。如若老人在脱衣后感觉到冷，有可能出现不愿意脱衣或抗拒沐浴。所以，照护者在老人沐浴前要做到提前升高室温。如果在浴室沐浴，可以提前 15～20 分钟打开浴霸升温。或在房间进行擦浴前，可以使用空调制热，保持室温在 23～26℃为宜。

老人进行盆浴或淋浴前，照护者要提前调节好水温。水温调节在 40～45℃为宜。避免水温过冷或过热导致老人抗拒沐浴。

（2）安全防滑：沐浴前，照护者要确认打开下水口，保证排水通畅，地面没有积水。在浴缸或淋浴房内地面上要铺好防滑垫，防止老人滑倒。使用安全防滑的浴椅，让老人可以舒服地坐着沐浴，并保持坐姿平衡稳固，防止滑倒（图 7-5）。

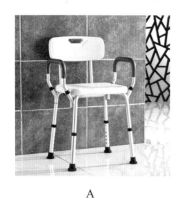　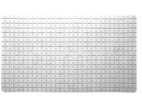　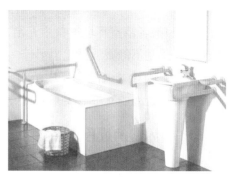

A　　　　　　　　B　　　　　　　　C

图 7-5　浴室防滑

A. 可调节高度的防滑沐浴椅；B. 浴室防滑地垫；C. 浴室安全扶手

4．沐浴用品的准备　在老人沐浴前，照护者要提前为老人准备好沐浴需用的物品，如毛巾、面巾、沐浴液、香皂、润肤乳等。提前为老人准备好换洗的干净衣物。照护者要鼓励老人尽量参与准备干净衣物，选择自己喜欢的衣物。为老人尽量准备舒适、简单穿脱方便的衣物，如开衫比套头衫更容易穿脱，拉链不如纽扣方便。有的老人忘记了穿衣的顺序，照护者准备衣服的时候，就按照穿衣的顺序摆放衣物。鞋子要舒适、结实、防滑。

5．沐浴的照护和支持

（1）尊重老人的习惯和喜好：照护者要了解老人关于沐浴的喜好（如喜欢淋浴还是盆浴）、以往习惯的沐浴方法和手法。照护者要尽量做到采用一致的方法为老人沐浴。还可以根据老人习惯安排沐浴时间。频率安排以保证身体清洁为度。

（2）沐浴中首要安全原则：认知障碍老人存在着行动不便，容易发生跌倒，照护者要特别注意沐浴过程中的安全。老人出入浴房或进出浴缸时，要搀扶老人或嘱咐老人使用安全扶手，避免滑倒。沐浴过程中，照护者要协助老人坐在浴椅上，避免因站立不稳而跌倒。沐浴过程中，要有照护者陪伴左右，切忌将老人单独留在浴室内。照护者要给老人留出充足的沐浴时间，不要催促老人，因为认知障碍老人的身体行动和反应都比健康老人要慢。

（3）引导老人参与沐浴：沐浴的每个步骤前，照护者可以提前告知、征求意见、引导帮助老人参与其中，让老人感受可以掌控沐浴，愿意完成沐浴任务。沐浴过程中，照护者在实施每个护理步骤前，要提前告知老人，以便于老人提前做好准备。提示老人完成沐浴步骤时，要使用简单清楚的语言，引导老人完成动作。对于理解能力不足的老人，也可以使用简单的动作示范引导。在老人完成沐浴的过程中，要注意进行沟通，询问老人的感受。沐浴时，照护者要让老人有简单选择的机会，比如让老人选择先洗身体前面还是后面。要有意识地引导老人参与，比如帮忙拿着毛巾、浴液、洗发液等，让老人觉得自己有用。一些老人可以完成的动作应鼓励老人独立完成，照护者在旁协助保护即可。照护者要赞美肯定老人的配合和努力，鼓励老人继续参与。不要催促老人或进行批评责备。

（4）护理手法的运用：为老人擦浴动作要温和，不可使用蛮力，因为老人的皮肤比较敏感，用力搓洗后会产生皮肤反应。可以先选择清洗身体，然后再清洗敏感部位，如头部、脸部和隐私部位。

（5）洗浴用品的使用：沐浴过程中要注意用品的选择，使用不当容易让老人感觉不舒适而引起抗拒的行为。照护者要善于理解并体谅老人的感受，小心使用洗浴用品。使用淋浴时，照护者要使用手持式花洒帮助老人冲身。使用手持花洒容易冲洗隐私处。固定的花洒无法控制水流方向，容易使水流冲到老人的眼睛、口鼻或耳朵里，让老人感觉不适，抗拒冲洗。花洒的水流调至温和的喷射状态，不要让水流太强劲，以免过度刺激老人。使用花洒时，要注意水流不要冲着老人迎面喷水，以免呛着老人。为老人洗头时，要注意尽量不把水和洗发液冲进老人的眼睛、耳朵里，避免刺激。搓澡的工具尽量选择柔软不刺激皮肤的海绵搓澡巾，避免引起皮肤疼痛而使老人产生抗拒。

（6）检查身体：照护者要注意检查老人身体（表7-5），一方面是检查老人的身体是否冲洗干净，另一方面是检查老人的皮肤有没有破损或淤紫、过敏、皮炎、皮疹等。

表 7-5　照护者检查老人身体的部位和内容

检查部位	检查内容
头部	头发上残留的洗发液要冲洗干净
腋下	腋窝要冲洗干净
臀部	私处着重清洁，并冲洗干净
腘窝	皮肤皱褶处冲洗干净
手部	手指和指缝要冲洗干净
脚部	脚趾和趾缝要冲洗干净

（7）浴后照护：照护者要仔细为老人擦干身体，尤其注意皮肤皱褶处、手指、足趾间皮肤。老人的皮肤敏感易损伤，擦拭动作要轻柔。如果老人的皮肤很干燥，可以为其涂抹润肤露。为老人穿上干净的衣物。完成沐浴后，要赞美老人的表现，让老人感觉友善，将沐浴作为自己愉悦的一项活动。

晚期患者的沐浴方法：床上擦浴

1. 用物　清洁衣裤、被服1套、小毛巾、大毛巾、沐浴液、梳子、小剪刀、爽身粉、脸盆、水桶2只（一只盛热水，水温50～52℃，另一只接污水）、便器（必要时）。

2. 方法　关闭门窗，调节室温至（24±2）℃，按需要给予便器。将脸盆放于床旁，倒入热水至2/3满，测试水温，根据老人的情况放平床头和床尾支架，松开床尾盖被。将微湿的小毛巾按手套状包在手上，左手扶托老人头顶部，为老人洗脸及颈部。先擦眼，由内眦向外眦擦拭，然后擦洗一侧额部、颊部、鼻部、人中、耳后（特别注意洗净耳郭、耳后）、下颌，直至颈部。同法擦拭另一侧，然后用较干毛巾再擦洗一遍。

为老人脱去衣服，在擦洗部位下垫大毛巾，按照顺序擦洗双上肢、胸部、腹部。先用涂有浴液的小毛巾擦洗，再用湿毛巾擦洗，最后用浴巾边按摩边擦干。擦洗时注意以下几点。

（1）上肢由远心端向近心端擦洗，注意洗净腋窝和指间。在给女性老人擦洗乳房时应环状用力，注意洗净乳房下皮肤皱褶处。腹部以脐为中心，顺着结肠走向擦洗。

（2）协助老人侧卧，背向照护师，依次擦洗后颈部、背部、臀部，擦洗后进行按摩，促进血运，协助老人穿好上衣。

（3）老人平卧，脱去裤子，擦洗下肢、会阴，再将盆移至足下，盆下垫大毛巾，洗净双足，擦干，穿好裤子，注意洗净腹股沟和趾间。

（4）根据需要为老人修剪指／趾甲，梳理头发。

（5）整理床单位及用物，按需要更换床单，安置老人于舒适体位，开窗通风。

（6）有条件的部门也可以使用沐浴床（图7-6）进行洗浴。

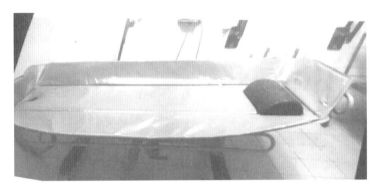

图7-6 卧床老人使用的沐浴床

3. 沐浴的注意事项

（1）当老人不愿意沐浴时，照护者不可强迫老人。强迫会引起老人对沐浴产生恐惧心理和抵抗行为。可能造成日常生活中出现更多的行为症状，增加照护的难度。照护者应该设法和老人交流进行引导。

（2）饭后不宜马上沐浴，因为热水会刺激血管，消化系统血流量相对减少，影响正常消化功能。

（3）注意尊重老人隐私。最好由同性别的照护者进行照护老人沐浴，让老人感觉好一些。协助老人清洗私处时要非常小心，动作轻柔。浴后可以先用大浴巾包裹住老人的身体，让老人感觉到自己的隐私是受到保护的，产生安全感。

（4）尽量减少翻身和暴露，以免老人受凉。

（5）擦浴过程中注意观察老人情况，若老人出现寒战、面色苍白，给予适当处理，擦洗时注意观察皮肤有无异常情况。

（6）沐浴过程中，注意安全护具的使用，避免跌倒摔伤。

三、排泄后清洁

人体最主要的排泄途径是消化道和泌尿道。排便和排尿都是受中枢神经系统控制的复杂的反射活动。认知障碍老人由于大脑受到损伤，影响中枢神经控制能力，因此，随着病程的发展会出现不同的排泄障碍。照顾有排泄障碍的认知障碍老人是照护工作中的重点和难点。家人或照护者最难防范的是认知障碍老人（尤其是中度认知障碍老人）会丧失如厕或排便时自我卫生的能力。随着病情进展，许多认知障碍老人甚至出现尿便失禁，患者不适，照护者也难以护理。有时尿便失禁是身体疾病所致，一定要告知医生。

认知障碍老人常见的排泄障碍：直接在裤子里排尿便，随地便溺；摆弄排泄物；把排泄物抹到衣服、被褥、墙壁等地；便秘；其他排泄障碍，如腹泻、尿潴留、肠胀气等。排泄障碍大部分出现在疾病的中期和晚期。尿失禁有可能从中期就已经出现，大便失禁则是晚期认知障碍老人的常见症状。

（一）卧床失禁老人的护理

几乎每位认知障碍老人终有一天都会出现这样的情况：丧失行走能力，甚至连坐都有困难。他们大部分时间都只能倚在躺椅或床上，一旦要离开床或躺椅，照护者必须使用轮椅或其他移动工具帮助他们移位。有时则需要帮助老人在床上用仰卧或侧卧位使用便盆及尿壶。由于尿便失禁，他们需要使用一次性内裤和尿垫。在常规照护方法中，照护者的任务是为这样的老人及时更换一次性内裤及尿垫，并完成清洁护理。

1. 使用一次性内裤要确保其尺寸合适，粘贴松紧适宜。老人卧床时，照护者解开其内裤，以便老人皮肤通风。

2. 在床垫上铺好尿布垫，防止弄脏或弄湿床单及床垫。

3. 根据老人的排泄规律，每隔一段时间进行一次检查，尽可能地保证老人身体的清洁。一旦发现一次性内裤、尿布垫、衣服或床单有尿便，应立即更换，并清洁老人的会阴及周围皮肤，擦干后在皮肤上涂些润肤露或凡士林。保持会阴和肛门处清洁，预防皮肤感染和压疮。

4. 照护者需要监控老人的尿便情况。如果老人出现便秘、腹泻、尿量减少、超过 6 小时未排尿、尿频、尿液颜色改变、排便呻吟、发热等不正常的情况，应及时上报主管，由医护人员提供治疗。

对于已经不能走动的认知障碍老人，照护者每隔两小时就带他们去卫生间是不实际的。但是，每天尽可能地帮助老人使用一两次卫生间或马桶仍然是有意义的，这有助于老人保持尊严，而且得到一个坐起来尿便的机会。照护者可以在这一过程中和老人进行充满爱心的接触，让老人感到安慰。照护者可以采取如下方法：

（1）观察老人 72 个小时以内的尿便模式并做好记录，估算出比较准确的老人需要尿便的时间，以便照护者提前让老人起来大小便。

（2）选择一个对老人比较合适的时间去上卫生间。例如，有的老人上午精神较好，照护者就可以在上午找一个时间，进入老人的房间，安静地蹲在老人的床头或躺椅旁边，轻声向老人问好，同时抚摸老人的手臂，以吸引老人的注意力，并等待老人的回应。晚期认知障碍老人对照护者的言语和抚摸做出反应需要较长时间。

（3）老人对照护者的问好和抚摸有反应以后，照护者可以告诉老人："我现在带您去上卫生间吧。"接着扶老人坐起，轻揉老人背部，一方面能给老人一些背部支撑，另一方面也能让老人感觉到照护者的关爱。照顾晚期认知障碍老人时，照护者必须非常耐心给老人充足的时间来一步一步地接受护理。

（4）利用轮椅或其他移动工具，把老人带到可以尿便的地方。有的老人或许还能进入卫生间，有的老人则只能在房间里的马桶椅或便携式马桶上完成尿便。照护者要协助老人脱下裤子，安全地坐到坐便器或马桶上。

（5）在老人排泄的过程中，照护者需要保护老人的隐私，尤其是老人使用房间的马桶时，要使用屏风或拉帘遮挡，或者请房间里的其他人员暂时离开（老人关系最好的家庭照护者除外），为老人提供一个安静私密的环境。

（6）照护者要陪护在老人的附近，确保老人的安全。但考虑到老人的隐私，照护者可以将头转向一边，这样可以让老人感觉好一些。

（7）帮助老人完成擦拭和清洁。

（8）老人上卫生间之后，照护者要带老人安全回到躺椅或床上，并保持舒适的姿势，观察老人的尿便是否正常，并做好护理记录。

（二）对于需要留置导尿管老人的护理

1. 保持引流管通畅　避免导管受压、扭曲、阻塞。

2. 保持尿道口清洁　每日清洁消毒尿道口两次，被尿液污染者必须及时清洁后再行消毒。

3. 患者沐浴或擦身时要注意对导管的保护，避免将导尿管浸入水中。

4. 悬垂集尿袋，不可高于膀胱水平。

5. 长期留置导尿管患者，一般每 3 天更换 1 次尿袋，如果采用抗反流尿袋，可每周更换 1 次。如尿液混浊或为血性尿必须每日更换尿袋 1 次。长期留置导尿管者，普通导尿管每 2 周更换 1 次，硅胶材质导尿管每月更换 1 次，或遵医嘱更换尿管。

6. 如果患者可以自行排尿，尽早拔除尿管。

（三）护理排泄障碍老人的注意事项

1. 照护者要注意观察老人的尿便。粪便的硬度是判断老人饮水量是否足够的关键指标。淡黄色的尿液通常意味着体内水分充足，黄色或黄褐色尿液可能意味着脱水。

2. 如果老人突然出现尿便失禁、尿液颜色或气味发生变化，照护者需要及时报告护理主管或医护人员，由医生前来评估和诊断。

3. 如果老人由于身体健康原因而导致排泄障碍，照护者应遵医嘱为老人提供特殊的护理，缓解因身体健康原因带来的尿便问题。

4. 老人临睡前要减少水分摄入，降低睡眠中出现尿失禁的概率。

5. 如果老人只肯接受同性别的照护者提供排泄和清洁照顾，护理团队需要尊重老人的意愿。

（张　玲）

第五节　认知障碍患者的睡眠障碍

随着全球人口老龄化，认知障碍发病率呈逐年显著上升趋势，给家庭及社会带来沉重的负担。睡眠大约占人生 1/3 的时间，近期研究发现 AD 患者存在明显的睡眠障碍，发生率可达 34%~82%。睡眠与 AD 间的关系越来越被重视。

一、睡眠与认知障碍的关系

越来越多的研究发现，睡眠是否充足和睡眠质量与 AD 的发生发展显著相关。AD 患者在患病之前就已经出现了睡眠障碍的一些问题。确诊 AD 之后，睡眠障碍的严重程度与 AD 的严重程度成正比。睡眠和认知障碍之间不仅仅只存在相关关系，而且还互为因果，两者间能够互相加速疾病的发展。

（一）睡眠障碍和失眠增加认知障碍患病概率

正常睡眠包括非快眼动睡眠（NREM）和快眼动睡眠（REM），其中 NREM 又分 4 个不同时期，我们常说的深睡眠就是处于 NREM 的第 3、4 期。

认知障碍与 β 淀粉样蛋白的形成有关。β 淀粉样蛋白会在大脑特定区域内聚集成黏性团块或透明斑，并逐渐沉淀、积累。β 淀粉样蛋白斑对脑细胞有毒性，会损伤其功能并最终导致神经细胞死亡。不论是 AD 早期，还是疾病加重的后期，大脑中淀粉样斑块积累部位越来愈多。睡眠也能帮助我们进入记忆库，回忆起过去的经历；β 淀粉样蛋白阻断了 AD 患者的深度 NREM 睡眠，而这种深度睡眠的缺失可能会阻止老人保存新的记忆，而只能想起过去的经历。

深度睡眠是帮助大脑"排污"的重要时期。科学家在小鼠大脑发现一种叫作类淋巴系统（lymphatic system）的"排污"网络，由神经胶质细胞组成。这些神经胶质细胞位于产生电脉冲的神经元周围。就像淋巴系统排出体内的废弃物一样，类淋巴系统利用脑脊液来收集和分解神经元产生的有害代谢废物。尽管类淋巴系统白天相对更活跃一些，但科学家们发现，在深度 NREM 睡眠期间，这种排毒系统启动了高速运转模式。随着深度 NREM 睡眠的脉动节律，大脑排出的废物多出 10~20 倍。在深度 NREM 睡眠期，大脑神经胶质细胞的体积可缩小 60%，为脑脊液创造了更大的空间来清除代谢垃圾。在睡眠过程中被类淋巴系统冲走的毒性碎片正是导致 AD 的神经毒性物质——β 淀粉样蛋白。如果长期没有充足的睡眠，深度睡眠缺乏，大脑中清理排污过程严重受损，大脑中的 β 淀粉样蛋白堆积就会增多，这将直接增加罹患 AD 的风险。

（二）白天过度嗜睡增加认知障碍患病概率

研究发现，白天嗜睡者 β 淀粉样蛋白沉积的可能性是无白天嗜睡者的 2.75 倍。功能影像学证实，认知正常成人过度的白天嗜睡和小睡与随后大脑中 β 淀粉样蛋白沉积关联。目前还不清楚这种现象的发生机制。一种机制是白天嗜睡本身可能以某种方式导致 β 淀粉样蛋白在大脑中形成。但更可能的解释是：各种因素导致夜间睡眠不安，引起 β 淀粉样斑块形成并聚集，同时夜间睡眠障碍也是导致白天过度嗜睡。睡眠障碍越严重的认知障碍患者，其认知功能的减退越明显。睡眠片段化增加是罹患 AD 的风险，存在睡眠片段化的个体发生 AD 的风险增高 1.5 倍，且认知功能的损害更加明显。

二、认知障碍患者睡眠障碍

睡眠障碍是认知功能降低的典型临床表现之一，并且认知功能障碍越严重，其睡眠障碍表现越明显，主要表现为夜间入睡困难、频繁的觉醒、早醒、睡眠–觉醒周期紊乱。睡眠呼吸障碍在认知障碍中也较常见（40%~70%）。

在正常的老化过程中，可出现睡眠结构改变，如睡眠潜伏期延长、夜间觉醒、慢波睡眠减少、早醒和日间睡眠时间增加等。认知障碍患者睡眠障碍主要表现与正常老人中出现的睡眠障碍相似，但损伤程度或更严重。同时认知障碍患者睡眠障碍还会出现特殊表现，如 REM 期的睡眠行为障碍等，进一步加重睡眠障碍。综上所述，睡眠障碍和 AD 的发病机制相互作用，产生恶性循环。如果长期睡眠障碍，β 淀粉样蛋白会在大脑中聚集，导致认知障碍发病，同时 β 淀粉样蛋白的堆积影响产生深度睡眠的脑区，由此导致的深度 NREM 睡眠丧失进一步阻止了夜间大脑中 β 淀粉样蛋白的清除，导致 β 淀粉样蛋白积累，形成恶性循环。

认知障碍患者伴有不同形式的睡眠障碍：使用多导睡眠记录的研究发现，随着年龄增加，老人会出现睡眠结构改变，包括睡眠质量下降、睡眠潜伏期延长、睡眠维持困难、频繁的夜间觉醒及早醒等。在认知功能正常的人群中，睡眠障碍发生率仅为15.2%，发生率最高的依次为夜间睡眠障碍（25%）、总体睡眠时间减少（22.8%）、入睡时间延长（19.5%）。与认知正常的老人相比较，AD患者睡眠障碍发生率显著增高，达56%以上。即便轻度患者也可有睡眠障碍的表现，并且睡眠障碍程度更严重，形式更多样。

认知障碍睡眠障碍类型多样，主要包括失眠、睡眠–觉醒周期紊乱、睡眠效率减低、睡眠凌乱、失眠、夜间睡眠漫游、日间功能障碍、睡眠相关的呼吸障碍、不宁腿综合征、睡眠周期性腿动等。其中，睡眠–觉性周期紊乱出现在疾病的早期阶段，并随疾病的发展而加重，主要表现为白日过度嗜睡及夜间睡眠片段化。患者夜间睡眠时间减少，但总体在床时间明显增加，在严重病例中甚至可出现昼夜节律完全颠倒的现象。睡眠–觉性周期紊乱还可引起日落综合征（又称"黄昏综合征"或"日落现象"），是美国学者提出的概念，用于描述认知障碍患者在黄昏时分或夜间出现一系列的情绪和认知功能的改变，例如情绪紊乱、焦虑、激越、意识模糊、亢奋、方向感消失甚至攻击行为等，持续时间为数小时或整个晚上。

三、认知障碍患者睡眠中的异常行为与精神症状

认知障碍患者精神行为症状出现率89.2%，其中情感淡漠出现频率最高，占64.2%。其次依次为睡眠/夜间行为症状（48.8%）和抑郁（46.4%）。2013年有学者对AD患者进行精神心理学测试，发现几乎所有患者均存在精神行为症状，其中以淡漠（74%）最为常见，其次依次为易激惹（66%）及抑郁（60%），36%患者可出现睡眠障碍。同龄认知功能正常的人群中，精神行为症状出现率为22.8%，且其精神行为症状程度较轻，发作频率更低，并且以易激惹（10.8%）、激越（9.7%）多见，淡漠、睡眠障碍的发生率则较低。

认知障碍患者的入睡时间延长、睡眠质量下降和睡眠效率降低与精神行为症状（如抑郁、淡漠）的出现呈正相关。几乎所有出现抑郁症状的患者均存在睡眠障碍。存在睡眠障碍的认知障碍患者，精神行为症状会更加明显，发作频率更高。

认知障碍患者可伴有REM睡眠期行为异常，主要表现为睡眠中有异常肢体活动、大声喊叫，但由于认知障碍老人不能回忆或描述睡眠中是否有梦魇，故需根据照护者提供病史资料及视频多导睡眠图检测结果，判断是否符合REM睡眠期行为异常的诊断。目前REM睡眠期行为异常主要诊断标准为：①睡眠中出现暴力或伤害性行为；②有与梦魇相关的躯干或四肢活动；③至少具有伤害性睡眠行为、行为与梦魇相关及异常行为中断睡眠3项中的1项；④REM睡眠期多导睡眠图监测至少具备以下一项，下颌肌电张力增加、下颌肌电

位相活动增多、躯干或四肢过多抽动、复杂行为。

认知障碍患者睡眠中可见不宁腿综合征和周期性腿动，夜间激越也可能是 AD 患者不宁腿综合征的表现，不宁腿综合征导致患者入睡困难和睡眠维持困难，睡眠障碍也可使认知障碍症状恶化、加快神经退变进展。

四、认知障碍睡眠障碍的临床评估

1. 评估方法　因患者认知损害，睡眠问卷作用有限，需要照护者提供信息，包括精神行为症状。对较明显的睡眠障碍可推荐多导睡眠图评估。当患者配合欠佳时，腕式体动仪也是不错的选择。

2. 评估内容　包括睡眠障碍的类型和可能的影响因素。影响因素有行为和环境因素、合并疾病及药物影响等，行为和环境因素包括光照、噪声、咖啡因、茶、酒精等。

五、认知障碍患者如何改善睡眠

（一）非药物治疗是认知障碍合并睡眠障碍的一线疗法

1. 督促患者保证良好的睡眠卫生习惯　鼓励规律的白天户外活动，每天至少半小时。限制应用兴奋性饮料如茶、咖啡等，白天的小睡时间应短于半小时以及下午 1 点以后避免睡觉。夜间上床和早上起床时间规律，安静的卧室睡眠环境适合睡眠，减少光线刺激。可帮助其建立有规律的活动和生活表，并指导其养成良好睡眠习惯和方式，形成一定的生物钟，每天定时督促其进行一定的活动。对于日落激越、日间过度嗜睡、夜间过度烦躁和游荡、早睡的患者，可采用增加白天活动量的方式来调整其睡眠时间及规律。对于夜间严重失眠的患者，可给予一定量的镇静催眠药物。建议其在入睡前，用热水泡脚，不看刺激性电视和讨论刺激性话题。对于轻度睡眠障碍者，指导其做一些力所能及的事，尽可能地给予其自我照护的机会。

2. 心理护理　由于患者在治疗、自理、理解能力方面严重受损，不能正确表达和概括，心理上很容易产生自卑、焦虑等情绪，这些不良情绪极不利于患者夜间的睡眠。为此，需了解患者的心理状况，对患者心理需求要严密观察。对不能正确表达自己意愿的患者，要正确分析，合理引导，认真倾听患者的不适感及焦虑原因，以亲切的态度、平和的语调给予患者安慰、支持及鼓励，使患者减轻心理压力、保持情绪稳定。

3. 提供良好睡眠环境　需为患者布置一个整洁、安静、温度湿度适宜并有充足光线的居住环境。窗帘、床品可选用淡蓝、粉色等安静、温馨的颜色，在一定程度上可消除患者焦虑不安的情绪。同时定期检查和维修，以保证伴失眠障碍患者的居住安全。

4. 治疗影响呼吸的合并疾病　如伴有睡眠呼吸暂停的患者可在睡眠时佩戴无创简易呼吸机改善症状。患者可能伴有其他多系统疾病，需同时应用多种药物，应注意药物间相互作用，避免应用影响睡眠的药物。

5. 光疗法　睡眠 – 觉醒模式和昼夜节律异常在认知障碍中很常见，甚至日落综合征也可能是昼夜节律异常导致。推荐应用光疗法调节睡眠节律。2014 年的一项研究显示，增强昼夜节律刺激的光疗法或可改善患者的睡眠、抑郁及激越症状。该研究纳入了 14 所疗养院的认知障碍患者，采用 300～400Lux 的低强度光照（色温＞9000K）进行干预。这些光源被安装在患者的房间内，白天照射，研究为期 4 周。匹兹堡睡眠质量指数量表（Pittsburgh Sleep Quality Index，PSQI）显示，患者的睡眠质量、睡眠效力及总睡眠时长均显著改善。光疗法同样有效降低了患者抑郁及激越症状的评分。随着睡眠质量的改善，患者的行为也发生了显著的改变。来自护士的主观报告称，患者比之前更加安静，吃饭也更好，行为总体上更易于管理。这种非药物治疗方法不但可改善患者的睡眠及行为，而且易操作、成本低。

（二）药物治疗

常用药物是褪黑素、非苯二氮䓬类催眠药、镇静性抗抑郁药、抗精神药。苯二氮䓬类药物可能加重认知障碍，应尽量不用。胆碱酯酶抑制剂作为 AD 的一线治疗药，对改善睡眠可能有效。目前对认知障碍失眠的药物有效性研究比较少，有合格随机对照研究试验证据的药物有褪黑素、曲唑酮、雷美尔通。

1. 褪黑素　不仅可调节睡眠节律，也可治疗失眠。该药物副作用少，但有效性尚存疑。可能有助于改善认知、情绪和睡眠 – 觉醒节律。

2. 催眠药物　分为苯二氮䓬类和非苯二氮䓬类。苯二氮䓬类有白天宿醉效应，有增加摔倒、遗忘等副作用，且长期应用可增加 AD 发生风险，不推荐用于 AD 患者。非苯二氮䓬类药物包括唑吡坦、扎来普隆、佐匹克隆等，因其对 GABA 受体的选择性强、副作用少，可用于 AD 患者，但也应谨慎、短期应用。也有唑吡坦增加可逆性痴呆风险的报道。

3. 抗抑郁药　若失眠同时伴发抑郁，可用镇静性抑郁药。三环类抗抑郁药由于具有抗胆碱作用，可加重认知损害，并有嗜睡、镇静、头晕等副作用，应避免应用。SSRI 类中有镇静作用药物，如米氮平，常用来治疗失眠，但应注意其副作用。曲唑酮是 5-HT 2A 受体阻滞和 5- 羟色胺再摄取抑制剂，可改善抑郁患者睡眠，但是对不伴抑郁的失眠者应用的证据尚不充分。已经证实曲唑酮可用于治疗 AD 患者的睡眠障碍，增加夜间睡眠时间且没有白天嗜睡，对认知和功能异常无不良效果，且无严重副作用。

4. 抗精神药物　经常用来控制 AD 患者的精神和行为异常症状。若失眠的一线治疗失效，也可应用。但有镇静、增加摔倒风险及严重心脏副作用，可加重昼夜节律障碍。

5. 抗组胺药　也是可改善失眠的药物，但有副作用，包括镇静、认知损害、增加白天嗜睡、抗胆碱能作用等，不适合用于 AD。

6. 治疗 AD 的药物　如胆碱酯酶抑制剂不仅改善 AD 的记忆，还增加清醒期警觉、减少 NREM 睡眠、增加 REM 睡眠时间，减少 REM 潜伏期。疗效与用药时间有关，比如夜间服用多奈哌齐可有失眠和恶梦等常见副作用，而早上服用有轻微的改善睡眠作用。其中加兰他敏改善睡眠最好，可以作为轻中度痴呆改善睡眠的首选。多奈哌齐和卡巴拉汀对治疗 REM 期睡眠行为障碍也可能有效。

7. 治疗原发性睡眠障碍　睡眠相关的呼吸障碍是认知功能下降的独立危险因素，此认知损害可随呼吸状况改善而可逆。连续气道正压通气（CPAP）是阻塞性睡眠呼吸暂停（OSAS）的有效治疗方法，CPAP 治疗不仅能恢复睡眠呼吸还能改善睡眠、增加慢波睡眠和 REM 睡眠。可以改善认知功能、延缓认知损害的进展。尽管如此，认知障碍老人对 CPAP 的耐受性往往限制了其应用。胆碱酯酶抑制剂多奈哌齐对 OSAS 可能有益，随机双盲安慰剂对照研究显示：AHI 指数 > 5 的轻中度 AD 患者应用胆碱酯酶抑制剂后，AHI 指数、氧饱和度均有改善，且 REM 期持续时间延长、ADAS-Cog 得分下降。

8. 睡眠中异常行为的治疗　如伴不宁腿综合征患者可应用复方左旋多巴、多巴胺能受体激动剂等治疗。但此类药物（尤其是多巴胺能药物）对 AD 患者夜间激越和认知功能的作用尚不清楚。不推荐对不伴不宁腿综合征的夜间周期性腿动患者进行预防性治疗。

（三）夜间躁动的原因分析及解决方案

认知障碍患者当中很多患者存在夜间躁动现象，其中夜间躁动或游荡占 45.65%，不宁腿综合征占 15.22%，日落激越占 28.26%。有一部分老年痴呆患者，一到傍晚或是晚上，就会显得很烦躁，比如坐立不安、来回走动、大喊大叫或出现幻觉等。这种现象被称为"日落综合征"。发病时他们甚至记不清自己是谁，在什么地方，正在做什么。若能及时联系亲朋好友，或通过医生耐心疏导、启发，可逐渐恢复正常意识。医学家将这种奇怪病症称为"急性神志紊乱状态"。过度疲劳、情绪激动等常是发病诱因。遇到这种情况，家属和医生绝对不可掉以轻心，不要认为只是老人一时糊涂或行为古怪而已。

1. 认知障碍患者傍晚烦躁的原因　相关原因包括：①生物钟紊乱，认知障碍老人的上交叉核损害，其病变使患者出现节律障碍，导致患者出现行为异常；②环境改变因素，傍晚光线不好，老年痴呆患者对周围环境识别能力差，当看到的人或物与白天不一样可诱发

"日落综合征"；③照护者的情绪，照护者往往在晚上出现疲劳，说话时的态度会对患者造成刺激；④患者服用的药物或自身身体不适，比如药物的一些副作用或者患者本身出现发热、感冒、腹泻、疼痛、心悸憋气，合并糖尿病的患者出现低血糖等，患者又不能正确地表达；⑤患者白天睡得过多或是饮用浓茶、咖啡造成兴奋。

2. 治疗方法

（1）光疗法：白天让老人多晒太阳。傍晚早开灯，灯的亮度应大一些，使患者不觉得光线的变化。四季对应，增强对四季的认识，春、夏、秋、冬每个季节都要有各种各样相应的活动，同时应方便老人感受到庭院景观的四季变化。昼夜对应，增强老人对昼夜的认识。

（2）生活上多加注意：白天让患者多活动，消耗其体力，晚上即不会太闹。午睡时间不要超过1小时。下午不要饮浓茶、咖啡等饮料。有些患者身体不舒服，但又说不出来，家人要查看他是否渴了、饿了或便秘等。在家居环境的设计中要注意让老人对白天和黑夜的区分。家中要悬挂时钟和字体大的日历，墙上、门上、地上都要有方向引导标志，避免老人因无法判断方向引起焦虑。利用家庭老照片、老物件、老家具强调老人和过去的联系，减轻身份焦虑，形成精神上的稳定和安抚作用，营造充分温馨的环境，呵护认知障碍老人，让长者有尊严的生活。

（3）注意某些药物的作用：认知障碍老人如果服用降压药物，这类药物含有利尿成分，可导致患者起夜频繁、烦躁不安。遇到这种情况要咨询医生。

（4）家人在照护老年痴呆患者时，千万不要跟患者发脾气，否则会刺激患者。如果以上方法都不行，要咨询医生，吃些镇静药物缓解症状。为避免AD患者夜里发病，家属应了解其原因及治疗方法。

（四）如何面对患者的过激行为

1. 面对患者的激动情绪、攻击性等　通常这种情绪并非是针对照护者，只是患者自己的情绪发泄，不是故意为之。要注意用温和而不是同样激动的语气与老人进行交流。不要关注患者的行为，因为患者已经难以控制自己的行为，要注意观察患者的情绪，是什么样的情绪让他/她激动。回想刚才发生了什么事，或者环境发生了什么变化，可能会造成患者的这种情绪变化。需要检查的项目：患者是否身体不适；环境是否不合适；自己是否对患者的要求太过苛刻。要多倾听、多安慰。

2. 面对患者的猜疑　要意识到这种猜疑只是来源于患者的失忆和意识错乱，容易误解他人，他们不是故意为之。不要试图说服或者争吵。可先顺着患者的意思，让他们表达完观点，再予以安慰。跟患者说话要尽量简单，不要用长句。如果患者经常找一件东西，就把这件东西多买几个相同的。

3. 照护者的自我心理调适　家里若有 AD 患者，通常至少有一人必须全天在家照护。繁重的照护任务、患者的人格变化和看不出起色的结果，都对照护者自己造成很大的心理压力。自我调适可有校缓解压力和抑郁情绪。

调节措施：面对患者没有起色的病情，照护者容易失去信心，但要意识到这是正常现象，照护只是为了使患者最后的生活过得更舒适一点，不要过于责怪自己。不要一个人硬撑，可向家人和朋友寻求帮助，自己的情绪要及时排解。每天最好有独自呆着或出门的时间（0.5～1 小时），可找家人或朋友代为照看患者；保持锻炼半小时，即使是每天 10 分钟也对自己的情绪和身体健康有很大帮助；找到一种家里就能做的爱好；注意自己的情绪变化，当发生诸如易激惹、暴饮暴食时，注意找方法放松和减压。

（五）兴奋、激越、焦虑症状的治疗

首选苯二氮䓬类抗焦虑药氯硝西泮（每次 2～4mg 肌内注射，或每次 1～2mg 口服）。并用非镇静性强效抗精神病药物，首选利培酮。对极度兴奋躁动者，可使用冬非合剂（氯丙嗪、异丙嗪各 25mg）或氟哌啶醇（氟哌丁苯，每次 5～10mg）。

对于在幻觉妄想状态且对治疗不合作的患者，首选冬非合剂或氟哌啶醇。对于治疗合作者，2 周内可改为口服给药。对治疗不合作或不坚持服药且需要长期治疗者，可使用长效抗精神病药物，如癸氟哌啶醇（安度利可，25～100mg，每 2 周肌内注射 1 次）、癸氟奋乃静（25～50mg，每 2～3 周肌内注射 1 次）、哌泊噻嗪棕榈酸酯（50～200mg，每 30 天肌内注射 1 次）。奋乃静、奥氮平均有多巴胺、胆碱能拮抗作用，理论上可进一步加重痴呆。

（六）不宁腿综合征

不宁腿综合征（RLS）是老人的常见病，我国的患病率估计在 1.2～5.0%。该病虽然对生命没有危害，但却严重影响患者的生活质量，应当引起重视。患者休息或夜间睡眠时，双下肢出现一种自发的、难以忍受的异常痛苦的感觉，如酸胀、撕裂感、烧灼感、疼痛、刺疼、瘙痒及虫爬感，以小腿腓肠肌最常见，大腿或上肢偶尔也可以出现。患者往往形容"没有一个舒适的地方可以放好双腿"，持续时间有的数分钟，严重的则整夜不停。患者因此在床上辗转反侧，坐卧不安，被迫踢腿、活动关节或者按摩腿部，严重者要起床不停地走路，方可得到缓解，导致患者严重的睡眠障碍而出现日间嗜睡、工作能力下降。有的则表现为从一侧下肢到另一侧下肢出现交替性的、周期性的肌肉活动亢进，伴发有睡眠中周期性肢体动作（periodic movements of sleep，PMS），PMS 是发生在 REM 睡眠期的腿部刻板的、重复屈曲动作，可将患者惊醒。

不宁腿综合征的治疗

1. 一般治疗　临睡前用温水洗脚，或用艾叶水洗下肢。按摩局部肌肉。应养成经常锻炼的习惯，尤其是加强腿部的运动，每天早晨或睡前洗脚后，用手搓足心，先在足心左右搓，再前后搓，最后转圈搓，直到发热、发红舒适为止，有助于改善腿部的血液循环和营养状态，防止麻木、无力、冰凉等症状。

2. 避免影响血脂代谢因素　戒烟忌酒，避免精神紧张、情绪激动、焦虑、抑郁、生闷气、生活无规律、过度劳累，以免促发动脉硬化形成。

3. 坚持体育锻炼　如散步、慢跑、打太极拳、健身操等，可促进血液循环，加速体内脂肪代谢，有利于控制体重增长，降低血脂水平。

4. 适当节制饮食　膳食合理，以免超重、血脂增高；避免多吃富含胆固醇（肥肉和动物内脏）和高糖食物；应多吃高纤维素食物（粗杂粮）、绿叶蔬菜和水果。

5. 进行血管舒缩运动　方法是长年坚持冷热水交替擦澡或冷热水交替入浴（即先用冷水擦澡或入浴，然后再用热水擦澡或入浴），使血管发生舒缩运动，防止或推迟动脉硬化。

6. 服降脂药物　如血脂过高，可在医生指导下进行，延缓动脉硬化的发生。

7. 药物治疗

（1）首选多巴胺能药物，如复方多巴制剂或多巴胺受体激动剂（如普拉克索或罗匹尼罗）。对准备坐飞机或开车长途旅行的患者，尤其适合使用复方多巴制剂。70%～90%的患者对多巴胺受体激动剂疗效良好，因此该药常常是首选用药，尤其是对于发作频率较高的患者。罗替戈汀贴剂具有缓释作用，对白天也有症状的患者或凌晨反跳的患者可能是不错的选择。

（2）抗癫痫药物如加巴喷丁、卡马西平、普瑞巴林等对部分患者有一定疗效，尤其是在多巴胺能药物疗效不佳、无效或者副作用不能耐受时可以选用或合用。

（3）其他药物（如替马西泮、氯硝西泮、唑吡坦）对部分患者有一定疗效。对继发性不宁腿综合征患者，首先是要治疗原发疾病。

（4）对部分严重的难治性患者，可以用阿片类药物如可待因、氢可酮、美沙酮、羟考酮、曲马多等药物，对多巴胺受体激动剂无效的患者有较好的疗效。0～90%的患者对多巴胺受体激动剂疗效良好；受体激动剂可能会有恶心、嗜睡、头痛、头晕、低血压、水肿等副作用。

8. 中医治疗　可以选用中医中药辨证施治，补虚利湿、活血化瘀，预防不宁腿综合征的发生。

（陈小芳　丁泓崚　何国英）

本章小结

随着人口的老龄化，认知障碍的患病率逐年提高，已经成为影响老人健康的重大疾病。此病起病隐袭，病程呈慢性进行性，是老年期痴呆最常见的一种类型。主要表现为渐进性记忆障碍、认知功能障碍、人格改变及语言障碍等神经精神症状，严重影响社交、职业与生活功能。对于认知障碍患者及家庭而言，不仅面临医疗问题，也面临复杂的生活照护问题。认知障碍病程长，且会逐渐加重，家庭照护无疑是一场"持久战"。病程早期患者的有些症状往往被忽视甚至误解，疾病晚期患者生活不能自理，全程需要陪伴和照护。更让家人头痛的是，与认知障碍患者交流非常困难，如何正确照护他们也是难题。

照护者在疾病的不同阶段会面临不同的问题。早期的一些症状表现容易被忽视，常见症状如：记忆力减退、不认识路、不能操作复杂工具、财务管理困难、个人卫生不良、社交困难、情绪问题、服药需提醒与管理。早期识别帮助患者维持记忆和认知功能，帮助和引导患者参与生活事务，保持生活能力是本阶段照护的重点。疾病的中期阶段，记忆力减退更加明显、语言交流、日常生活能力减退，可能会出现迷路、钱财丢失、精神行为问题。帮助患者建立简单有规律的生活，帮助患者应对生活中的困难，提供适当的帮助，提供患者安全舒适的环境是本阶段照护的重点。疾病晚期阶段患者运动功能下降、进食与营养、尿便失禁、感染、压疮，完全依赖照护者。观察患者的痛苦与不适，保证营养，管理排便和清洁，减少患者痛苦，保持患者尊严是本阶段照护的重点。

进食与营养方面，对于不同阶段的患者首先要做简单的营养状况评估和消化系统功能评估，根据个体情况安排进食的热量与营养。了解患者的饮食习惯，安排进食的种类和搭配，建立良好的进餐环境与进餐工具。如果患者吞咽出现问题，早期行吞咽功能的评估，选择合适的食物种类，必要时鼻饲或胃造瘘，保证患者的营养。

患者的排泄管理方面，早期常见的问题有便秘、腹泻、尿急、排尿困难、找不到卫生间、动作缓慢、不会使用卫生间设施，照护者应了解患者排便排尿习惯、评估患者自我管理的能力、针对各种问题的应对方法。中期常见的问题有间断的尿失禁、大便失禁、随地便溺、排便后不能做好清洁和衣物整理，照护者应正确识别排泄需求的迹象、引导帮助患者顺利完成排泄，做好清洁工作，保护患者隐私。晚期患者常见的问题有行动不便、尿便失禁、尿潴留、严重便秘、腹泻、尿道感染等，照护者应掌握协助患者入厕、做好清洁及皮肤的护理；尿潴留和便秘患者需要导尿或灌肠。

清洁卫生方面，早期常见的问题：忽视个人卫生和形象管理、不换洗衣物、环境卫生差，不丢弃废物，藏东西，把物品放置在不恰当的位置。照护者应帮助患者定时安排洗漱、沐浴时间，帮助准备物品，安排适宜舒适的环境；按季节准备衣物、放置在固定位置、重要物品设置标签提示，定时帮助患者清理废物。中期常见的问题：不能独立完成洗漱，拒绝沐浴，忘记洗浴的程序。照护者应了解患者的习惯，分析患者遇到的困难，做出应对方案，准备合适的衣物，穿脱方便，保障洗浴过程中的安全。洗浴环境、洗浴用具的准备以及洗浴的顺序应保护患者隐私。晚期常见的问题：行动困难、卧床、依赖照护者，更换衣物和床单，拒绝及暴力行为，照护者应定期进行口腔清洁、头发清洁、理发、剃须、剪指甲、会阴清洗等，掌握每项清洁的步骤和方法。

　　睡眠方面，照护者应掌握患者的睡眠特点，评估患者是否存在失眠、白天嗜睡、睡眠中的异常行为与精神症状。对于失眠患者，应关注睡眠环境、饮食、白天日照活动情况、掌握助眠的方法。对于夜间躁动的患者，应观察躁动的原因、是否存在环境改变、身体不适、疼痛、不宁腿综合征、服用影响睡眠的药物，采取相应的应对策略。给予 AD 患者良好的生活照护，可以提高患者的生活质量。照护者掌握疾病的特点，学习不同环节问题的应对方法和技巧，可以减轻照护者的负担，有助于建立良好的生活氛围，提高患者的生活质量。

（张美云）

思考练习题

1. 认知障碍老人营养评估的方法有那些？
2. 怎样评估和管理吞咽功能障碍的患者？
3. 认知障碍老人有哪些常见的睡眠障碍？怎样管理？
4. 如何帮助患者做好清洁卫生？

第八章
认知障碍患者
晚期照护

本章学习要点

1. 了解跌倒的危险因素

2. 了解跌倒的评估内容与方法

3. 从个体与家庭层面思考分别有哪些预防跌倒的措施

4. 跌倒发生后如何应急处理

5. 了解认知障碍老人常见的疼痛原因

6. 掌握疼痛的评估方法

7. 了解疼痛的处理策略

8. 掌握临终关怀的内涵与意义

9. 了解晚期认知障碍老人临终关怀的必要性

10. 掌握晚期认知障碍老人临终关怀涉及的主要内容

11. 对晚期认知障碍老人实施临终关怀存在的困难

在认知障碍疾病晚期，患者除较为明显认知障碍外，往往卧床，生活完全不能自理。可出现多种并发症如跌倒、压疮、深静脉血栓形成、坠积性肺炎等，特别是深静脉血栓形成，常可危及生命。

第一节　跌倒的预防与照护

一、概述

跌倒是指突发、不自主、非故意的体位改变，倒在地上或更低的平面上。国际疾病分类（ICD-10）把跌倒分为以下两类：从一个平面至另一个平面的跌落；同一平面的跌倒。

跌倒在老人中十分常见。2014年全国疾病监测系统死因监测数据显示，跌倒是我国伤害死亡的第四位原因，而在65岁以上的老人中则为首位。跌倒是老人伤残、失能和死亡的重要原因，严重威胁着老人的身心健康、日常活动及独立生活能力，也增加家庭和社会的负担。认知障碍老人由于认知能力下降和精神行为异常，发生跌倒的概率较正常老人明显增加。

跌倒的发生并不是一种意外，而是存在潜在的危险因素。认知障碍老人跌倒是可以预防和控制的。

二、跌倒的危险因素

跌倒既有内在危险因素，也有外在危险因素，跌倒是多因素交互作用的结果。

（一）内在危险因素

1. 生理因素　随着年龄的增长，老人维持肌肉骨骼运动系统的生理功能均有减退，造成步态协调性下降、平衡能力降低以及肌肉力量减弱，导致跌倒的危险性增加。老人在视觉、听觉、前庭功能、触觉及本体感觉方面都有下降，判断外界环境的能力减弱，也增加了跌倒的风险。

2. 病理因素　认知障碍老人存在着认知功能下降及精神行为异常，且常需要服用抗精神症状药物，这些因素都增加了跌倒的发生风险。某些类型的痴呆可以在疾病早期即出现反复跌倒发作。例如，进行性核上性麻痹除了特征性的垂直凝视障碍，还常表现为躯干强直、姿势反射减退，并经常出现无保护的跌倒。部分患者的跌倒与直立性低血压相关，多见于多系统萎缩。帕金森病痴呆因伴有锥体外系受累，血管性痴呆及正常颅内压脑积水患者常伴有步态障碍，跌倒风险明显升高。运动认知风险综合征是最近提出的一个新概念，包括认知和运动障碍，有助于识别未来痴呆风险较高的非痴呆老年人群。

3. 药物因素　药物因素也是导致认知障碍老人跌倒的重要原因。服药、药物的剂量以及复方药都可能引起跌倒。很多药物可以影响人的神志、精神、视觉、步态、平衡等方面而引起跌倒（表8-1）。各类药物与跌倒相关性的一系列循证研究结果显示，与跌倒发生显著相关的药物包括抗精神病药、抗抑郁药物（如SSRI、TCA）、抗癫痫药物、苯二氮䓬类药物、髓袢利尿剂、强心苷类（洋地黄、地高辛）以及阿片类药物。此外，多重用药亦与跌倒发生显著相关（表8-2）。

表8-1　老人常用药物的副作用

药物类型	副作用
催眠药	头晕
镇痛药	意识不清
镇静药	头晕、视物模糊
降压药	疲倦、低血压（药物过量）
降糖药	低血糖（药物过量）
抗感冒药	嗜睡

表8-2　与跌倒发生显著相关的药物

影响程度	药物因素
强相关	抗精神病药，抗抑郁药物（SSRI、TCA）、抗癫痫药物、苯二氮䓬类药物，髓袢利尿剂、强心苷类（洋地黄、地高辛）、阿片类药物、多重用药（使用超过4种药物）
弱相关	β受体阻滞剂、ACEI类、ARB类、α受体阻滞剂、噻嗪类利尿药、抗心律失常药物、血管扩张药、沙坦类药物、抗帕金森药物、降糖药、抗组胺药、氨基糖苷类抗菌药物、胃肠解痉药

（二）外在危险因素

1. 环境因素　室内环境中居室照明不足，不合适的家具高度和摆放位置，日常用品摆放不当，光滑的室内地面，卫生间没有扶拦、把手、湿滑等都可能增加跌倒的危险。室外环境中的路面不平、灯光昏暗、路面湿滑、拥挤等都可能引起老人跌倒。不合适的鞋子和行走辅助工具的使用也会使跌倒的危险性增加。

2. 社会因素　是否独居以及与社会的交往和联系程度都会影响居家养护认知障碍老人跌倒的发生率。

三、跌倒的评估

所有居家养护的认知障碍老人都需要接受跌倒风险评估，尤其是有跌倒史的患者。

（一）对患者的评估

回顾患者的既往病史，是否合并高血压、低血压、冠心病、伴有严重的骨关节病和视力障碍等疾病。

（1）跌倒史：有无跌倒史，有无害怕跌倒的心理，跌倒发生的时间、地点和环境情况，跌倒发生时的症状、有无损伤及其他结果。可使用常用跌倒风险量表（如 Morse 跌倒评估量表）（表 8-3）进行评估。

表 8-3　Morse 跌倒评估量表

评估内容	评分（分）	日期	分值	日期	分值
跌倒史	□ 0 = 无 □ 25 = 有				
超过 1 个医学诊断	□ 0 = 无 □ 15 = 有				
行走辅助	□ 0 = 卧床休息，有他人照顾活动或不需要使用 □ 15 = 使用拐杖、手杖、助行器 □ 30 = 扶靠家具行走				
静脉输液治疗	□ 0 = 无　　□ 20 = 有				
步态	□ 0 = 正常，卧床休息不能活动 □ 10 = 双下肢乏力 □ 20 = 残疾或功能障碍				
认知状态	□ 0 = 正常、能量力而行 □ 15 = 认知障碍				
总分					
签名					

注：0 ~ 24 分，低危人群；25 ~ 45 分，中危人群；> 45 分，高危人群。

（2）对痴呆的评估：常用评估量表包括简易精神状态检查（Mini-Mental State Examination，MMSE）、蒙特利尔认知评估量表（Montreal Cognitive Assessment，MoCA）、日常生活能力评定量表（Activities of Daily Living Scale，ADL）等。

（3）药物服用情况：对老人的用药情况进行评估，尤其关注与跌倒有关的药物服用。

（二）环境评估

尽管跌倒受到多因素交互作用，但证据表明对居家环境进行评估和改善，消除环境中的危险因素，使环境和老人能力相匹配，对于跌倒高危风险的老人干预非常重要。建议使用家庭危险因素评估工具（Home Fall Hazards Assessments，HFHA）进行评估。

四、防跌倒的干预措施

跌倒控制工作是一项社会系统工程。2011 年卫生部出台的《老人跌倒干预技术指南》指出，跌倒的预防策略措施通过个人、家庭和社区 3 个不同层面来实施。本章节重点关注前两个层面。

（一）个人干预措施

1. 增强防跌倒意识，加强防跌倒知识和技能学习。

2. 坚持参加规律的体育锻炼　增强肌肉力量、柔韧性、协调性、平衡能力、步态稳定性和灵活性，减少跌倒的发生。适合认知障碍老人的运动包括太极拳、散步等。

3. 合理用药　请医生检查自己服用的所有药物，按医嘱正确服药，不要随意乱用药，更要避免同时服用多种药物，并且尽可能减少用药剂量，了解药物副作用，注意用药后反应。用药后动作宜缓慢，预防跌倒。调整跌倒相关药物，对精神类药物如抗抑郁药、镇静催眠药等应优先考虑以行为治疗、心理治疗等非药物治疗方法代替，减少精神类药物的使用。确需使用时也应维持最小剂量。老人催眠药物的品种可优先选择非苯二氮䓬类。2018年《老人慎用药物指南》提出老年患者应避免应用苯二氮䓬类药物治疗失眠，同时也应注意避免非苯二氮䓬类药物的长期使用。SSRI 和抗癫痫药物具有致骨质疏松和神经系统不良反应风险，应定期监测骨密度。因第一代抗组胺药中枢抑制作用较强，老人罹患过敏性疾病时可优先选择第二代抗组胺药。

4. 选择适当的辅助工具　使用合适长度、顶部面积较大的拐杖。将拐杖、助行器及经常使用的物件等放在触手可及的位置。

5. 熟悉生活环境　如了解附近道路、厕所、路灯的设置以及紧急时哪里可以获得帮助等。

6. 尽量穿合身宽松的衣服 鞋对于老人而言，在保持躯体的稳定性中有十分重要的作用。老人应该尽量避免穿高跟鞋、拖鞋、鞋底过于柔软以及穿着时易于滑倒的鞋。

7. 调整生活方式 避免走过陡的楼梯或台阶，上下楼梯、如厕时尽可能使用扶手；转身、转头时动作一定要慢；走路保持步态平稳，尽量慢走；避免携带沉重物品，避免去人多及湿滑的地方；使用交通工具时，应等车辆停稳后再上下；放慢起身、下床的速度，避免睡前饮水过多以致夜间多次起床；晚上床旁尽量放置小便器；避免在他人看不到的地方独自活动。

8. 佩戴视力补偿设施、助听器及其他补偿设施适用于有视、听及其他感知障碍的老人。

9. 防治骨质疏松 跌倒所致损伤中危害最大的是髋部骨折，尤其是骨质疏松的老人。老人要加强膳食营养，保持均衡的饮食，适当补充维生素 D 和钙剂；绝经期老年女性必要时应进行激素替代治疗，增强骨骼强度，降低跌倒后损伤严重程度。

10. 将经常使用的物品放在不需要梯凳就能够很容易伸手拿到的位置 尽量不要在家里登高取物。如果必须，则使用梯凳。可以使用有扶手的专门梯凳，千万不可将椅子作为梯凳使用。

（二）家庭干预措施

全国调查显示，老人的跌倒有一半以上是在家中发生的，家庭内部的干预非常重要。家庭环境的改善和家庭成员的良好护理可以有效减少老人跌倒的发生。具体做法如下。

1. 家庭环境评估 可用居家危险因素评估工具（HFHA）进行评估，需要考虑的因素如下。

（1）地面是否平整、地板的光滑度和软硬度是否合适，地板垫子是否滑动。

（2）入口及通道是否通畅，台阶、门槛、地毯边缘是否安全。

（3）厕所及洗浴处是否合适，有无扶手等借力设施。

（4）卧室有无夜间照明设施，有无紧急时呼叫设施。

（5）厨房、餐厅及起居室安全设施是否完善。

（6）居室灯光是否合适。

（7）居室是否有安全隐患。

2. 家庭成员预防老人跌倒的干预措施

（1）居室环境：合理安排室内家具高度和位置，家具的摆放位置不要经常变动，日用品固定摆放在方便取放的位置，使老人熟悉生活空间。

老人的家居环境应坚持无障碍观念：移走可能影响老人活动的障碍物，将常用物品放在老人方便取用的高度和地方。尽量设置无障碍空间，不使用有轮家具，尽量避免地面的高低不平，去除室内的台阶和门槛；将室内所有小地毯拿走，或使用双面胶带，防止小地毯滑动；尽量避免东西随处摆放，电线要收好或固定在角落，不要将杂物放在经常行走的通道上。

居室内地面设计应防滑，保持地面平整、干燥，过道应安装扶手。选择好地板打蜡和拖地的时间。若是拖地板，则须提醒老人等干了再行走。地板打蜡最好选择老人出远门的时候。

卫生间是老人活动最频繁的场所，也是最容易受伤的地方。卫生间内的环境隐患需要特别关注。卫生间的地面应防滑，并且一定要保持干燥。许多老人行动不便，起身、坐下、弯腰都比较困难，建议在卫生间内多安装扶手；卫生间最好使用坐便器而不使用蹲便器，浴缸旁和马桶旁应安装扶手。浴缸或淋浴室地板上应放置防滑橡胶垫。

改善家中照明，使室内光线充足。在过道、卫生间和厨房等容易跌倒的区域应特别安排"局部照明"，老人床边应放置容易伸手摸到的台灯区。

（2）个人生活：为老人挑选适宜的衣物和合适的防滑鞋具。如家中养宠物，将宠物系上铃铛，以防老人不注意时绊倒摔跤。没有自理能力的老人需要有专人照护。

（3）起居活动：如厕时要有人看护。

（4）一般预防：帮助老人选择必要的辅助工具。

（5）心理干预：从心理上多关心老人，保持家庭和睦，给老人创造和谐快乐的生活状态，避免使其有太大的情绪波动。帮助老人消除跌倒恐惧症等心理障碍。

五、跌倒后处理

2011年卫生部出台的《老人跌倒干预技术指南》详细阐述了老人跌倒后的处理。

（一）跌倒后如何自己起身

可参考图 8-1 缓慢起身，如有可能要积极向他人寻求帮助。

（二）跌倒的现场处理

照护者发现认知障碍老人跌倒，不要急于扶起，要分情况进行处理。

1. 意识不清　应立即拨打急救电话，并可根据不同情况先进行紧急处理，以等待急救人员到来：①有外伤、出血，立即止血、包扎；②有呕吐，将头偏向一侧，并清理口、鼻腔呕吐物，保证呼吸通畅；③有抽搐，移至平整软地面或身体下垫软物，防止碰、擦伤，揭开领口，头歪向一侧，不要硬掰抽搐肢体，防止肌肉、骨骼损伤；④如呼吸、心跳停止，应立即进行胸外心脏按压、口对口人工呼吸等急救措施；⑤如需搬动，保证平稳，尽量平卧。

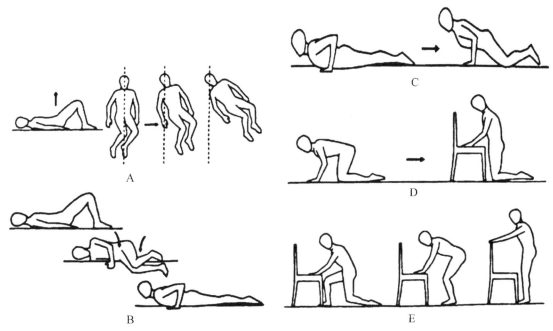

图 8-1 跌倒后起身图

A. 如果是背部先着地，应弯曲双腿，挪动臀部到放有毯子或垫子的椅子或床铺旁，然后使自己较舒适地平躺，盖好毯子，保持体温，如有可能要向他人寻求帮助。B. 休息片刻，等体力准备充分后，尽力使自己向椅子的方向翻转身体，使自己变成俯卧位。C. 双手支撑地面，抬起臀部，弯曲膝关节，然后尽力使自己面向椅子跪立，双手扶住椅子。D. 以椅子为支撑，尽力站起来。E. 休息片刻，部分恢复体力后，打电话寻求帮助——最重要的就是报告自己跌倒了。

2. 意识清楚

（1）问老人跌倒情况及对跌倒过程是否有记忆。如不能记起跌倒过程，可能为晕厥或脑血管意外，应立即护送老人到医院诊治或拨打急救电话。

（2）询问是否有剧烈头痛或口角歪斜、言语不利、手脚无力等提示脑卒中。如有，立即扶起老人可能加重脑出血或脑缺血，使病情加重。应立即拨打急救电话。

（3）有外伤、出血，立即止血、包扎，并护送老人到医院进一步处理。

（4）查看有无肢体疼痛、畸形、关节异常、肢体位置异常等提示骨折。如无相关专业知识，不要随便搬动，以免加重病情。应立即拨打急救电话。

（5）查询有无腰 / 背部疼痛、双腿活动或感觉异常及尿便失禁等提示腰椎损害。如无相关专业知识，不要随便搬动，以免加重病情。应立即拨打急救电话。

（6）如老人试图自行站起，可协助老人缓慢起立，坐、卧休息并观察，确认无误后方可离开。

（7）如需搬动，保证平稳，尽量平卧休息。

（8）发生跌倒均应在家庭成员陪同下到医院诊治，查找跌倒危险因素，评估跌倒风险，制定防止措施及方案。

（三）如何处理跌倒后造成的损伤

1. 外伤的处理

（1）清创及消毒：表皮外伤，先用生理盐水或冷开水冲洗掉伤口表面泥灰及污物。若创面较深，用双氧水冲洗，然后用碘伏消毒伤口周围皮肤。

（2）止血及消炎：根据破裂血管的部位，采取不同的止血方法。①毛细血管，全身最细的毛细血管，擦破皮肤，血一般是从皮肤内渗出来的。只需贴上创可贴，便能消炎、止血。②静脉在体内较深层部位，静脉破裂后，血一般是从皮肤内流出来的。必须用消毒纱布包扎后，服用消炎药。③动脉大多位于重要的器官周围。动脉一旦破裂，呈喷射状出血，必须加压包扎后，急送医院治疗。

2. 扭伤及肌肉拉伤　扭伤及肌肉拉伤时，要使受伤处制动，可以冷敷减轻疼痛，在承托受伤部位的同时可用绷带结扎紧。

3. 骨折　骨折部位一般都有疼痛、肿胀、畸形、功能障碍等表现，骨折端刺破大血管时还可能会出现大出血。骨折或疑为骨折时，要避免移动伤者或伤肢，对伤肢加以固定与承托（有出血者要先止血后固定），使伤员在运送过程中不因搬运、颠簸而使断骨刺伤血管、神经，避免额外损伤，加重病情。

4. 颈椎损伤　跌倒时若头部着地可造成颈椎脱位和骨折，多伴有脊髓损伤、四肢瘫痪。必须在第一时间通知急救中心速来抢救。现场急救时，应让伤者就地平躺或将伤员放置于硬质木板上，颈部两侧放置沙袋，使颈椎处于稳定状态，保持颈椎与胸椎轴线一致，切勿过伸、过屈或旋转。

5. 颅脑创伤　轻者为脑震荡，一般无颅骨骨折，有轻度头痛、头晕，若昏迷也不超过30分钟。重者颅骨骨折可致脑出血、昏迷。对颅脑创伤者，要分秒必争，通知急救中心前来及时救治。要保持安静卧床，保持呼吸道通畅。

（乔立艳　周世梅）

第二节　压疮的预防与护理

压疮又称压力性溃疡或压力性损伤，是指由于压力或压力联合剪切力导致皮肤或/和皮下组织局限性损伤。压疮损伤的皮肤软组织包括表皮、真皮和皮下组织如脂肪、肌肉。压疮是由于患者体内坚硬解剖结构如骨骼和外部的坚硬接触物如床面之间的软组织长时间机械受压变形所致，常发生在骨隆突处，如足跟、坐骨等部位。

一、压疮的流行病学与经济负担

压疮是长期卧床患者的"头号杀手"，造成沉重的社会经济负担。荷兰的一项研究对超过 38 000 例患者进行了调查，结果显示：大学附属医院的压疮患病率接近 13%，综合性医院为 23%，疗养院为 30%，家庭护理为 12%。欧洲压疮专业委员会在英国进行了一项压疮患病率调查，结果显示压疮患病率为 21.8%。压疮的发生概率与年龄成正比，年龄越大的人群发生压疮的概率越高。压疮好发于缺乏脂肪组织保护的部位、无肌肉包裹或肌层较薄的骨突部位及受压部位，而且会随着患者的体位不同、受压点不同而有所不同，各个骨突处的压疮发生率为足跟最高，为 30.3%，其次为坐骨（8%）、肘（6.9%）、肩胛部（2.4%）、枕部（1.3%）。

在美国，压疮的治疗成本保守估计为每年 16.8 亿～68.0 亿美元，超过美国医疗总预算的 1%。在英国，压疮的治疗成本为每年 1.8 亿～3.2 亿英镑，占医保支出的 0.4%～0.8%。我国尚缺乏压疮的确切流行病学数据及经济负担数据。

二、压疮的危险因素

（一）高危人群

压疮好发于长期卧床，如昏迷、植物状态、AD、脊髓损伤等患者。患者长期卧床，自身活动受限，需照护者协助活动，翻身不及时或护理不当可导致压疮。长期坐轮椅的患者也容易引发压疮，如偏瘫或截瘫患者坐轮椅时间过长或坐姿不正确也容易导致压疮形成。以上这些高危人群应积极预防，避免压疮形成。

临床工作中还发现，脊髓损伤、周围神经病变等患者尽管运动功能保留，但由于感觉障碍，患者主动变换体位减少，也可造成压疮。

（二）体位与力学因素

正常皮肤毛细血管压力为 15.75～33mmHg（2.1～4.4kPa），当组织承受压力超过此压力时即可阻断毛细血管对组织的灌注。如果压迫时间超过 2 小时，就可发生不可逆的损伤。患者因身体处于一种固定的体位，某一部位持续受压，从而出现压疮，且好发于骶尾部、坐骨结节、股骨大转子、外踝、跟骨等骨性突出部位。

（三）神经营养障碍

脊髓损伤等患者由于神经营养功能障碍，致软组织抗压能力降低。当软组织承受的压力超过承受范围，更易导致压疮发生。

（四）尿便失禁

尿便失禁的患者皮肤因局部潮湿、浸渍，削弱了局部保护能力。大便中含有多种蛋白酶，能直接刺激皮肤，导致皮肤损伤。尿便中含有的多种细菌还会感染创面导致压疮加重。

（五）摩擦力或剪切力

人体处于不稳定的体位、有倾滑的趋势时，局部皮肤受到支持平面的摩擦力和下滑时的剪切力可引起皮下扭曲受压，进而引发局部血液循环障碍。

（六）营养状况

中重度营养不良患者身体极度消瘦，缺乏皮下组织如脂肪等的保护，骨性突出部位更易发生压疮。

三、风险评估

Braden 评分表是判断压疮发生风险的一种重要评估方法，评估的具体方法如下。

1. 感知能力　对压力所致不适的反应能力。完全受限计 1 分，大部分受限计 2 分，轻度受限计 3 分，无损害计 4 分。

2. 潮湿程度　皮肤暴露于潮湿中的程度。持续潮湿计 1 分，常常潮湿计 2 分，偶尔潮湿计 3 分，罕见潮湿计 4 分。

3. 活动能力　卧床计 1 分，坐椅子计 2 分，偶尔步行计 3 分，经常步行计 4 分。

4. 移动能力　完全不能移动计 1 分，非常受限计 2 分，轻微受限计 3 分，不受限计 4 分。

5. 摩擦力和剪切力　存在问题计 1 分，潜在问题计 2 分，不存在问题计 3 分。

6. 营养摄取　非常差计 1 分，可能不足计 2 分，充足计 3 分，丰富计 4 分。

Braden 评分 ≤ 9 分者，属于极高度风险组；Braden 评分 10 ~ 12 分者，属于高度风险组，需每日评估患者皮肤情况；Braden 评分 13 ~ 14 分者，属于中度风险组，每 3 天评估 1 次；Braden 评分 15 ~ 18 分者，属于轻度风险组。

四、压疮分期及临床表现

（一）淤血红润期

受压部位表现为局部淤血，出现红、肿、热、麻木等，短时间不见消退，此期皮肤的完整性未破坏，为可逆性改变。

（二）炎性浸润期

红肿部位持续受压，血液循环得不到改善，出现炎症扩散，皮肤呈紫红色，指压不褪色，皮下可产生硬结，可有水疱形成。

（三）浅度溃疡期

水疱破溃，局部浅层皮肤坏死，形成溃疡。创面有分泌物渗出，基底可呈苍白色或肉芽水肿（图 8-2）。

（四）坏死溃疡期

坏死组织范围可深达肌肉、甚至骨质，可形成骨髓炎或骨膜炎，伴有恶臭，渗出脓性分泌物，外表可呈黑色焦痂样。感染严重者可引起败血症（图 8-3）。

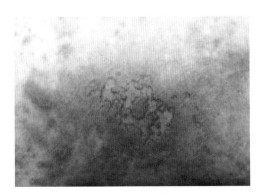 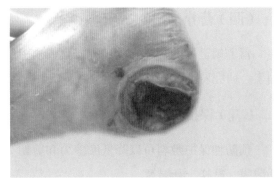

图 8-2　压疮（浅度溃疡期）　　　　　　　图 8-3　压疮（坏死溃疡期）

五、压疮的预防

（一）健康教育

健康教育是提升患者和 / 或其照护者自我管理能力的一项重要措施。在实施健康教育的过程中，医护人员要向患者和／或其照护者介绍压疮的病因、高危因素、危害性和防治方法。

（二）变换体位

压力的重新分布是压疮预防的基石。频繁变换体位，床头低角度倾斜，最佳的位置可以降低压疮发生的风险。最佳的体位变化时间尚不明显。专家建议每 2 个小时变换体位一次。倾斜的角度和特殊体位也是压疮的重要危险因素。床头倾斜角度越大，造成的剪切力和摩擦力越大，因此应尽可能降低床头倾斜的角度。但临床实践操作过程中也应平衡患者胃液反流的风险。利用枕头楔入患者的臀部和腿部，使其保持侧向体位 30°，这要优于平卧位和侧躺 90° 体位。30° 侧向倾斜位可以降低大多数骨隆突位置的直接接触面压力。

（三）支撑表面

专门设计的支撑表面包括床垫和罩面，可以降低压力和摩擦力。与传统的床垫相比，持续低压和可变换压力支撑可以减低压疮的发生率。目前临床上使用的主要有翻身床、气垫床、水垫床、海绵垫等，应用频率较高的主要是气垫床。需要指出的是，尽管使用了气垫床或水垫床，但是并不应降低变换体位的地位，同时注意使用该设备所致局部潮湿等不良因素。

（四）营养

营养缺乏可能加速皮肤破损。蛋白质、能量、维生素、微量元素均为导致皮肤破溃的因素。研究表明，营养不良、体重下降和进食障碍与压疮的形成密切相关。

（五）保护敷料

预防性保护敷料可以降低摩擦力和剪切力，还可以保护皮肤免受浸渍。保护性敷料包括薄膜、凝胶、海绵等。

（六）局部外用药物

脂肪酸膏可能降低压疮的发生率。各类膏、洗剂、油膏可以降低局部摩擦力，同时也有利于维持和促进皮肤健康。

（七）心理护理

对于长期卧床患者来说，绝大多数的病情都比较严重，患者在长期卧床过程中难免生出一些焦虑、抑郁等不良情绪，患者会对疾病的治疗和临床护理配合度产生不利影响，不利于压疮的预防。因此，照护者要全面掌握患者的心理状态，帮助患者缓解不良情绪，积极预防压疮形成。

六、治疗

（一）基础治疗

压疮的预防措施，如变换体位、应用专门的支撑表面和营养支持同样也是治疗的基础。

（二）局部减压

压疮部位的持续减压是压疮愈合的关键。可以通过频繁变换体位和应用减压支撑表面进行局部减压。但是在此过程中，切勿因过度关注已有压疮造成其他部位新发压疮。

（三）创面处理原则

1. 创面清洁和清创　可使用生理盐水和灭菌注射用水清洁创面。清创可以清除坏死的组织和腐肉，去除有利于细菌生长的环境，降低细菌载量，促进压疮愈合。

2. 感染　一旦创口感染，可给予抗生素治疗，同时进行细菌培养并根据药敏结果选择敏感的抗生素。压疮坏死溃疡期的患者更易发展为骨髓炎，可进行磁共振成像或活检术。

3. 敷料选择　敷料可以改善湿润伤口的愈合环境。

（四）保守治疗

1. 局部药物治疗　对于其他治疗无效的压疮可以尝试局部使用生长因子促进愈合。

2. 负压创口治疗　浅度溃疡期和坏死溃疡期压疮可进行负压创口治疗，加速创口愈合。

3. 其他治疗　根据情况可以尝试细胞治疗、高压氧等治疗。

（五）手术治疗

对于浅度溃疡期或坏死溃疡期的压疮（压疮较深，清创后缺损较大），经评估保守治疗愈合的可能性较小，可采用皮瓣联合或不联合肌肉移植术。

（乔立艳　赵忙所）

第三节　深静脉血栓形成的预防及护理

深静脉血栓形成（deep venous thrombosis，DVT）是指血液在深静脉内异常凝结，阻塞静脉血管，导致静脉回流障碍性疾病。临床表现主要为远端肢体肿胀、疼痛和浅静脉扩张等，多见于下肢。血栓一旦脱落可导致肺栓塞，危及生命。据报道临床上近 50% 的 DVT 患者可发生肺栓塞。常见于大手术或严重创伤后、长期卧床、肢体制动、肿瘤患者等。

一、深静脉血栓形成的病因

一般认为，DVT 的三大因素是血液滞缓、静脉壁损伤和高凝状态。

1. 静脉血流滞缓　静脉血流滞缓是下肢 DVT 的重要因素。由于静脉血流滞缓增加了激活的血小板和凝血因子与静脉壁接触的时间，如果同时合并静脉内膜受损，下肢 DVT 风险将会明显增高。导致血流滞缓状态的常见原因有卧床、外伤 / 骨折、手术、妊娠、分娩、久坐不动等。

2. 静脉内皮损伤　一般认为静脉内皮有良好的抗凝和抗血小板聚集功能，但静脉内膜一旦受损，可导致静脉内血栓形成。常见的原因为化学性损伤、机械性损伤（如输液）、感染性损伤等。

3. 血液高凝状态　各种原因造成的血液高凝状态都可能导致血液易于凝固，若合并静脉内皮受损或血流滞缓则可引发 DVT。常见原因包括创伤、手术、大面积烧伤、妊娠及产后等。血液浓缩、红细胞增多也可增加血液的凝固度。恶性肿瘤往往也可导致血液高凝状态。

二、深静脉血栓形成的临床表现

DVT 的临床表现主要为患肢的疼痛、肿胀、浅静脉曲张、皮温皮色变化以及血栓后综合征等。

根据发病时间，DVT 可分为：①急性期，发病 14 天以内；②亚急性期，发病 15～30 天；③慢性期，发病 30 天以后；④后遗症期，常遗留静脉功能不全；⑤慢性期或后遗症期急性发作，在慢性期或后遗症期基础上 DVT 再次急性发作。DVT 最常发生于左下肢，其次为右下肢。

1. 急性和亚急性期的表现 患肢突然肿胀和疼痛，按压患肢会出现凹陷性水肿，软组织张力增高（触之发硬），皮肤温度高，局部会有压痛，皮肤表浅的静脉显露或扩张。严重时患肢极度肿胀、剧痛、皮肤发亮呈青紫色、皮温低伴有水疱。如不及时处理，可发生休克和静脉性坏疽。

2. 慢性期 出现慢性下肢静脉功能不全的临床表现，包括患肢的沉重、胀痛、静脉曲张、皮肤瘙痒、色素沉着、湿疹等，严重者出现患肢肿胀、溃疡、脂性硬皮病（图 8-4）。

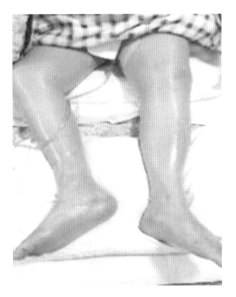

图 8-4 患者左下肢深静脉血栓形成

注：可见皮肤肿胀，皮肤发亮，触之呈凹陷性水肿。

三、辅助检查

对于疑似患者，无论临床表现典型或不典型，都要及时进一步检查，以避免遗漏。

1. 血液检查 血浆 D- 二聚体水平常升高，提示有血栓形成引发的继发性纤溶反应。血液检查敏感性高，但特异性差。

2. 下肢静脉超声 超声检查对于确定深静脉的血流量、血栓位置价值可靠。具有无损伤、可反复检查等优点。价格便宜，操作方便。

3. 静脉造影 属于有创检查，被认为是诊断 DVT 的"金标准"。优点是能准确显示静脉血栓的部位、血管狭窄程度、侧支循环建立情况，缺点是属于有创检查，且可能发生造影剂过敏。

四、临床可能性评估

在认知障碍或者长期卧床患者中要密切观察，注意 DVT 的风险评估，常用的量表有 Wells 量表（表 8-4）。若 Wells 评分较高，应及时到医院就诊行超声检查明确有无 DVT。

表 8-4　深静脉血栓形成 Wells 评分表

临床特征	得分
进展期的癌症（正在接受治疗，并处于治疗的前 6 个月内，或者已经有所缓和）	+1
瘫痪、轻度瘫痪或者近期内下肢行石膏固定	+1
近期内卧床 > 3 天或者 12 周以内接受过全身或局部麻醉的大手术	+1
沿深静脉分布区域有局部疼痛	+1
整条腿肿胀	+1
患侧小腿肿胀比健侧增大 3cm（于胫骨粗隆下 10cm 处测量）	+1
凹陷性水肿仅出现于患侧腿	+1
建立浅表静脉的侧支循环（非静脉曲张性）	+1
做出其他诊断的可能性等于或大于深静脉血栓	−2

注：≥ 3 分，高度怀疑；1 分或 2 分，中度怀疑；≤ 0 分，轻度怀疑。对于双侧下肢均出现症状的，取较重的一侧进行评分。

对于血栓发病因素明显、症状体征典型的患者，首选超声检查。当患者无明显血栓发生的诱因、临床表现不典型、Wells 评分为低度可能时，行 D- 二聚体检测，阴性者排除血栓，阳性者接受进一步超声检查。

五、治疗

治疗包括抗凝治疗、溶栓治疗、取栓、下腔静脉滤器等。

六、护理

1. 卧床休息。急性期患者需要绝对卧床休息，并抬高患肢 15°～ 30°，即患肢宜高于心脏平面，以利于下肢静脉回流，防止血液淤滞，减轻水肿与疼痛。床上活动时避免动作幅度过大，禁止按摩患肢，以防止血栓脱落。

2. 病情观察。每日测量并记录患肢不同平面的周径，密切观察患肢脉搏及皮肤颜色、温度变化。

3. 禁烟。烟碱会引起静脉收缩、影响血液循环。

4. 饮食。进食高维生素、高蛋白、低脂饮食，忌食辛甘肥厚之品，以免增加血液黏稠度，加重病情。同时保持大便通畅，避免用力大便，以免造成腹压突然增高致血栓脱落。

5. 卧床期间，要注意勤翻身，避免压疮形成，健侧肢体也要经常活动，避免健侧肢体也出现深静脉血栓。

6. 如果患者使用抗凝药物治疗深静脉血栓，要注意观察是否有出血情况，包括皮肤黏膜有无出血、有无血尿、黑便、便血、咯血等。

7. 观察患者是否有呼吸困难、咳嗽、胸闷、胸痛、口唇发紫等情况。一旦发现，需考虑肺动脉栓塞可能，并立即就医。

随着病情好转，14天后指导患者进行适当床下运动，对患者的疾病预后有积极影响。

七、预防

应注意生活方式的改善，如戒酒、控制体重、血压、血糖等。避免久坐。如果是卧床患者，应勤翻身、活动四肢，促进静脉回流。另外，可以穿着抗栓弹力袜、使用抗血栓压力泵，通过促进下肢静脉回流，预防下肢DVT的发生。

（乔立艳 黄方杰）

第四节 坠积性肺炎的预防与护理

坠积性肺炎是一种特殊类型的肺炎。患者由于疾病或其他原因长期卧床，导致肺底充血水肿、痰液引流不畅、细菌增殖而导致肺炎。

一、危险因素

1. 年龄 随着年龄的增长，肺纤毛运动的功能减弱，咳嗽反射减弱，呼吸道的分泌物不易从呼吸道清出，分泌物随着重力的作用向肺底积聚。

2. 长期卧床 在患者长期卧床的状态下，由于不能自主地改变体位，使胸廓活动受到一定的限制，在双肺后部极易出现分泌物积聚的现象。

3. 呼吸道廓清功能减退　由于胸部疼痛、运动能力下降等诸多原因的影响，小气道纤毛运动能力下降，患者呼吸道廓清功能减退，不能将痰液与分泌物有效地排出。

4. 有创操作　部分患者由于病情需要行气管切开或气管插管等医源性操作，对呼吸道原有的屏障功能造成一定程度的损害，感染的概率急剧增加。严重者可导致炎性充血水肿，渗出增加，最终造成坠积性肺炎。

5. 口腔清洁度　部分患者由于吞咽功能下降，食物残渣潴留，导致口腔细菌增殖。细菌通过口腔分泌物反流入气道，导致坠积性肺炎。

二、诊断与护理

临床表现以呼吸道症状为主，表现为咳痰、咳嗽、发热等。有些患者呼吸道症状不明显，表现为食欲减退、恶心、呕吐、心动过速、精神异常、意识障碍等非呼吸道症状，需要行胸部 X 线或 CT 才能确诊。

（一）呼吸道管理

1. 体位引流　将患者床头摇高 30°～50°，且半卧位与卧位经常变换，不仅可预防压疮，而且有利于呼吸道分泌物的引流。甚至可以采取俯卧位通气的方式，促进痰液的排出。总的来说，体位引流有时比抗生素治疗更重要。

2. 拍背　患者长期卧床，久病体弱，咳嗽无力。应 1～2 小时翻身 1 次，每小时拍背 3～4 次。拍背的方法：患者取侧卧位或坐位时，左手扶住患者肩部，右手四周向中心屈曲，由下向上、由外向内，有节奏地拍打背部或前胸壁。勿用掌心或掌根拍打，拍打时力度应均匀一致，以患者能忍受为度，每次 3～5 分钟。

3. 吸痰　患者咳嗽无力，呼吸道分泌物易潴留，吸痰是关键。吸痰的顺序是：先吸气管内的痰，然后再吸口腔或鼻腔内的分泌物。吸痰时应严格按照无菌原则操作。吸痰管尽可能达到一定的深度，便于吸出深部痰液，螺旋向外吸出黏附在气管内的痰液。避免吸痰管在气管内反复上、下提插而损伤气道黏膜，每次吸痰最多连续不超过 2 次。

4. 湿化气道　如痰液黏稠不易咳出，可采用化痰及抗支气管痉挛药物雾化吸入。在此基础上可鼓励患者自主咳嗽排痰，或者吸痰。

5. 清洁空气　一般自然通风 2～3 次/天，20～30 分钟/次。每天用消毒液擦拭地面 2 次，每日应用消毒液擦拭桌子，一桌一抹布，防止交叉污染。注意病房管理，限制人员出入与探视。

6. 保暖　勤翻身、拍背，治疗时尽量注意保暖。寒冷可促进气道血管收缩，黏膜上皮抵抗力下降，细菌更容易侵入呼吸道。

7. 口腔护理　咽部是消化道与呼吸道的共同入口处，咽部的细菌极易移行至呼吸道而导致肺部感染。应加强口腔护理，对有吞咽功能障碍者，应及时指导其进行吞咽功能训练，防止误吸。对于吞咽功能障碍严重，建议尽早给予鼻饲饮食。

（二）鼓励运动

1. 每日适量运动　无法下床的老人，可以做简单的关节被动运动。每次运动15分钟，或坐于床边或轮椅，以减少长期卧床造成的肌肉失用性萎缩或无力，也有利于痰液的引流。

2. 呼吸功能训练　如果患者能配合，应鼓励患者呼吸功能训练，通过反复进行腹式和胸式呼吸功能训练，促进肺部完全扩张，促进支气管纤毛的运动，以利于分泌物和痰液的排出。

3. 改变体位，促进排痰　老人咳痰无力，造成痰液沉积形成坠积性肺炎。长期卧床的患者每小时翻身、拍背，早期可利用体位引流，排出痰液。

（三）健康宣教

1. 加强营养　平衡膳食，增强免疫力。
2. 注意环境的清洁　每天开窗通风，住院期间病室定时消毒。
3. 健康教育　做好家属或照护者的健康教育，使其掌握坠积性肺炎的危险因素、预防方法、危险性，尽量减少疾病的发生。强调勤翻身、拍背的重要性，取得患者与家属的配合。对于意识清楚的患者，尽量鼓励运动。

（乔立艳　赵忙所）

第五节　疼痛的识别与照护

一、概述

疼痛是困扰认知障碍老人的重要症状之一。疼痛可以通过干扰日常活动、行走和睡眠以及影响患者的心境而降低患者的生活质量。重度疼痛可能会使患者产生绝望感和焦虑感，焦虑反过来可能会增加患者对疼痛的反应，恐惧则可降低疼痛反应性。疼痛还常以躁动、激越、攻击性行为等形式表现出来。

在晚期重度痴呆的患者中，疼痛更常见。CASCADE 研究纳入 300 多例疗养院晚期认知障碍老人，在生命的最后 3 个月，近 25% 的患者承受着疼痛，30% 有呼吸困难，30% 有激越表现。另一项独立的队列研究评估了患者在生命最后 1 周的症状，最常见的三大症状是疼痛（52%）、呼吸困难（35%）和激越（35%）。

二、疼痛的病因与分类

先要识别疼痛，并对可能的诱发因素或病因做出判断。询问患者是否存在疼痛，并要相信患者的回答。在询问疼痛时，关注点包括疼痛部位、性质、严重程度和缓解方式。此外，患者可能已有早于晚期疾病出现的慢性疼痛，比如关节炎相关的疼痛、泌尿系感染相关的疼痛等。通常应让患者指出疼痛部位。

特定类型的疼痛可能有助于说明特定的病理生理学改变，并有助于锁定疼痛的病因。必要时需寻求医务人员的帮助。

（一）伤害性疼痛

伤害性疼痛主要是持续性组织损伤引起。躯体伤害性疼痛包括结构的损伤，如皮肤、骨骼、关节或肌肉的损伤。躯体伤害性疼痛通常容易定位，患者通常将疼痛性质描述为"持续性疼痛""突然锐痛"或"跳痛"。内脏伤害性疼痛是由内脏器官的扩张、损伤或炎症引起。内脏伤害性疼痛定位不清，空腔脏器（如肠腔）梗阻时出现的疼痛特征为"绞痛"或"痉挛痛"，发生于其他躯体神经支配的内脏结构（如脏器包膜或壁胸膜）时的特征为"持续性钝痛"或"突然锐痛"。内脏疼痛可牵涉至躯体结构。深入评估通常会得到异常发现以解释这些症状，而这些异常发现可以在体格检查（如触诊时有局部压痛）或放射影像扫描中发现。

（二）神经病理性疼痛

神经病理性疼痛（如带状疱疹后神经痛、化疗后神经病变和幻肢痛）是外周或中枢神经系统中的异常躯体感觉过程或神经的直接损害所致。患者可能将其描述为难以意料的电击痛、烧灼痛、麻木或瘙痒。如果能证实感觉缺失、敏感性增加（感觉过敏）或非疼痛刺激引起的疼痛（异常疼痛）等异常，则感觉检查通常会有帮助。

老年慢性非癌痛的常见类型包括慢性骨骼肌肉痛和神经病理性疼痛。引起慢性骨骼肌肉痛的常见病因有骨关节炎、慢性风湿性疾病、颈椎病、腰椎间盘突出症、脊柱退行性疾病、骨质疏松症等。神经病理性疼痛可分为周围性和中枢性两种类型：前者主要包括带状疱疹后神经痛、糖尿病性周围神经病变、三叉神经痛、根性神经病变等；后者则主要包括脑卒中后疼痛、脊髓空洞症疼痛、压迫性脊髓病疼痛、脊髓损伤性疼痛等。

三、疼痛的评估

老人本身由于认知和感觉功能的受损、抑郁或者认为衰老过程中必须忍受疼痛，盲从经验，已经不能或不愿主诉疼痛；而伴有认知功能损害患者，即使主诉疼痛也可能不被人相信。因此，对失语、失认、失用的认知障碍老人的疼痛必须给予特殊考虑并予以全面评价，并根据评价结果及时实施干预措施。

轻度认知障碍老人能够对其疼痛进行描述和评分。有多种简易方法可评估疼痛的严重程度，如视觉模拟评分（Visual Analogue Scale，VAS）和面部表情疼痛量表（图 8-5）等，后者适用于交流困难、意识不清或不能用言语准确表达的老年患者，但易受情绪、环境等因素的影响。

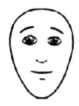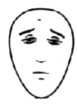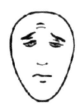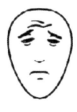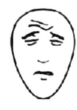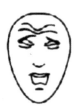

图 8-5 修订版面部表情疼痛量表

注：从左至右逐渐加重。

不能自述症状的患者的疼痛评估是一个很具有挑战性的问题，发生疼痛不被识别和治疗不足的风险更大。由于认知障碍老人沟通能力、解释能力下降，导致疼痛报告能力下降或缺失，不能准确地描述疼痛，因此认知障碍老人疼痛评估是疼痛管理最关键的一环。可以使用 Abbey 疼痛评估量表（表 8-5）进行评估。晚期认知障碍老人可能通过痛苦行为（如烦躁不安、面部扭曲、呻吟、防卫姿势及日常活动改变）表达疼痛症状，但这些行为对疼痛并不具有特异性。发生此类行为时，应进行体格检查并注意疼痛行为与运动、压力、如厕、饥饿、恐惧、孤独或视力障碍的关系。已开发了几种评估晚期认知障碍老人疼痛和不适的疾病特异性工具。这些工具中，建议使用晚期老年痴呆疼痛评估量表（Pain Assessment in Advanced Dementia Scale，PAINAD）（表 8-6）。它相对易于使用，且其信度（可靠性）和效度（真实性、有效性）已获证实。PAINAD 包括对 5 个不同区域的评估：呼吸、负面声音（negative vocalization）、面部表情、身体语言和可被安慰的能力。每项评分 0～2 分，总分最高 10 分，分数越高表明疼痛越严重。观察时间约 5 分钟，同时记录患者当时的状态，包括无刺激（如患者只是独自躺卧在床或椅上）、欢愉（如当时有亲朋造访、患者正在看电视或医护人员正在和患者打招呼）、不高兴（如医护人员正在给患者进行清洁护理或移床，令患者流露出负面及不情愿的表情）等。危重症患者也可使用"面部、腿部、活动度、哭泣和安慰性"（FLACC）量表（表 8-7）。

表 8-5　Abbey 疼痛评估量表

1. 声音（呜咽，呻吟，哭泣）

2. 面部表情（紧张，皱眉头，痛苦，恐惧）

3. 肢体语言改变（坐立不安，摇摆身体，保护部分身体即回避）

4. 行为变化（越来越糊涂，拒绝进食，习惯发生改变）

5. 生理变化（体温、脉搏、血压改变，出汗，潮红或苍白）

6. 躯体改变（表皮或受压部位皮肤改变，关节炎，关节挛缩）

每一条目根据严重程度分为 4 个等级，未发现为 0 分、轻度为 1 分、中度 2 分、重度 3 分，总分值最高为 18 分。

0～2 分为无痛，3～7 分为轻度疼痛，8～13 分为中度，> 14 分为重度。

表 8-6　中文版晚期老年痴呆疼痛评估量表（C-PAINAD）

项目	0	1	2	评分
呼吸	正常	偶尔呼吸困难 / 短时期的换气过度	呼吸困难兼发出吵闹声响 / 长时期的换气过度	
负面的声音表达	没有	偶尔呻吟 / 低沉的声音 / 带有负面的语气	重复性的叫嚷 / 大声呻吟 / 哭泣	
面部表情	微笑，或无表情	难过、恐惧、皱眉	愁眉苦脸	
身体语言	轻松	绷紧 / 紧张步伐 / 坐立不安	僵硬 / 紧握拳头 / 膝盖提起 / 拉扯或推开 / 推撞	
可安抚程度	无须安抚	通过注意力或触摸、安慰可安抚患者	通过分散注意力或触摸、安慰也不可安抚患者	
观察时间约 5 分钟				/10

表 8-7　FLACC 量表

项目	0	1	2
面部表情	无特定表情或笑容	偶尔面部扭曲或皱眉	持续颤抖下巴，紧缩下颚，紧皱眉头
脚步活动	正常体位或放松状态	不适，无法休息，肌肉或神经紧张，肢体间断弯曲 / 伸展	踢或拉直腿，高张力，扩大肢体变曲 / 伸展，发抖

项目	0	1	2
体位	安静平躺,正常体位,可顺利移动	急促不安,来回移动,紧张,移动犹豫	卷曲或痉挛,来回摆动,头部左右摇动,揉搓身体某部分
哭闹	不哭不闹	呻吟或啜泣,偶尔哭泣,叹息	不断哭泣,尖叫或抽泣,呻吟
可安慰度	平静的,满足的,放松,不要求安慰	可通过偶尔身体接触消除疑虑、分散注意	安慰有困难

注:该量表包括面部表情、腿、动作、哭叫、可安慰性 5 个评估项目,每个条目 0~2 分,总分 0~10 分。

四、疼痛的处理

对于有明确诱因或伴发疾病导致的疼痛,应及时予以去除诱因,积极治疗伴随疾病(如严重的关节炎、关节挛缩、褥疮、泌尿系感染等),多数时候有赖于专业医疗机构的支持。照护者应增加对相关知识的了解,提高识别疼痛的能力。

(一)药物干预

目前采用疼痛治疗常用的三阶梯法:阿片类镇痛药、非阿片类镇痛药及辅助镇痛药。应严格掌握适应证,合理选择药物;注意认知障碍老人对药物起效慢、清除慢的特点;药物剂量宜从偏小量开始,逐步调整到有效剂量,以预防和治疗药物的不良反应;密切监控长期接受治疗的患者可能出现的不良反应以及药物 – 药物、药物 – 疾病之间的相互作用;对治疗效果及反应做反复评价,随时调整治疗方案。由于认知障碍老人的特殊性,常忘记吃药、吃错药或忘了已经服过药又过量服用,所以老人服药时必须有人在旁陪伴,按顿送服。不仅要送药到手,还要监督服下,并张嘴查看确认已咽下。

(二)非药物疗法

药物的不良反应较大,尤其对于老人,推荐非药物治疗或综合疗法。

1. 物理疗法

(1)身体疼痛缓解法:如改变体位促进舒适、预防皮肤破溃、理疗、冷热疗法、按摩、轻微活动等。

(2)认知行为改变法:指改变患者对疼痛的理解,提高应对技巧,如放松、分散注意力、引导想像、催眠和生物反馈等。不同的个体应用这些技巧的能力不同,根据患者痴呆程度及疼痛评估结果进行选择。

(3)针灸镇痛法:中医认为"不通则痛"。针灸治疗一般是刺激穴位,祛除淤滞,使经络畅通，缓解疼痛。

（4）经皮神经电刺激疗法：通过温和的低频电脉冲经电极传到人体疼痛相关的神经末梢，刺激人体皮肤下的感觉神经粗纤维，帮助人体产生更多的减轻疼痛的物质内啡肽，抑制疼痛信号传入大脑。

2. 心理调适　精神因素与老年痴呆关系密切。疼痛的折磨更使患者情绪不稳，自控能力差。先做好家属的宣教，对患者表现出的精神症状和性格变化（如偏执、哭闹等）要理解宽容，耐心听取患者诉说，对患者的唠叨不要指责和阻挡；重视、关心患者的疼痛，认知倾听患者的主诉，给予适当的安慰；顺从老人的意愿，给予情感上的支持，帮助患者减轻疼痛。

3. 健康教育　对患者及其家属进行疼痛相关知识的宣教，打消其对药物依赖性和不良反应的顾虑，使其遵医嘱按时服药，配合医务人员进行疼痛的评估和治疗方案的实施。

在经历了一段时间进展性疾病引起的病情恶化后，大多数患者会死亡。至少在一定程度上，死亡前这段时间的特征性痛苦与症状未缓解经历有关。疼痛是这些症状中最常见的症状。疼痛未缓解，会带来巨大的痛苦。这种痛苦不仅会影响患者，还可能扩大至家庭照护者。照护者可能感觉内疚、对医务人员产生愤怒或在未来长时间感到后悔。对疼痛未缓解患者的照护还可能对职业陪护造成不良影响，这可能增加他们崩溃的风险。

生命末期疼痛治疗的主要方法是药物治疗。镇痛药物分为三大类：阿片类药、非阿片类镇痛药以及辅助镇痛药。通过使用常规阿片类药物绝大多数患者的疼痛可以充分缓解。少部分存在难治性疼痛且处于生命末期的晚期疾病患者，可以选择舒缓镇静。舒缓镇静是一种治疗性干预，定义为有意使用镇静药物（通常为短效苯二氮䓬类）降低意识水平，以达到消除痛苦目的。

（乔立艳　周世梅　唐　婷）

第六节　临终关怀

一、概述

临终关怀是近代医学领域中一门新兴的边缘性跨学科。在 20 世纪 50 年代，英国护士桑德斯（1918—2005）在长期工作的晚期肿瘤医院中，目睹垂危患者的痛苦，决心创办一间医疗护理医院，专注减轻晚期患者在临终前数周甚至数月的疾病症状，延缓他们的疾病恶化，也就是后来享誉盛名的圣克里斯托弗临终关怀机构（St. Christopher's Hospice）。该机构的目标并不是追求延续患者的寿命，而是使垂危患者在人生旅途的最后阶段得到舒适的照顾。始于桑德斯的努力，后来世界许多国家和地区也开展了临终关怀服务实践和理论的研究。

现代临终关怀运动的兴起在一定程度是对于濒死患者治疗质量不佳的回应。临终关怀是一种医疗保健实施系统，当不再需进行治愈性治疗或延长生命的治疗时，该系统可为终末期疾病患者提供支持和服务。临终关怀侧重于安慰而非治愈。临终关怀的重点在于治疗疼痛及其他症状，同时处理其他形式的痛苦，如精神痛苦、心理社会应激原及生存担忧。临终关怀可在患者生命最后数日和数小时提供极好的护理，帮助个体"善终"，提高患者家属对医疗质量的满意度。

在生命最后的数日/数小时，患者的躯体经常承受着无法缓解的折磨以及严重的情绪、精神及社会痛苦。如意识到某一个体正在进入濒死过程或疾病的终末阶段，制定恰当的治疗计划并转为舒缓治疗至关重要。一旦患者已经开始向濒死期过渡，其治疗目标应转向维持身体舒适以及缓解患者及其家人的情绪、精神及社会痛苦。需解决的重要问题包括：选择照护地点，选择需要限制的有创或积极复苏治疗（通常对终末期疾病患者无效）。应讨论心肺复苏（cardiopulmonary resuscitation，CPR）对终末期疾病患者的意义，并最好在患者进入濒死期前进行。对于即将死于终末期疾病的患者，CPR 是一种无益或有害的、不恰当的医疗处理。但患者及其家人可能希望采用 CPR，因而应提前沟通解决。对于濒死患者，应停止不舒适的操作和不必要的监测，转而着重帮助患者实现身体上的舒适，同时为患者/家人提供情绪和实践支持。在生命的最后数小时和数日，可发生很多生理变化，这些变化通常伴功能减退和多种症状，其中最常见的是呼吸困难、恶心、谵妄、焦虑、呼吸时伴分泌物杂音。临终整合医疗路径可优化濒死患者的管理。在可能的情况下，应停用不再符合整体治疗计划的非必需药物。医生应开具常见症状（包括疼痛、呼吸困难、恶心、谵妄、焦虑、呼吸时伴分泌物杂音）的"按需使用"药物处方，以确保患者能随时获得安慰治疗所需的药物，而不会因处方导致延误。告知家人正常的临终过程（如呼吸频率的变化、控制分泌物能力的变化及意识水平的改变），可帮助家人在情绪上准备好在整个临终过程中陪伴其所爱之人。

二、晚期认知障碍老人临终关怀的必要性

作为一种目前医学无法治愈的疾病，认知障碍所带来的社会负担沉重且逐年增长。AD晚期可表现为大脑所有功能完全受损，记忆行为、逻辑思维、语言表达和运动协调逐步表

失，呈现完全性缄默、四肢僵直、行走困难，吞咽困难而不主动进食，尿便失禁，直至生活完全不能自理，终年卧床。患者最后多继发感染性肺炎、压疮和心肾功能衰竭而死亡。另一方面，基于 AD 患者的特点，其照护者要承受体力、心理、经济等巨大压力，尤其是直系亲属（如子女、配偶）存在巨大的心理压力和沉重的生活负担。长期繁重的日常生活护理给照护者身心健康带来很大影响，很多照护者会出现压抑、焦虑、抑郁等心理问题和生理上的不适。

因此，在认知障碍老人的终末期阶段，患者及其照护者常常面临着一系列身体及心理需求。对晚期认知障碍老人的治疗应着重于预防和减轻痛苦，并为他们提供最佳的生活质量。在满足患者需求及符合家属治疗目标的情况下，对晚期认知障碍老人进行有效的姑息治疗，制定出合适的医疗决策，能够帮助改善患者的症状、提高患者的舒适度、减轻照护者的负担，实现临终关怀。

三、晚期认知障碍老人临终关怀的主要内容

舒缓医疗是医护人员为终末期患者提供有效医疗、照护，以达到控制疼痛、缓解症状的目的，旨在提高终末期患者及其照护者的生活质量。舒缓医疗涉及以下内容。

1. 疼痛管理　老年痴呆患者在认知、语言等方面存在缺陷，无法正常表达疼痛及自己的需求，而照护者和照护者也无法通过观察法和使用常用的自我描述性疼痛量表评估患者的疼痛情况，因此对于老年痴呆患者的疼痛控制并不理想。使用疼痛评估工具可以避免镇痛药滥用或缺如，当然也要遵循 WHO 的三阶梯镇痛药使用原则。

2. 摄食管理　AD 患者大部分会有吞咽困难，引起营养不良、体重下降、反复发作的吸入性肺炎等问题。通常的治疗方法是实施鼻饲或经皮内镜下胃造瘘术，以保证患者的进食。但研究显示，这样的治疗措施并没有使患者在生存期、死亡风险、营养指标、压力性溃疡的发生率等方面有所改善，反而造成患者的不舒适，还可能引起损伤。如果向患者提供保守性干预措施后患者仍持续存在进食问题，建议继续人工经口进食而不是管饲提供营养支持。可改善经口摄入的保守性治疗措施包括改变食物质地以及提供手抓食物、较小份的食物、患者最喜欢的食物和营养补充剂。

3. 感染与抗生素应用　反复感染是第二常见的临床并发症。晚期认知障碍老人中存在抗生素滥用的现象。在开始检测和使用抗生素之前，临床医生应先确认患者是否满足怀疑有感染的最低标准，并且抗生素的使用应该与患者及其家人的治疗目标相一致。

4. 心理行为症状管理　AD 患者通常会出现一系列的行为和精神症状（BPSD），如情绪不稳定、攻击行为、幻觉、睡眠紊乱、焦虑、抑郁、无目的游走等。对于 BPSD，以前

主要使用抗精神病药物治疗，但近年来的研究发现，使用抗精神病药物并没有改善患者的预后，反而易诱发帕金森病、QT 间期延长、脑卒中等，甚至导致死亡。患者在出现 BPSD 时宜首选非药物性措施，即姑息照护措施，包括行为疗法、音乐疗法、体格锻炼、改变环境等。

四、晚期认知障碍老人实施临终关怀存在的困难

虽然老年痴呆是一种无法治愈的疾病，可以适用舒缓医疗、姑息照护已经达成共识，但是大多数老年痴呆患者没有接受到理想的舒缓医疗与姑息照护，其原因复杂，包括以下方面。

1. 老年痴呆患者的预后不明确，无法清晰界定生命末期。明确的预后可以让患者及照护者对疾病的进展有合理的期待和准备，很多姑息照护和临终关怀的服务对象是生命在 6 个月之内的患者。老年痴呆的病程往往是一个长期的、渐进的发展过程，预后很难判断，家属、医生及照护者都很难决定姑息照护开始的时间。有学者提出了某些纳入标准：如根据患者的临床表现，只要认定痴呆患者进入重度，就可以采取姑息照护；根据功能性评估量表（Functional Assessment Staging Test，FAST）定义老年痴呆患者的分期，进入 7a ~ e 阶段后可以考虑采取姑息照护；或将死亡危险指数评分（Mortality Risk Index，MRI）≥ 12 分、6 个月内的病死率高达 70%，定义为老年痴呆患者的生命末期。但目前对于晚期老年痴呆的界定还存在争议。

2. 老年痴呆患者存在认知障碍，无法准确表达需求。晚期老年痴呆患者在临终期有严重的认知障碍，缺乏做出治疗和护理决定的能力。

3. 虽然医疗卫生领域已经普遍接受缓和医疗和姑息照护，但是照护者、家属对于晚期老年痴呆患者缺乏足够的认识也是阻碍患者接受姑息照护的主要原因。当晚期老年痴呆患者出现急性症状时，家属可能会希望医护人员采取积极的治疗措施，致使患者接受不恰当的处理。

（乔立艳　周世梅）

思考练习题

1. 从个人层面列举防跌倒的几点措施。
2. 请用居家危险因素评估工具 HFHA 评估 1 例老人居住环境。
3. 深静脉血栓形成的临床表现有哪些？
4. 如发生坠积性肺炎，如何管理气道？
5. 讨论如何为晚期认知障碍老人提供临终关怀的方法。

6. 讨论为家庭成员提供支持的方法。

参考文献

［1］中华人民共和国卫生部. 伤害干预系列技术指南—老人跌倒干预技术指南［R］. 2011.

［2］贾建平. 中国痴呆与认知障碍诊治指南（2015 年版）［M］. 人民卫生出版社，2015

［3］广东省药学会. 老人药物相关性跌倒预防管理专家共识［J］. 今日药学，2019，29（10）：649-658.

［4］中国老年保健医学研究会老龄健康服务与标准化分会. 居家（养护）老人跌倒干预指南［J］. 中国老年保健医学，2018，16（3）：32-33.

［5］刘慧，沈军. 住院老年痴呆患者跌倒发生情况及危险因素分析［J］. 中国老年医学杂志，2011（31）：4638-4639.

［6］徐素娟. 集束化技能护理在阿尔茨海默病患者防跌倒中的应用研究［J］. 医院管理论坛，2019，36（3）：51-53.

［7］EUROPEAN PRESSURE ULCER ADVISORY PANEL，NATIONAL PRESSURE INJURY ADVISORY PANEL，PAN PACIFIC PRESSURE INJURY ALLIANCE. Prevention and Treatment of Pressure Ulcers/Injuries：Quick Reference Guide. Emily Haesler（Ed.）. EPUAP/NPIAP/PPPIA：2019.

［8］贾晓明. 压疮的流行病学特点及诊断与治疗进展［J］. 中华损伤与修复杂志（电子版），2018，13（1）：4-7.

［9］MERVIS JS，PHILLIPS TJ. Pressure ulcers：Prevention and management［J］. J Am Acad Dermatol，2019，81（4）：893-902.

［10］郑佳. 浅谈坠积性肺炎的护理及康复指导［J］. 养生保健指南，2019，14：216.

［11］孟彬彬. 老年坠积性肺炎的预防及治疗［J］. 养生保健指南，2017，37：208.

［12］老年慢性非癌痛诊疗共识编写专家组. 老年慢性非癌痛药物治疗中国专家共识［J］. 中国疼痛医学杂志，2016，22（5）：321-325.

［13］吴春燕. 认知障碍老人疼痛管理的应用［J］. 中国民康医学，2016，28（3）：80-82.

［14］杜静，宋洁，石作荣，等. 晚期老年痴呆患者姑息照护的研究进展［J］. 解放军护理杂志，2013，30（6）：38-45.

［15］蔡柏蔷. 提高对深静脉血栓形成的认识［J］. 中华内科杂志，2000，8：4-5.

［16］孙立伶，刘永东. 下肢深静脉血栓性疾病的治疗进展［J］. 医学综述，2017，23（23）：4704-4708.

［17］郑荣荣，袁为标，周蓉，等. 口服避孕药增加静脉血栓发病率的 Meta 分析［J］. 现代妇产科进展，2019，28（10）：774-780.

［18］顾建平，徐克，滕皋军. 下肢深静脉血栓形成介入治疗规范的专家共识（第 2 版）［J］. 介入放射学杂志，2019，28（1）：1-10.

［19］李明秋，郭瑞君. 深静脉血栓形成的临床流行病学调查［C］. 中国生物医学工程学会北京医学会北京超声医学学会中国医师协会. 2012，中国·北京超声医学学术大会论文集，2012：536-537.

［20］勇俊，王涛，杨牟. 急性下肢深静脉血栓形成的治疗进展［J］. 世界最新医学信息文摘，2017，

17（46）: 143.

［21］中华医学会外科学分会血管外科学组. 深静脉血栓形成的诊断和治疗指南（第三版）［J］. 中国血管外科杂志（电子版），2017，9（4）: 250-257.

［22］李笑天，狄文，古航，等. 上海市产科静脉血栓栓塞症防治的专家共识［J］. 上海医学，2020，43（11）: 645-650.

［23］臧梦婷，顾海燕. 抗血栓压力泵预防下肢深静脉血栓形成的研究进展［J］. 护理研究，2018，32（22）: 3530-3533.

［24］袁伟丽，张红梅，徐洋，等. 下肢深静脉血栓并发肺栓塞的早期预防与护理［J］. 中国保健营养，2017，27（8）: 214.

第九章
认知障碍疾病照护者
自身心理问题解决方案

本章学习要点

1. 了解认知障碍老人的照护需求

2. 了解认知障碍照护者所面临的压力与困境

3. 掌握认知障碍照护者护理能力评估方法

4. 了解认知障碍照护者的压力与困境

5. 熟悉认知障碍照护者情绪问题及应对策略/干预办法

6. 熟悉喘息服务的概念与分类

7. 掌握社会支持的主要来源及评估方法

8. 熟悉认知障碍老人的照护者自身压力应对技巧

9. 熟悉虐待老人评估

第一节　认知障碍老人的照护者所面临的困难与压力

案例

　　王某，63岁，男性，脑梗死病史1年，遗留左侧肢体活动不利后遗症。育有1子，王某妻子李某为照顾孙子而与儿子一家同住，周末会协同儿子一家回来看望王某。王某一家夫妻关系、子女关系和睦。王某有一85岁母亲，患有重度AD，生活无法自理，全靠王某用自己3500元/月的退休金承担自己和母亲的医药费日常开销，还要照顾母的起居饮食，入不敷出，需儿子补贴生活。王某性格比较内向，不愿与别人分享心事，不愿主动麻烦别人，社交圈子狭窄，邻里关系良好，自身社会资源薄弱。王某认为自己生病吃药，还带着痴呆的母亲，给自己的儿子带来了巨大的负担，自觉压力巨大，经常出现无力感，感到疲倦乏力、心情郁闷，变得爱发脾气，夜间难寐。

　　认知障碍老人往往以认知功能普遍下降为特征。患者记忆力、注意力、思维理解力以及日常生活能力等方面都呈现进行性下降，同时会伴有精神症状和异常行为，需要长期的治疗与照顾。因此照护者需要对老人所患的疾病的知识、照护知识与技能，自身压力与困境的排解等方面有一定的了解。了解认知障碍老人的照护者的压力来源、压力内容，对其个人的压力情况进行正确应对，不仅能降低照护者的压力，使其适应生活，乐于生活，还能提高认知障碍老人的晚年生活水平，使其度过安适的晚年生活。

一、认知障碍老人照护者

　　认知障碍老人照护者主要可以分为两大类：专业照护者和非专业照护者。专业照护者是指在医疗、照护等机构中的医学专业人士、社会工作者和其他工作人员。非专业照护者多指居家照护者，通常包括家庭成员（主要为配偶、子女）、亲戚（如女婿、儿媳等）、朋友、志愿者等。

（一）专业照护者

目前，对于认知障碍老人的专业照护者研究主要集中在养老机构工作的照护者上。国外照护者可从专业或非专业人员中聘任，大多数都经过系统化的培训，去的一定的认证资质。目前我国的照护者大部分是由边远地区的农民、城市下岗工人及待退休人员等构成，基本上未受过职业培训，缺乏对相关疾病及正确护理方法的了解；尤其是在我国整体缺乏认知障碍老人照护共识情况下，照护者极缺乏痴呆护理相关知识。

（二）非专业照护者

我国目前的非专业照护者主要还是以家庭成员为主，主要人员是配偶及子女，其他的照护者包括亲戚（如女婿、儿媳等）、朋友、邻居。照护者以女性居多。健康的配偶在实际的照护工作中发挥着重要作用，承担了大多数的照护工作，为认知障碍老人提供着经济赡养、日常照护和情感照护。

二、认知障碍老人的照护需求

认知障碍老人不同于其他类型疾病的患者，根据痴呆严重程度的不同，会表现出不同的症状，在不同的阶段有着不同的照护需求。因此，照护者对老人所患疾病的知识、照护知识与技能、社会支持各方面有一定的需要。在这些需求中，对疾病知识的需求最高，其次是照护知识与技能，社会支持上的需求得分较低。

认知障碍老人的家庭照护通常属于老人的长期照护范畴内，在照护的人力、时间和技巧上都有更高的要求。家庭照护者需要为照护老人投入更多的时间和精力，这就对认知障碍患者的家庭照护者产生了巨大的压力和负担。认知障碍患者的家庭照护者通常被称为"看不见的第二患者"，存在着极高的心理和生理疾病患病风险。为了帮助认知障碍患者家庭照护者更好的克服困境，需要去了解家庭照护的需求。

（一）获得社会支持服务的需求

认知障碍老人的居家照护要求照护者提供照护的长期性和不间断性，大多数家庭照护者需要独自承担照护任务。然而，由于照护技巧、照护能力的限制，大多数家庭照护者对认知障碍老人照护过程中的照护困境难以应对。雨多年轻照护者由于工作和生活原因，很难做到全天 24 小时陪伴老人，普遍希望能够得到家人、朋友的帮助；一些照护者还希望国家、社区可以为认知障碍患者的照护提供政策和社会服务上的帮助，例如能够为照护者提供诸如日间照护、医疗服务等内容的社区服务。

（二）照护技巧的学习需求

老人的长期照护是一项考验技巧的工作，而针对认知障碍老人来说，又对照护者的照护能力和照护技巧则提出了更高的要求。照护技巧的欠缺几乎是所有家庭照护者存在的问题，大多数照护者希望能够学习到照护老人的照护技巧。其中，对老人的日常护理技巧、与老人的沟通技巧以及应对老人异常行为的技巧是照护者比较看重的技巧，对它们的学习需求也是最强的。

（三）照护者个人自我实现的需求

在对认知障碍老人的长期照护过程中，照护者在个人生活和照护老人的夹缝中难以应对，在生理上和心理上承受着巨大的压力。同时，年轻的照护者希望能够在事业发展上取得进步，而在照护老人上耗费了大量精力，影响了自己的发展。在人际关系上，长期的老人照护也使得照护者只能将社交圈子缩小到老人为核心的圈子内，大大限制了自己的"朋友圈"。照护者个人自我实现是照护者的重要需求。在访谈中，照护者普遍提到对个人工作前景未来事业和收入的担忧、身心疲惫、社交圈子和社会活动的减少等。可见在个人自我实习的需求上，照护者比较在意个人事业发展、身体和心理得到喘息和社会交往的需求。

三、认知障碍老人照护者的压力与困境

压力又称应激或紧张，是个体"察觉"各种刺激对其生理、心理及社会系统构成威胁时出现的整体现象，所引起的反应可以是适应良好或适应不良的。对于认知障碍老人照护者来说，压力可以来源于多个方面，直接或者间接影响到个人的躯体健康和社会功能状态。国内外对认知障碍照护者的压力进行了许多研究，并将其归为以下几个方面。

（一）心理压力

认知障碍老人出现认知功能异常，照护者与老人很难进行正常交流，致使照护者无法得到老人的情感支持，也难以理解老人的行为和精神症状，影响照护者和老人之间的关系，使得照护者的心理承受巨大痛苦。对于家庭照护者来说，由于认知障碍老人的认知能力障碍可能会使照护者觉得"我的亲人就像变了一个人"，出现"情感受挫""沟通障碍""失去原有的家庭关系"，加重了家庭照护者在感情方面的痛苦。

对于专业照护者来说，与认知障碍老人的关系建立存在困难，认知障碍老人对于新环境、新人群的适应能力远低于正常老人；同时，照护者与老人之间的情感信任在相识初期较浅淡，无法形成深刻的信任关系。尤其是专业照护者对于认知障碍老人的人身安全的担

忧、对于被照护者家属的不理解等方面都面临着重大的心理压力。

同时，认知障碍老人需要的照护时间随着病情加重而增加，照护者社会交往活动减少，情感支持不足，情绪无法排解，长期压抑，从而形成恶性循环。

（二）生理压力

认知障碍老人大多都丧失自理能力，有些甚至出现昼夜颠倒的现象，导致照护者需要付出更多的时间和精力去照护老人。在照护的内容上，大到疾病的治疗配合、临床照护，小到日常生活中的穿衣、吃饭、出行、排尿便都需要照护者去负责。多项对认知障碍照护者的健康状况及其影响因素的调查分析显示，照护认知障碍老人使照护者的健康状况有不同程度下降，且照护者年龄越大，其健康状况越差。认知障碍老人的照护需求在老人照护要求中属于较多、较重的，其照护者的负担相对更重，生理压力也更大。部分认知障碍老人照护者的年龄较大，身体状况欠佳，其自身需要他人帮助，同时照护老人任务繁重，需付出的体力消耗相对较大，进一步增加了其生理压力。

（三）社会压力

随着病情进展，认知障碍老人的认知功能逐渐下降，同时可伴有异常的行为精神症状，需要照护者提供更多的照护。照护者自我活动时间减少，减少了与社会的联系。尤其对于专业照护者来说，需要付出更多的时间与精力，在固定的工作范围内缺少与他人的沟通交流，缺少一定的个人活动和社交时间，使得照护者社会支持减少。

（四）经济压力

认知障碍老人随着病情进展，逐渐丧失了劳动能力，使其收入减少。治疗和照护的需求导致经济支出较大，使老人自身及家庭的经济压力增加。与此同时，认知障碍老人照护者为了照护老人，通常会改变其工作状况，减少工作时间，有的甚至为此放弃工作，使得收入减少、支出增加，加重其经济压力。

（五）照护能力困境

认知障碍在病理上表现出来的身体和精神上的特殊性，对照护者照护能力提出了更高的要求。在保护认知障碍老人的安全问题上，大多数家庭照护者的安全意识不足。例如，家中的各类物品放置未做到无障碍和防滑，老人外出很难做到专人陪伴。照护者缺乏对认知障碍疾病相关知识的了解，欠缺沟通技巧，欠缺安全护理知识，缺乏锻炼患者恢复自理能力的方法，服药方法和不良反应等方面的知识。老人在患有认知障碍的同时还普遍患有其他常见老年疾病，如高血压、心脏病、风湿性疾病、各类关节病等。同时老人们也都伴随着各类的功能衰退，如行走不便、视力减退等。已接近失能状态，无自理能力，仅能通过照护者的帮助生活，平时的外出活动也只能通过轮椅协助。这些老年疾病在一定程度加重了照护者的照护压力和困境，也对照护的能力提出了较高要求。

在老人疾病过程中照护者的负担持续存在，并随着老人精神行为症状的增加而加重。照护者生理、心理社会功能及经济等受到了不同程度的影响（表9-1）。同时，照护者的压力过大反过来又会影响其照护能力，使照护质量降低。认知障碍老人照护者往往会在长期的照护过程中感到力不从心，难以依靠个人或者家庭力量满足老人的照护需求。大多数照护者需要情绪困扰调适，以缓解照护者精神上存在的抑郁和困扰。

表 9-1 照护者的 10 大压力症状

1. 在诊断后否认疾病及其对患者的影响。
   ——我知道妈妈会好起来的。
2. 迁怒于患者，对于无药可治感到愤怒或对于患者不明白发生了什么而感到生气。
   ——如果他再问我一次我将会尖叫起来。
3. 回避社交（不合群）- 曾经能够从朋友以及社交活动中感到快乐。
   ——我不再在乎与邻居们聚会了。
4. 对于未来感到焦虑。
   ——当他将来需要（超出我能够提供的）更多照护的时候怎么办？
5. 抑郁开始打破你的精神并且影响你应对的能力。
   ——我不再在乎了。
6. 精疲力竭几乎不可能完成必要的日常任务。
   ——我太累了。
7. 失眠——由永无止境的担忧引起的。
   ——如果她徘徊到户外、摔倒或者伤到自己怎么办？
8. 烦躁不安 - 引发情绪低下并触发负面反应及行动。
   ——走开！别烦我！
9. 注意力不集中——导致原本熟悉的日常任务变得困难。
   ——我太忙了，忘了我们有约的。
10. 健康问题——开始使精神和身体付出代价。
    ——我不记得我上次感觉良好。

Zarit 照护者负担量表（表9-2）于2006年由王烈等译制成中文版。量表总的 Cronbach's α 系数为 0.870，具有较好的信度。量表包括个人负担（personal strain）和责任负担（role strain）2 个维度。其中个人负担维度由条目 1、4、5、6、9、14、16、17、18、19、20 和 21 构成，责任负担由条目 2、3、7、8、11、12 和 13 组成，条目 22（ZBI-22）为照护者感受到的总的护理负担。量表总分 < 21 分表示无负担或轻度负担，21~39 分表示中度负担，40 分及以上表示重度负担。

表 9-2 Zarit 照护者负担量表（Zarit burden interview，ZBI）

说明：以下问题是反应当在照护患者时您的感受，过去一个星期内您是否出现了以下感受，请仔细阅读下表中的每一项，然后在最适合您本人情况的数字上打钩。

请在以下各题中在您认为最合适答案上打钩（√）	没有	偶尔	有时	经常	总是
1. 您是否认为，您所料照的患者会向您提过多的照护要求	0	1	2	3	4
2. 您是否认为，由于理护人病会使自己的时间不够	0	1	2	3	4
3. 您是否认为，在照护患者和努力做好家务及工作之间，您会感到有压力	0	1	2	3	4
4. 您是否认为，因患者的行为而感到为难	0	1	2	3	4
5. 您是否认为，有患者在您身边而感到烦恼	0	1	2	3	4
6. 您是否认为，患者已经影响到了您和您家人与朋友间的关系	0	1	2	3	4
7. 您对患者的将来，感到担心吗	0	1	2	3	4
8. 您是否认为，患者依赖您	0	1	2	3	4
9. 当患者在您身边时，您感到紧张吗	0	1	2	3	4
10. 您是否认为，由于照护患者，您的健康受到影响	0	1	2	3	4
11. 您是否认为，由于照护患者，您没有时间办自己的事	0	1	2	3	4
12. 您是否认为，由于照护患者，您的社交受到影响	0	1	2	3	4
13. 您有没有由于患者在家，放弃叫朋友来家的想法	0	1	2	3	4
14. 您是否认为，患者极其期盼着您的照护，您好像是他／她唯一可依靠的人	0	1	2	3	4
15. 您是否认为，出外您的花费，您没有余钱用于照护患者	0	1	2	3	4
16. 您是否认为，您有可能花更多时间照护患者	0	1	2	3	4
17. 您是否认为，开始照护以来，按照自己的意愿生活已经不可能了	0	1	2	3	4
18. 您是否希望，能把患者留给别人来照护	0	1	2	3	4
19. 您对患者有不知如何是好的情形吗	0	1	2	3	4
20. 您认为应该为患者做更多的事情吗	0	1	2	3	4
21. 您认为在照护患者上您能做得更好吗	0	1	2	3	4
22. 综合看来，您怎样评价自己的照护负担	无	轻	中	重	极重

四、认知障碍照护者照护能力评估

认知障碍照护者的照护能力尚无统一定义。美国 Kosberg 等认为照护者应具备使其照护工作有效执行的能力，包括照护者应主动寻求相关照护工作及疾病知识技能，满足有关被照护者的疾病、安全和隐私、社交需求。美国学者 Farran 等认为认知障碍照护者应当包含以下能力：①照护者能掌握认知障碍疾病知识、照护技巧；②具有良好的个人素质；③能保持良好的人际关系；④利用家庭、社区或其他社会支持资源；⑤在照护过程中能管理好自身身心健康等。我国学者认为认知障碍照护者的能力要求不应仅局限于照护者对疾病知识及认知程度，还包括利用社会医疗资源、调节自身负面情绪、调整生活、增强人际沟通等能力。目前已开发了多种量表来评估认知障碍照护者的照护能力。

（一）阿尔茨海默病知识量表（Alzheimer disease knowledge scale，ADKS）

ADKS 是通过参考其他 21 个关于痴呆知识的评估编制而出，可用于社区居民、卫生保健或者社会服务人员、认知障碍老人以及照护者。量表共 30 个条目，回答采用正确与否的选择方式。量表主要关注 AD 患者的照护，缺乏对照护者的评估（表 9-3）。

表 9-3　阿尔茨海默病知识量表（Alzheimer disease knowledge scale，ADKS）

指导语：下面是一些关于 AD 的陈述，请认真阅读每一个陈述的内容，正确的请圈"对"，错误的请圈"错"。如果对陈述的内容正确与否不确定，请做出您认为最有可能的答案，即便您不能完全肯定答案也要圈出，这点很重要。

条目	对	错
1. 阿尔茨海默病患者特别容易抑郁		
2. 科学已证明，智力训练能够避免患阿尔茨海默病		
3. 阿尔茨海默病症状表现出来后，患者平均期望寿命是 6~12 年		
4. 当阿尔茨海默病患者变得躁动时，医学检查提示躁动或许是其他健康问题引起的		
5. 一次只给一个简单的指令时，阿尔茨海默病患者能尽力做得最好		
6. 当阿尔茨海默病患者开始出现生活自理困难时，照护者应该立即接管他们的日常生活		
7. 如果阿尔茨海默病患者在夜间变得警觉和躁动，好的解决方法是尽量确保患者在白天进行充分的体力活动		
8. 极少数情况下，阿尔茨海默病患者可以康复		
9. 当阿尔茨海默病患者病情还不严重时，心理疗法对焦虑和抑郁有效		

续表

条目	对	错
10. 如果突然出现记忆障碍和思维混乱，可能是阿尔茨海默病引起的		
11. 大部分阿尔茨海默病患者住在养老院		
12. 营养不良会加重阿尔茨海默病患者的症状		
13. 30 多岁的人也可患阿尔茨海默病		
14. 随着病情加重，阿尔茨海默病患者的整体情况有可能日趋下滑		
15. 当阿尔茨海默病患者多次重复相同的问题或事情时，提醒他们在重复是有益的		
16. 一旦患上阿尔茨海默病，患者便不能再对自己的生活做出合理的决定		
17. 阿尔茨海默病患者最后阶段需要 24 小时看护		
18. 高胆固醇可能增加患阿尔茨海默病的风险		
19. 手或手臂的震颤是阿尔茨海默病患者的一个常见症状		
20. 严重的抑郁症状可被误认为是阿尔茨海默病的症状		
21. 阿尔茨海默病是痴呆的一种类型		
22. 管理钱或支付账单有困难是阿尔茨海默病的一个早期常见症状		
23. 阿尔茨海默病患者可出现一种症状，即一直认为有人偷他东西		
24. 当患阿尔茨海默病时，用便条会更使他们的病情加重		
25. 有预防阿尔茨海默病的处方药		
26. 高血压可能增加患阿尔茨海默病的风险		
27. 基因突变仅仅是引起阿尔茨海默病的一个因素		
28. 只要有人陪同，阿尔茨海默病患者开车是安全的		
29. 阿尔茨海默病无法治愈		
30. 相比过去发生的事情，大部分阿尔茨海默病患者更记清近期发生的事情		

（二）家庭照护者照护能力测量表

家庭照护者照护能力测量表（family caregiver task inventory，FCTI）由美国学者 Clark 和 Rakowskii 等 1983 年编制而成，旨在帮助老人的家庭照护者提高其照护技能。2011 年修订的中文版家庭照护者照护能力测量表，包括适应照护角色（5 个条目）、应变以提供协助（5 个条目）、处理个人情绪（5 个条目）、评估家人与社区资源（5 个条目）、调整生活满足照护需求（5 个条目），共 5 个维度 25 个条目。表 9-4 均采用 Likert 3 级评分，从"不困难"到"非常困难"分别赋予 0~2 分，总分得分范围 0~50 分，得分越高，说明照护者承担照护者职务的困难越多，家庭照护者综合照护能力越低。

表 9-4　家庭照护者照护能力测量表（family caregiver task inventory，FCTI）

指导语：为了解您在照护患者过程中对困难的认知程度，为照护干预的制定提供依据，请您配合完成下面量表，调查问卷答案无对错之分，请您根据实际情况，在下面相应的方框内打"√"。十分感谢您的合作！

维度	条目	不困难	困难	极困难
适应照护角色	1. 观察患者情况及评估病情的变化	0	1	2
	2. 我在患者有制动的限制下，协助其过正常生活	0	1	2
	3. 照护患者的日常起居生活	0	1	2
	4. 增加该疾病知识	0	1	2
	5. 要应付家庭面对未来的损失 / 限制	0	1	2
应变及提供协助	6. 向患者提供及时的协助	0	1	2
	7. 监督患者遵从医嘱	0	1	2
	8. 评估患者的能力及资源	0	1	2
	9. 处理患者做出的困扰行为	0	1	2
	10. 适当考虑患者的意见和偏爱	0	1	2
处理个人情绪需要	11. 消除对患者有负面感觉的愧疚感	0	1	2
	12. 为自己的现状及患者病况找埋怨 / 借口	0	1	2
	13. 区分对病况的感受和对患者的感受	0	1	2
	14. 消除对于个人技能不肯定的感觉	0	1	2
	15. 舒缓对患者的紧张	0	1	2
评估家人及社区资源	16. 预估未来所需的协助和服务	0	1	2
	17. 家庭成员是首要求助对象	0	1	2
	18. 处理对不能定时给予协助的家人的感受	0	1	2
	19. 长期维持家庭是做出有效决定的整体	0	1	2
	20. 联系专业人士包括医护及社会专业人士	0	1	2

续表

维度	条目	不困难	困难	极困难
调整生活以满足照护需要	21. 生活有创意 / 抵消日常烦琐事物	0	1	2
	22. 避免严重消耗体力	0	1	2
	23. 避免损失 / 对未来的计划和前途做出限制	0	1	2
	24. 调整个人日常生活	0	1	2
	25. 弥补被打扰的睡眠	0	1	2

（三）心理弹性量表中文版

心理弹性量表（Connor-Davidson resilience scale，CD-RISC）由美国心理学家 Connor 等编制，中文版 CD-RISC 肖楠等人翻译并修订的，仍包含原量表 25 个条目，由坚韧（量表中第 11 至第 23 共 13 个条目）、力量（量表中第 1、5、7、8，9、10、24 和 25 共 8 个条目）和乐观（量表中第 2、3、4 和 6 共 4 个条目）3 个维度构成。表 9-5 采用 Likert 5 级计分法，量表得分越高，提示研究对象心理弹性越好。

表 9-5　心理弹性量表（**Connor-Davidson resilience scale，CD-RISC**）中文版

指导语：下表是用于评估心理弹性的自我评定量表。请根据过去一个月您的情况，对下面每个阐述，选出最符合你的一项。若有些特殊情境并未发生，则回答真的发生了您的感受会是怎样。注意回答这些问题没有对错之分。

条目	从不	很少	有时	经常	一直
1. 我能适应变化					
2. 我有亲密、安全的关系					
3. 有时，命运或上帝能帮忙					
4. 无论发生什么我都能应对					
5. 过去的成功让我又信心面对挑战					
6. 我能看到事情幽默的一面					
7. 应对压力是我感到有力量					
8. 经历艰难或疾病后，我往往会很快恢复					
9. 事情发生总是有原因的					
10. 无论结果怎样，我都会尽自己最大努力					

条目	从不	很少	有时	经常	一直
11. 我能实现自己的目标					
12. 当事情看起来没什么希望时，我不会轻易放弃					
13. 我知道去哪里寻求帮助					
14. 在压力下，我能够集中注意力并清晰思考					
15. 我喜欢在解决问题时起带头作用					
16. 我不会因失败而气馁					
17. 我认为自己是个强有力的人					
18. 我能做出不寻常的或艰难的决定					
19. 我能处理不快乐的情绪					
20. 我不得不按照预感行事					
21. 我有强烈的目的感					

（四）简易应对方式问卷

简易应对方式问卷（simplified coping style questionnaire，SCSQ）量表由解亚宁等在 1998 年编制，主要用来评估个体遭受困难或挫折时所采取的态度和做法。共 20 个条目，积极应对（第 1~12 个）和消极应对（第 13~20 个）两个维度。表 9-6 采用 0~3 分 4 级评分法，即从不采取、偶尔、有时、经常采取。

表 9-6　简易应对方式问卷（simplified coping style questionnaire，SCSQ）

指导语：以下列出的是当你在生活中经受到挫折打击，或遇到困难时可能采取的态度和做法。请你仔细阅读每一项，然后在后边选择答案，"不采取"为 0，"偶尔采取"为 1，"有时采取"为 2，"经常采取"为 3，请在最适合你本人情况的数字上打钩。

遇到挫折打击时可能采取的态度和方法	不采取	偶尔采取	有时采取	经常采取
1. 通过工作学习或一些其他活动解脱	0	1	2	3
2. 与人交谈，倾诉内心烦恼	0	1	2	3
3. 尽量看到事物好的一面	0	1	2	3
4. 改变自己的想法，重新发现生活中什么重要	0	1	2	3

续表

遇到挫折打击时可能采取的态度和方法	不采取	偶尔采取	有时采取	经常采取
5. 不把问题看得太严重	0	1	2	3
6. 坚持自己的立场，为自己想得到的斗争	0	1	2	3
7. 找出几种不同的解决问题的方法	0	1	2	3
8. 向亲戚朋友或同学寻求建议	0	1	2	3
9. 改变原来的一些做法或自己的一些问题	0	1	2	3
10. 借鉴他人处理类似困难情景的方法	0	1	2	3
11. 寻求业余爱好，积极参加问题活动	0	1	2	3
12. 尽量克制自己的失望、悔恨、悲伤和愤怒	0	1	2	3
13. 试图休息或休假，暂时把问题（烦恼）抛开	0	1	2	3
14. 通过吸烟、喝酒、服药和吃东西来解决烦恼	0	1	2	3
15. 认为时间会改变现状，唯一要做的便是等待	0	1	2	3
16. 试图忘记整个事情	0	1	2	3
17. 依靠别人解决问题	0	1	2	3
18. 接受现实，因为没有其他办法	0	1	2	3
19. 幻想可能会发生某种奇迹改变现状	0	1	2	3
20. 自己安慰自己	0	1	2	3

五、照护压力与困境的应对

照护认知障碍老人对照护者来说是一项艰难的考验，家庭照护者要在长期的照护中投入大量时间、金钱和精力，还需要学会应对认知障碍老人因行为异常、无法与其进行感情沟通而带来的巨大心理压力。专业照护者对于认知障碍老人要投入更多的专业领域的关注，时刻观察患者的身体和精神状况，在无法与认知障碍老人正常沟通、无法获取老人及家属的理解中感到巨大的心理压力。认知障碍不同于其他病症，对照护者的照护技巧有更高的特殊要求，如何应对这些压力和困境成为所有照护者的心结。

（一）了解认知障碍疾病，走进老人内心世界

认知障碍疾病是由众多原因所致人认知功能减退性疾病，导致学习功能、记忆功能障

碍，还会伴行为、性格等方面的改变，是一个复杂的、进行性的疾病；在照护认知障碍老人之前，应主动了解和学习相关知识，理解他的病症及可能的原因，以更好、更全面地应对照护工作所带来的问题。

随着病情的进展，认知障碍老人的情况也是时刻变化的，这就要求照护者了解老人的性格、人生经历、喜好以及对老人来说重要的人、物、地方和事件。时刻相信老人所表达的语言或行为看似无理实际是其真实感受。试着走进老人的世界，假设自己和他一样丧失了记忆和能力，感受他的感受，认可他的感受，而不是与他争论、纠正他的想法。这样会使他们感觉自己是被理解的，同时也是安全的，从而信任照护者，与照护者更好地交流。照护者要保持一定的耐心，多给老人一些处理信息的时间。虽然认知障碍老人的记忆力和思考能力将逐渐丧失，但是他们仍然能够感知得到他人对待自己的态度，依然保有敏感、自尊心和情感记忆。可以说照护者对老人的情感和态度，会直接影响到老人的感受和情绪。

认知障碍老人的定向力在早期就有明显下降的迹象。他们往往会不记得日期、时间，分不清方向，不知道自己身处何处，不理解当前正在发生的事情。这些都会增加认知障碍老人的困惑和焦虑。因此，在进行任何一项活动之前，试着先给老人一些解释，帮助他们理解即将发生什么。

认知障碍老人的语言能力也会逐渐下降，变得难以理解他人的话语，同时难以表达自己。与老人对话时，请尽量使用简单的词汇，减缓语速，并且每次只表达一个信息点。必要时，可以配合一定的肢体语言或者卡片。在日常的照护中，照护者也要去观察老人的言行，慢慢地可发现某个动作、某项言词都是老人特定的表达方式。当老人出现突然变化，照护者要细心观察有无营养不良、脱水、便秘、尿便失禁、压疮等问题，并及时寻求医生的帮助。

认知障碍老人的注意力会变得越来越差，很容易被周围的环境影响。在与他讲话时，或令他做某一项活动时，尽量保持周围环境安静。当他纠结于某件不愉快事情或者发脾气时，试着分散其注意力，带他外出散步，或给他一份他喜欢的饮料或零食，让他平静下来。

（二）不断学习，积极探索，实现自我成长

照护认知障碍老人所经历的照护困境常常使照护者头疼和绝望。许多照护者为了分担照护压力，也都通过雇佣保姆的形式照护老人。然而由于照护压力巨大，大多数保姆或其他非家庭照护者都很难坚持下来。由于亲情和责任的原因，几乎所有的家庭照护者都能够坚持下来，并且为照护老人投入了巨大的人力和物力。除了出于亲情和责任的原因外，许多照护者表示对认知障碍老人的照护过程中看到了自己付出的汇报，提高了自信，这也极

大地鼓舞了照护者坚持照护的决心。例如，老人病情恶化的减缓、老人对照护者的顺利配合、老人在精神状态上的提升、通过不断地尝试克服照护困境都能使照护者获得满足感，从而不断努力，为老人提供自己所能尽到的最大责任。

（三）微笑面对：享受爱的旅程

在应对认知障碍老人照护困境的过程中，照护者在生理和心理上都经历了一个痛苦的过程。照护经验和照护技巧的缺乏使得照护者在照护老人的初期力不从心，经常感到痛苦和绝望，生理和心理上备受折磨。随着照护者在照护老人经验上的提升，照护能力也有所提升，在照护初期所产生的难以克服的困难也能够通过巧妙的办法解决，也使得老人的生活得到了一定的提升。在照护经验提升的同时，家庭照护者为了更好地照护老人，大多有自学照护技巧的意愿。他们也通过家属间的沟通交流、医生的经验传授以及家属联谊会专家传授专业技巧等方式，掌握了一定程度的认知障碍老人照护技巧。一些曾经难以应对的照护困境开始变得简单，照护时间较长的照护者的自信心也得以提升。面对当前难以克服的困境，这些照护者也都比较平静，没有了当初的过分焦虑和绝望的心态。

每个认知障碍家庭照护者背后都是心酸经历。他们面临着常人难以想象的困境，承受着巨大的负担。在经历过照护初期的角色混乱和照护困境应对无力的阶段后，照护者对现在的照护情况和未来的生活的描述出现更多的积极词汇，诸如"满足""幸福""自豪""有成就感"等词语被大多访谈对象用在描述对未来的期许和现在照护工作的评价上。照护老人的过程就是一个收获"爱"的旅程。照护者能够体会到父母当年照护自己所付出的辛苦，也能够体会到自己的付出获得的成果，感受到被人需要。照护者应对认知障碍老人的照护困境就是一个经历"爱的回报""爱的付出"和"爱的收获"的旅程。正是因为有"爱"，帮助照护者挺过了难关，可以微笑面对照护困境。

对家庭照护者进行社工介入，可以通过个案心理疏导、家庭辅导等多种形式，为照护者提供心理支持，帮助他们缓解心理压力，正视照护老人所面临的困境，从容应对。

照护认知障碍老人是个漫长而复杂的过程，每一位照护者都承受着很多身心压力。作为一名照护者，其实应该首先学会照护自己，保持身体强壮和心理健康。一些认知障碍老人可能会有攻击性行为，这时候要学会保护自己，必要时，离开去另外一个房间。无论老人有多离不开你，都要给自己一些喘息的时间。可以寻求其他亲人和朋友或专业人士的帮助，让自己有时间去运动一下，做自己喜欢的事情。任何时候都要相信你已经尽力了，少你关注失去的，多关注积极的时刻，享受美好的回忆。

任何形式的体育锻炼活动都可以帮你减压并提高整体健康水平。即使每天只是10分钟，都是有帮助的。进行任何你喜爱的活动，例如园艺或舞蹈。

作为一名照护者，很难腾出时间给自己，但是要保持与朋友和家人的联系，参加自己喜欢的活动。

（刘　帅　纪　勇）

第二节　照护者的情绪问题与应对策略

认知障碍老人因所患疾病导致了认知功能下降、日常生活能力下降、人格改变、出现精神症状及行为异常等问题，疾病导致的特殊性使家属等照护者面临着生理、经济、社会支持、心理等多方面的照护负担。现在我国针对认知障碍疾病的社会医疗保障体系尚不健全，多数老人由家属照护，产生了很大的照护压力。照护者的心理健康问题愈发引起了人们的重视。有研究表明，照护负担、老人病情、躯体疾病、社会支持等是主要影响家庭照护者心理健康的因素。

一、影响照护者情绪问题的因素

由于认知障碍老人失去自我照护能力，照护者要对认知障碍老人的日常生活饮食起居进行无微不至的照护，包括更衣、保暖、个人卫生、进食、排尿便等，可以说是事无巨细、面面俱到。认知障碍老人生命质量的高低完全取决于照护者的精心照护，只有照护者身心健康才能完成认知障碍老人的照护任务。对于原来身体相对健康或者已有躯体疾病的照护者，长期的照护使得精力、体力耗损巨大，长期处于疲劳的状态，无暇休息，身心俱疲，本身更易出现生理上的疾病，心理负担也会加重生理疾病的严重程度，难以支持长期的照护。

另外，随着认知障碍老人疾病的进展，无论医疗费用，还是生活照护费用，均造成了巨大的经济压力，降低了照护者的生活水平。研究显示，非认知障碍老人的照护费用明显低于认知障碍老人，而且认知障碍老人的照护费用与疾病严重程度相关，且随着疾病程度的加重，照护者和老人的经济支出显著增加。照护者要承担大量的照护任务，影响了工作时间，其工作收入减少，甚至无法工作，没有收入，这些因素造成了认知障碍老人家庭照护者普遍较差的经济状况。经济条件差使照护者及老人的生活质量下降，不利老人病情，照护者心理压力增加，产生不良情绪。

照护者亦是社会的一员，需要履行社会职责，也期望得到社会的认可，实现其自我价值，长期的照护严重影响到其自身的工作及社交，没有足够时间与同事、朋友、亲戚等交流沟通，无法参加集体活动，使自己的社交范围越来越小，获得的社会支持亦越来越少，照护者因工作生活受限易对生活状况产生不满。或者社会对认知障碍疾病了解不足，不理解老人的异常行为，使照护者因老人的异常行为而感到难堪，刻意避免社会活动，亦或因照护产生的不良情绪而难以融入社会交往和活动，都会使照护者的社交负担加重，社会支持减少。社会支持少的照护者，症状自评量表（SCL-90）分数越低，可见社会支持的减少使得照护者产生更多的心理问题。社会支持力量增加，可以减轻照护者的照护负担，并且提高其生活质量。良好的社会支持有助于老人恢复健康，提高认知障碍老人照护者的照护积极性，提高照护者生活质量，减轻其照护负担，维护照护者的身心健康。

认知障碍老人本身的患病状态、身体状况使得照护者担忧，认知障碍疾病现在尚无有效的治疗方法，无法逆转。照护者目睹老人的疾病逐渐加重，意识到亲人渐渐在忘记自己，造成了极大的心理压力。如果认知障碍老人还合并有其他基础疾病，老人的健康状况就会变得更严峻，这使得照护者的负担加大，更易产生心理问题。

认知障碍老人因疾病造成的种种症状，如智力减退、精神行为异常、日常生活能力丧失，加之无法配合照护，甚至拒绝照护者帮助，不配合照护者，给照护者带来了很多意想不到的问题。认知障碍老人的异常举动不断重复，给照护者带来很多的重复劳动，使照护者时刻紧张不安。这刺激着照护者的情绪，打破了照护者原有的生活节律，极易影响照护者的心理健康，产生紧张、焦虑、抑郁、恐怖等不良情绪。有研究表明，使照护者产生心理问题的主要是老人的行为精神症状，如行为紊乱、昼夜节律紊乱、攻击行为、情感障碍、偏执、妄想等。老人往往会对照护者充满着猜疑、不满和怨恨，甚至有争吵、辱骂或伤人行为。照护者付出的一切没有相应的回报，多采用回避、顺从、幻想等消极应对方式，默默承受痛苦极易形成恶性循环，也会形成愤怒、敌对、怨恨等不良情绪，自身的心理健康受到损害。

对于专业养老机构中的照护者来说，认知障碍老人家属的期望值可能过高，造成了照护者巨大的压力。对于中重度老人来说，症状加重几乎是不可逆性的，付出和期望收效不成正比给家属造成心理上的落差，其家属的心情比一般养老对象的家属更复杂、焦躁，既为不能亲自照护老人而担心被亲戚朋友诬枉"不孝"，因不能亲自照护老人而产生负罪感，又恐亲人在养老机构中得不到好的照护而心存疑虑。在这种矛盾情感促使下，他们常会以主导者身份对照护者提出不切实际的特殊要求，干扰照护工作的正常秩序。还有部分认知障碍老人的子女或家属之间把因意见不合而产生的矛盾转嫁至照护者身上，致使照护者工作期间思想高度紧张、压抑。

认知障碍程度越重，患病年龄越小，照护者花费的的精力和时间越多，自己的空间和时间就越少，更容易出现心理问题，且幸福感更低。另外，女性照护者的负担明显比男性重，认知障碍老人的照护者多为女性，可能是因为女性在心理承受力、人际交往、沟通及适应能力方面可能相对较弱，且女性性格更加细腻，较容易受情绪、外界环境等因素影响，在处理老人相关问题时，更易采取情感为中心的应对策略，从而产生更大的心理负担。由于认知障碍老人的特殊性，照护者需要时刻围着老人转，感到疲惫不堪，照护工作的调配等问题极易引起家庭关系的紧张及不和谐，无形中造成照护者更大的心理压力。

若照护者对认知障碍疾病的认识不足，对照护知识和技能缺乏，难以及时辨别出老人的患病状态，遇到老人的异常行为往往束手无策或采取不适当的措施，反而导致事态更加严重，既不利于老人的病情发展，也不利于自己的身心健康，产生了巨大的矛盾，产生更严重的心理问题。

二、照护者情绪问题

下面主要针对照护者易出现的的情绪问题进行阐述，并提出应对策略。

（一）焦虑

认知障碍疾病现在尚无有效的治疗发法，无法逆转。照护者目睹老人的疾病逐渐加重，直至老人完全不认识自己，加之可能还合并有其他基础疾病，照护者会对病情产生担忧。老人突发意外事件（如走失、跌倒、自伤、伤人、毁物）无法预料，各种症状尤其是精神行为症状会给照护者带来极大的困扰，使照护者时刻处于紧张焦虑的状态。这时，如果照护者自身身体健康得不到保障或者老人为家庭增添了许多经济压力，会使照护者更加焦虑，从而导致失眠等生理问题，不良的情绪有了躯体上的表现，甚至形成恶性循环，加重焦虑。

案例一

> 患者男性，76 岁，5 年前诊断为认知障碍疾病后，病情不断进展，现已认不清亲属，也不认识平时照护自己的女儿。每次女儿从外面回来时，老人总会忘记女儿的身份，有时候以为是客人，有时候以为是小偷，甚至将女儿赶出家门。女儿每次从外面回家时总感到担心，不知道父亲又会有怎样的异常行为。女儿也时常担心父亲自己出门后走丢，担心父亲发生意外事件，不得不时刻关注父亲的行为，为父亲的行为而感到紧张，每天都十分焦虑，疲惫不堪。

（二）抑郁

照护者每天精心照护老人，遵医嘱坚持治疗，但病情未见明显好转，甚至逐渐加重，花费了大量的时间、精力后看不到明显的效果，对治疗逐渐丧失信心；在沟通交流时常常由于老人理解力下降、缄默不语、答非所问、自言自语等导致沟通障碍，照护者逐渐不愿与老人交流；照护者往往在精心的照护后不但得不到老人的理解和感激，有时老人反而会对其发脾气，拒绝照护，甚至摔东西，伤害照护者；照护者没有足够的时间交往，与同事、亲戚、朋友的沟通减少，得到信息的机会减少。所有种种使得照护者处于长期压抑的心境中无法自拔，造成抑郁情绪的发生。

（三）悲观绝望

由于认知障碍疾病的不可逆性，很有可能经过照护者精心的照护，老人病情仍无好转，老人对于照护者仍然不配合，会对照护者做出一些激越的行为。照护者囿于对老人的照护，自己的事业、家庭难以顾及，实现不了自己的社会价值。另外因给老人进行照护，家里面对巨大的经济负担，导致照护者觉得自己的人生一片黑暗，看不到任何希望，容易悲观绝望。

案例二

小张的母亲被诊断为认知障碍疾病，记忆力下降，经常走失，忘记回家的路，日常生活能力下降，自己做不了饭，经常忘了关火，买东西忘记找钱，衣服会穿反，会忘记已经吃过饭、洗过澡，会重复做一件事，生活上处处需要小张照护。为此小张放弃了前景不错的工作，每天花大量的时间用来照护母亲，与原来的同事、朋友联系越来越少。小张自己也发现自己谈论更多的是照护的事，与周围的朋友共同话题越来越少。渐渐地，小张很少同人交流自己的心境。由于辞去了工作，家里产生了巨大的经济压力。但是再找一份工作的话，小张已经难以跟上工作的节奏。母亲的病情一直在进展，越来越多的意外事件令小张迎接不暇，疲于应对。小张越来越觉得自己被母亲绊住手脚，自己的人生难以掌控，前途一片黯淡，不禁十分绝望，每天都闷闷不乐。

（四）怨恨

认知障碍老人照护十分辛苦，要承担很大的压力，使得家庭成员纷纷避而远之，容易推卸责任，导致家庭关系不和睦。照护者的辛苦照护难以得到家庭支持，容易产生怨恨的情绪。加之老人的精神行为会发生异常，有时老人有妄想等症状，并不配合照护，站在老人的对立面，对照护者恶语相向，甚至有人身攻击行为。照护者的工作得不到理解，更容易产生委屈怨恨的情绪。

案例三

患者男性，82 岁，6 年前诊断为认知障碍疾病，渐渐出现精神行为症状，愈发严重，经常认不清照护自己的子女，对子女的照护并不配合，拒绝沐浴等日常活动。每当子女们照护自己穿衣、沐浴时，总会恶语相向，甚至因不配合对子女造成直接或间接的伤害。老人总是猜疑子女要伤害自己，觉得子女喂的饭菜有毒，子女要偷自己的钱。渐渐地，子女们谁也不想再照护父亲，互相总因由谁照护父亲而产生矛盾，也越来越讨厌父亲，怨恨父亲的病，怨恨兄弟姐妹或其他亲属的袖手旁观。

（五）哀伤

当亲人罹患认知障碍疾病时，哀伤是一个很自然的反应。罹患认知障碍症的老人是亲近的伴侣、父母或朋友，当照护者越来越有失去他们的感觉时，哀伤的情绪就会油然而生。或者照护者才刚刚适应或是接受了老人让人困扰不已的行为时，另一个新的行为问题又出现了，让照护者的心情经常随之起伏，感到难过。当老人完全不认识照护者时，照护者会觉得非常的难过。

（六）负罪感

当老人的行为让照护者感到窘迫时，照护者可能会忍不住加以责骂，生老人的气，或是萌生要放弃继续照护老人，而将老人送到养老机构的念头。多数家庭的观念比较倾向于自己照护老人，把老人送至养老机构的想法或行为会使照护者陷于不孝的指责中。别人会认为老人都病成这样了，亲属竟然还想休息或者抛弃老人。照护者自己也会因为不能亲自照护老人而产生负罪感，感到对不起老人。

（七）愤怒

愤怒的情绪可能是错综复杂的，这种愤怒情绪可能是针对患者的，也可能是针对照护者自己的、医生的甚至是整个照护环境的。老人为照护者带来了巨大的负担，又难以配合照护者的照护。照护者为了老人牺牲了许多，却得不到回报。重复出现的难以纠正的异常行为使照护者愤怒。疾病不断的进展，照护者看不到疗效，会对医生愤怒。认知障碍疾病的社会支持难以得到保障，照护者很难得到周围人的支持，也会产生愤怒的情绪。

案例四

患者女性，67岁，患认知障碍疾病3年。记忆力下降渐加重，找不到回家的路，女儿教给老人多次自家的地址，老人仍然会忘记住址而走失。女儿怕母亲走失，禁止老人出门，老人并不配合，母女两人每天都会因此产生矛盾。老人总是忘记自己做过的事，洗完澡后总会再次洗澡，吃完饭后又会忘记自己已经吃过饭，又会去盛饭，甚至总尝试要开煤气自己做饭。每次女儿收拾好浴室或厨房的卫生后，总会被老人再次弄乱，女儿多次教育过老人不要自己尝试做饭，老人不以为然，总觉得自己可以做饭。这样重复不停劝阻，让女儿产生了许多重复劳动，女儿不禁对老人产生了愤怒的情绪。

（八）羞耻感

认知障碍老人会有精神行为的改变，有脱抑制的表现。患者可能在公共场合出现一些不适当的行为，会让照护者相当困窘，使照护者产生羞耻感。

案例五

患者男性，75岁，患认知障碍疾病7年。老人退休前是一名领导，举止端庄，行为有度，但患病后渐渐出现一些异常行为，做出一些不合时宜的举动。经常在公共场合讲一些别人的坏话，透露自己曾做过的不利于和谐的事，与人交流时经常情绪过于激动，与别人争吵，甚至有人身攻击的倾向。有时老人会不顾场合地讲一些轻佻的话，甚至会随地便溺，给照护者带来了很大的困扰，使照护者感到羞耻。

（九）孤独

为了照护认知障碍老人，许多照护者脱离了自己的社交生活，把大部分的时间都花在家里和照护老人身上。因此，认知障碍老人的照护者是孤独的，为了照护老人而与社会脱节，失去了自己的朋友，甚至无法工作。这种孤独感也使照护者很难处理好照护过程中所不断出现的问题。

（十）挫折感

认知障碍老人对照护者的照护不配合，且其异常举动不断重复，给照护者带来很多的重复劳动，可能刚刚教会老人做某事或形成某种联系，老人之后忘记了并又开始做出原来的异常行为，会使照护者产生极大的挫败感，灰心丧气。

（十一）淡漠

由于老人的异常行为作为一个刺激源长期存在，照护者长期处于紧张的氛围下，面对应激源的反复刺激，敏感性会下降。加上照护者易产生悲观绝望无助的情绪，会使照护者对事物变得淡漠。

（十二）恐惧

老人的病情逐渐进展，会使照护者感到渐渐失去自己的亲人。老人的病情越来越重，各种症状都渐渐出现，照护者不知道接下来老人会做出什么异常的行为，担惊受怕，长期紧张。每天花大量的时间在老人身上，会感觉自己的人生被老人困住，难以轻松，处于一种恐惧的心态中。

案例六

患者男性，73岁，自从5年前老伴去世，受到了极大的精神刺激，渐渐地出现了认知障碍。记忆力先是渐渐下降，日常生活能力丧失，最终认不清平时照护自己的子女。老人总觉得自己家的窗户一旦打开，就会有小偷进来，于是每天都守着窗户，不让开窗，每当窗户打开时，总会大喊："有小偷！有小偷！"，给家属带来极大的困扰。后来老人开始怀疑有人要害自己，总会抱着菜刀，有时会挥舞手中的刀，仿佛看到了什么人一般。老人有时还告诉子女，自己能看到去世的老伴，并且跟老伴进行对话，在家属看来老人经常在自言自语。老人这种行为的异常，引起了家属的恐惧，害怕老人做出离谱的举动。

（十三）躯体化

照护者的心理健康得不到保障，不良的情绪会影响身体健康，照护工作本身就十分辛苦，产生极大的心理负荷，会导致产生躯体的疾病或原有的躯体疾病加重，不良情绪最终在躯体疾病上有所体现。

（十四）偏执

照护者可能对治疗的期望较高，当老人的表现与照护者的期望不符时，照护者往往会变得偏执，一厢情愿式地想要老人的病情转好，想要老人的行为转为正常，但这是很难做到的。

（十五）激越

照护者长期背负着巨大的照护负担，压力过大，难免心情烦躁，遇事难以冷静客观地分析，从而有激越的行为。

（十六）回避社交

照护者长期和老人相处，关心的都是照护相关的问题，无暇去维护人际关系，失去了和朋友相处的时间，会慢慢和社会脱节，自身事业发展也受限，会使照护者觉得自己难以得到周围人的尊重，难以与人正常相处，从而回避社交。

除了以上情绪问题，照护者可能会还有强迫、人际关系敏感、自我评价降低等问题，甚至有精神疾患的倾向。

三、照护者应对策略与干预方法

（一）心理干预

研究表明，积极的心理干预可减轻照护者心理负担，显著提高其生活质量。目前开展的心理干预主要是对照护者的心理疏导、心理卫生知识教育，形式主要有建立心理档案、讲座、座谈会、集体联谊会、志愿者陪聊、义诊、家庭访视和电话随访，以及到相关机构进行心理问题的检查、诊断、治疗、康复。

若照护者感到自己有不良情绪，可以多与身边的人沟通，通过交谈倾诉，获得鼓励与安慰，或者通过其他渠道缓解自己的不良情绪，获得精神支持。不妨多关注社区开展的心理讲座、志愿者活动，浏览专业的网站或查询相关书籍，学习使自己心情放松的办法。比如，进行松弛练习，即按一定的练习程序，学习有意识地控制或调节自身的心理生理活动，以达到降低机体唤醒水平，调整那些因紧张刺激而出现紊乱的功能，具有良好的抗应激效果。在进入放松状态时，心情轻松愉快，有全身舒适的感觉。还可以进行音乐疗法，听一些特别的音乐，运用音乐特有的生理、心理效应，使自己放松，达到消除心理障碍、恢复或增进心身健康的目的。还可以给自己以积极的暗示，改变自己的消极观念，向有经验的人求助，获得一些有效的缓解心情的方法。照护者可以寻找照护过程中的正性情绪，比如老人的一句"谢谢"或一个笑容、亲人的一句鼓励、邻居的宽容和理解。多发现这些正性的情感，用积极的态度看待照护，有助于自己的心理健康。最后还可以寻求医生的帮助，到专业的医疗机构进行检查、诊断、治疗等。

（二）身份识别

照护者要及早识别认知障碍、了解预后和如何科学地给予支持性照护。一个重要的内容就是如何对待老人以及自身角色的变化。照护者要了解老人的患者身份，并能够识别出自己从一名家庭成员的身份变成了一名照护者的身份。家属发现老人发病的第一个症状通常是忘记最近发生的事情，并且在处理日常生活以及从事过去熟悉的工作时出现困难。老人也可能会出现混淆时间、在熟悉的地点迷失方向、做事时缺乏主动性、对事物不感兴趣、做事犹豫不决、神智混乱、人格改变行为异常、判断力下降、说话时找不出恰当词汇来表达以及思维能力减退或对一些指令无法遵从等症状，这时家属应警惕识别出认知障碍，及时带老人就诊，同时意识到自己即将变为照护者的身份。照护者要不断调整自己的心态。照护者在照护认知障碍老人中会遇到各种各样的矛盾困难，需要经常处理突发事件。照护者遇事要有条不紊，始终以饱满的情绪、健康的心理和坚定的信心做好照护工作。照护者正确看待自己的身份，树立对老人的正确态度，这能减少照护外的精力消耗，减少照护者的心理压力，有助于照护者心理健康。

案例七

　　王奶奶，78 岁，是一名退休教师，之前经常参加社区活动，讲究家居整洁，爱收拾。最近，王奶奶的家人就发现老人性格和行为有些异常：经常会手上抓着钥匙却四处寻找钥匙，东西也经常随处乱放，却常常责怪孩子把屋子弄得乱七八糟。把电视机遥控器放冰箱、下楼忘了关煤气、去菜场买菜走到楼下却不知道自己要干什么事情也时有发生。子女以为老人年纪大了，总会记性不好，未引起重视。老人渐渐地不爱说话、不爱出门，社区活动很少参加，好像对什么都提不起精神，子女以为老人只是变得懒一点而已。有一次，老人下楼散步后，深夜也没回来。家人下楼去寻找，发现老人在楼下不停地转悠。当儿女问她为何不回家时，她说不知道家里住几层楼。这时，家人才意识到问题的严重性，连忙带老人到医院就诊，被诊断为认知障碍类疾病。子女们才意识到老人最近的异常表现是疾病导致的，并非只是年纪大了、变懒了。随后子女们都抽出时间对老人进行照护，陪老人到社区活动中心与其他人一起参加活动，陪老人下棋、跳舞、遛弯等，同时参照医嘱进行药物治疗，希望老人的病情能得到控制。

（三）照护者技能教育

在药物控制了老人的精神症状的前提下，给予照护者多方面综合教育和支持，能更有效地减轻照护者负担，有利于照护者的身心健康。

先要对照护者进行评估，找出日常照护中存在的问题，针对问题提出教育方案。其次，教育应贯穿疾病整个过程的始终。当然，在疾病发展的不同阶段，针对照护者的不同需求，教育和支持的侧重点应有所不同。

在疾病初期，照护者要更多地获取专业支持的方法和途径，如提供相应咨询和服务的专业网站等。照护者要了解相关健康知识介绍，了解认知障碍的病因及症状，学习认知障碍疾病进展的相关知识，提前了解老人经常出现的抑郁、焦虑、顽固、易激惹、淡漠等表现。因此，对他们出现的异常举动要理解，不能用命令、禁止的语气。照护者要学会如何处理与老人之间的争执，如何做对老人来说最恰当的决定。认知障碍老人家庭照护投入体现在穿衣、吃饭、照护外表、帮助如厕/沐浴、与老人交流、帮助使用交通工具、监督老人等方面，相关的照护技能培训可有效减轻照护者负担。照护者还要学会控制紧张及压力的方法，应对老人行为问题的策略、解决问题的能力及训练其掌握认知重建技术。比如可以进行各种角色扮演，如以团队演练的形式练习如何处理老人的行为问题，练习当生活发生改变时自身相应的情感体验等。通过干预使情感表达水平降低，增进家庭成员之间的交流，减轻负性情绪对照护者的影响。经过这种技能训练干预，照护者可自觉健康状况提高，照护负担减轻，生活质量及幸福感知方面显著改善。

当疾病进展至晚期时，老人完全依赖他人并丧失生活能力，记忆力严重衰退，身体状况越来越差，可能出现不能独立进食，不能辨认家人朋友及熟悉的物品，出现明显的语言理解和表达困难，在居所内找不到路，行走困难，尿便失禁，在公共场合出现不适当的行为，行动开始需要轮椅或卧床不起。此时照护负担最重。所以，在疾病晚期，照护者如果能有喘息的机会，有时间和亲人、朋友及其他照护者沟通，能明显减轻照护者的负担感，改善他们的心理健康状况。

综上，照护者可以留意一些专业的照护技能指导网站或书籍，积极参与社区举办的相关讲座、义诊或者病友会交流活动，也可以向专业的医务工作者寻求帮助。一旦照护者的照护技能水平得以提升，在照护认知障碍老人时学会适宜的方法，可以提高照护的效率和质量，才能举重若轻，减低照护负担，有利于照护者的身心健康。

（四）对认知障碍老人的干预

如果老人的病情能够得到缓解、病情发展得到控制，其认知能力、日常生活能力、精神行为都能得到改善，这将提高其对照护的配合度，照护者的照护压力也可以减少，反过来促进照护者的心理健康。

要使老人的病情得以改善，首先是对记忆障碍进行干预。照护者可以强化老人的记忆锻炼，鼓励老人回忆往事，与老人一同看老照片，回忆年轻时的事，鼓励老人看电视、读报，保持良好的社会互动，鼓励老人多与外界互动，从而刺激老人的大脑多进行记忆活动。此外，还可以协助老人确认现实环境，以减少环境辨认的难度。

其次是对智力障碍的干预。可为老人制订切实可行的功能训练计划：语言、计算及理解的功能训练，做到循序渐进，反复强化，持之以恒。做简单的认图、折纸、计算、物品分类等活动，每日益智训练不少于30次。要鼓励老人参加无竞争性且又适合自身速度的集体活动，促进智力恢复及提高。

还要做日常生活能力的训练。根据病情严重程度，选择老人熟悉且与日常生活方式密切联系的生活内容，比如认路、自己吃饭、沐浴、穿衣，训练老人日常生活自理能力。

最后，目前虽然尚无可以治愈老年性认知障碍的药物，但某些药物能够相对减慢老人病情的进展，部分改善其临床表现。通过药物及其他治疗方法干预来改善老人的精神行为症状。

通过以上干预，老人的身体状况、认知与智力、行为精神症状得到改善，配合度得以提高，患者的生活质量提高，可以减轻照护者心理负担、改善心理问题。照护者可以向专科医生、照护者及其他相关专业人员索取更多相关信息，减轻自身的压力。

（五）社会支持性干预

照护者的社会支持来源于正式支持和非正式支持。正式的社会支持指来自国家福利系统的支持、正式机构提供的照护和专业人员的服务等。社区卫生服务机构（尤其是社区护理人员）应高度重视家庭照护者的心理方面的问题，积极给予相应的心理健康指导，可以减少照护者的心理问题。非正式支持是指照护者向家人、朋友以及周围有着相似经历的人们寻求支持，如向配偶、子女、亲属、朋友、同事等寻求帮助。研究显示，其他家庭成员对照护任务的分担，可有效降低主要照护者的负担感，亲友的情感支持和慰藉可增强照护者的积极体验；向其他有相似经历的人寻求帮助，为照护者提供了一个相互鼓励、交流信息和学习有效的压力应对策略的平台，减少其社会隔离感。了解老人及照护者家庭情况，积极消除家庭中可能存在的不和谐照护因素，帮助建立完善家庭支持系统，能有效减轻照护者负担。此外，被照护者本身也是一个非正式支持的重要来源，其提供的日常帮助和情感支持能有效降低照护者的负担感。被照护者的支持是一种有效的积极反馈，使照护者觉得自己的付出值得，对照护形成积极的理解。综上，通过增加社会支持力量，可以减轻直系亲属的照护负担，并且提高其生活质量。良好的社会支持有助于老人恢复健康，提高老人家庭照护者照护知识和技能，维持其身心健康，从而提高照护者生活质量，减轻其照护负担。

除了照护者自身要善于寻求社会支持外，我们更需要根据基本国情、资源程度，从医疗机构、医保部门、社区保健、认知障碍治疗、照护者培训与支持、公众教育、多学科合作、国家政策和立法等多个角度采取行动，为认知障碍患者及其照护者提供更健全的社会支持系统，提供更全面、更人性化、更切合实际的照护。

（六）预防干预

目前并未找到治疗认知障碍的有效方法，但指导工作越早介入，对家庭照护者提供的帮助越大。研究表明，对老年人群常见病、多发病的知识普及，开展以社区为基础的机构化照护服务，加强社区义务工作者对认知损伤疾病的认识，能让照护者及早获得准确的疾病知识，采取更为积极有效的应对措施。照护者多参加社区举办的疾病知识普及、照护技能培训等，能有效预防疾病发生，延缓疾病进展，从而减轻照护者自己的照护负担并促进老人及自身的长远健康。

（七）沟通交流的干预

随着疾病严重程度的发展，照护者越来越难与老人进行交流。认知障碍老人的交流障碍最初常常表现为轻度的找词困难，或者是跟不上谈话的节奏，理解速度和表达速度减慢。早期老人往往会认识到这些问题，在与别人交流时常会感到无奈和挫折，在这阶段，使用记事本等协助记忆的方法可以改善老人的交流能力。要认识到，只要老人能够进行交谈，就要持续不断地给他语言交流上的刺激。此时，应该鼓励老人表达自己的不适和主诉，因为随着病情的进展，老人正确表述自己感受的能力会随之减退。交流困难使老人不能正确表达他们的躯体不适与各种需求，使照护者在照护工作中不断遭受到挫折，这时照护者就要加强自己的倾听和理解能力，并对老人提供感情上的支持。随着疾病进展，老人的交流能力衰退得更为明显，而任何外界应激和压力都会使症状加重。由于老人与别人交谈和理解能力不断衰退，老人会逐渐退出自己所拥有的社会活动与交流。虽然如此，在这一阶段也应该鼓励老人多参加一些社会交往活动，以保持老人尚存的交流与沟通能力。可以让其参加一些时间不太长、人数又不太多的社会活动。与老人起追忆往事也是鼓励老人交流的一种很好的方法。晚期老人往往不能表达自己的需求，也不能理解别人话语。非言语性的交流更凸显其重要性。照护者必须从老人的只言片语或身体语言中去领会老人的意图和不适表现。另外，由于老人经常出现妄想等精神行为异常，适当的沟通技巧也是照护者所需要掌握的。

● 案例八 -

　　某患者自从得了认知障碍疾病，总是怀疑有人要偷他的钱，于是每天都把身上的钱藏起来。家里的衣柜里、床下面、抽屉里处处都能找到老人藏起来的钱，但是老人把钱藏起来后又总是忘记钱放在哪，便以为是被人偷走了。一开始家属总告诉老人，并没有人偷钱，是他自己藏起来了。但老人坚信是被人偷走了，家属如何解释都不听，情绪越发激动，甚至开始怀疑家属。后来家属意识到对老人要讲求方式方法，不能一味按正常思维行事，再遇到这种情况时，就回答说，确实是被小偷偷走了，不过警察已经帮忙找回来了，并带老人找到藏好的钱，从而使老人的情绪得到安抚。

　　可见，对于认知障碍老人，不能像对待正常思维的人一样只讲道理，适当的沟通技巧是十分重要的。沟通与交流是保证与认知障碍老人建立良好关系、实施有效照看/护理的关键环节。采用积极的交流方式与老人沟通，避免负性情绪的不良影响。比如，在疾病早期，鼓励老人的自我表达；随着疾病的进展，老人正确表述自己的能力逐渐减退，照护者就应加强自己的观察和理解能力，并及时给予老人感情上的支持。另外，邻里之间的相互交流对家庭照护者的行为方式也有着影响。因此，训练家庭照护者与邻居以及周围其他人的沟通，避免来自于周围的负面影响也很重要。随着网络的普及，相比于面对面的传统方式，网络教育能有效地帮助家庭照护者减少抑郁、焦虑的情绪，提高他们的照护效率，减少健康花费，提高老人和家庭照护者的生活质量。

（八）综合干预

　　单一干预方式对于缓解照护者的情绪问题的效果有限。有证据表明各种干预方式的组合显著地改善了照护者的负担、抑郁、主观幸福感等方面，所以综合干预要优于单一的干预方式。多元化干预模式同时针对老人和照护者，并可以结合不同的策略，为照护者提供多样化服务和支持，较狭隘单一的干预产生更大的影响，可更有效地改善照护者的不良情绪。

（刘　帅　王晓丹　吴　昊）

第三节　喘息服务

一、喘息服务研究背景

在老龄化席卷全球情况下，越来越多的老人将需要他人进行日常生活帮助。虽然 80 岁的老人不一定会丧失个人独立性，但老人的照护需求可随年龄的增长而增加。因此，越来越多的家庭将无力照顾的老人送入机构，由机构代为照护；但有些学者认为机构照护容易造成社会疏离及政府的财政负担，老人也多倾向于在家养老。在这种情况下，社区照护逐渐取代了家庭照护的主导地位。喘息服务（respite care）作为支持家庭照护者的一部分，成为许多国家和地区应对老人照护问题的政策举措。早在 1995 年，英国出台了《照护者认可和服务法案》，之后又陆续出台了《照护者平等机会法案》和《工作和家庭法案》等，通过立法对家庭照护者给予政策支持。其中规定，照护者可以获得托管照护、家务帮助、心理辅导、照护者互助等喘息服务。2003 年，芬兰超过 13.3 万名 65 岁以上的居家老人需要照护帮助和支持，除了少部分老人接受了家庭照护津贴和现金待遇外，政府尤其是地方政府给予家庭照护者最重要的正式支持方式是喘息服务。在欧洲国家，喘息服务包括了一系列的服务，如日间照护、机构喘息服务和居家喘息服务，喘息服务经常被视为老人"照护包"中的一个组成部分。此外，美国、韩国、新加坡等国采取喘息服务政策已成为老人家庭照护的支持政策。在我国以居家为基础、社区为依托、机构为补充、医养相结合的养老服务体系已初步形成并不断完善。《"十三五"国家老龄事业发展和养老体系建设规划》中指出："大力发展居家社区养老服务""逐步建立支持家庭养老的政策体系，支持成年子女与老年父母共同生活，履行赡养义务和承担照料责任"。有学者指出，需要养老服务的老人口结构和养老服务的提供，可比作正反两个金字塔：失能老人虽然数量少，但却需要更多的关怀照护。我国目前 90% 的老人处于居家养老状态。常言道："久病床前无孝子。"有失能老人的家庭，家庭成员往往是首要照护资源，日复一日的重压让照护者不堪重负。如何让失能老人的家庭照护者得以喘息？在很多老龄化较为严重的国家和地区，喘息服务已成为养老服务体系的重要组成部分，但在我国喘息服务还是一个新鲜事物，因人员、资金、观念等问题，其在发展中依旧面临不少困难。因此，推动喘息服务介入失能老人家庭照护显得尤其重要和迫切。

二、喘息服务的概念、分类、时间、内容及其社会支持

（一）喘息服务的概念

大量研究表明，家庭照护者在老人的照护中承担了巨大的责任，面临着照护角色难以维持的困难。然而在政策层面上，对于家庭照护者的政策支持较少，更多是对被照护者问题的回应和支持。那么怎样让家庭照护者维持照护老人的角色，减轻照护负担，同时满足老人的照护需求呢？喘息服务作为家庭照护支持的一种方式，已成为学者们关注的焦点之一，也成为政府支持家庭照护者政策中的重要组成部分。喘息服务起源于 1970 年，最早出现在美国，中文翻译为喘息服务、临时性照护、暂时性照护等。Van Exel 认为，喘息服务是一种干预措施，旨在为非正式照护者提供支持来暂时减轻其照护负担以增强或恢复其重新提供照护服务的能力。Griffith 提出，针对长期照护者，喘息服务通过提供短暂性、临时性的照护服务，让主要照护者可以获得短暂休息的一种服务。Shaw & McNamara 等将喘息服务定义为：一种提供给家庭照护者的任何形式的干预措施，旨在使家庭照护者从其照护角色中获得一种"间歇"的休息。澳大利亚健康和福利研究所认为，喘息服务是一个主要为了让家庭照护者或被照护者从他们平时的照护安排中获得一个短期的、间歇性的、替代性的照护安排。虽然喘息服务定义尚未统一，但大多数家庭照护研究发现，喘息服务对照护者与被照护者都是有益的，因此需要提供更高的质量、数量、多样性和灵活性的喘息服务。同时，喘息服务在以下方面存在共识：首先，喘息服务支持的对象是照护者，在现实中尤指家庭照护者；其次，支持方式为所有可以暂代照护角色的行为；最后，喘息服务的目的是实现暂时性角色替代，最终缓解家庭照护者的压力和负担，让他们重新回到照护的角色中。综合各个学者的定义，可以将老人喘息服务概括为，一种由国家或者社会通过向老人提供短期的照护，使家庭照护者能够获得短暂的休息、参加社会活动、远行、拜访朋友等机会，暂时从照护角色中转换出来的一种替代性照护安排，也是老人获得专业照护服务的一种途径。从 20 世纪 60 年代开始，发达国家如澳大利亚率先推出居家养老喘息服务的实施标准，政府优惠补贴成本一半。美、英两国完善并推行了居家养老每年一周的喘息服务。我国对于喘息服务的研究起步较晚，目前喘息服务主要应用于失智和失能老人家庭，即由政府或民间机构为主体，成立专门的队伍，为老人提供临时的照护服务，或是请专业人员去家中照护，或是把老人接到养老院照看。

（二）喘息服务的分类

依据提供照护服务的地点不同，喘息服务可以分为居家喘息服务和机构喘息服务。居家喘息服务是由正式照护者进入家庭提供替代性照护，陪伴被照护者或者带他们外出。居

家喘息服务以家庭为载体，可以让被照护者保留在熟悉的家庭环境中得到照护，在照护过程中仍然处于"家庭生活的节奏"中。与居家喘息服务不同，接受机构喘息服务的老人被短期安排进入住宅式照护设施中接受照护。机构喘息服务可以依托于日间照护和短托等形式的家庭外部照护设施，也可以依托养老机构、医院等大型、长期入住的设施，老人在设施内获得照护服务，但老人获得的照护是短期性的。虽然两者均为减轻家庭照护者负担的服务支持方案，但在国外喘息服务的实践中，相较而言，家庭照护者对居家喘息服务评价较高。澳大利亚学者 Neville 和 Byrne 调查发现在 2003—2007 年的 4 年中，尽管机构喘息服务的使用在澳大利亚老年照护设施中增加了四倍多，但是它仍然缺乏人气，仅有 63.8% 的照护设施被家庭照护者使用。主要原因有如下几方面：被照护对象不愿意接受机构喘息服务；被照护者的转诊流程烦琐；家庭照护者相信别人可能更需要；服务提供者没有认识到参与者的喘息服务需求服务可用性有限，缺乏灵活性，服务质量难以估计。相对来说，选择居家喘息服务的照护者多于选择机构喘息服务的照护者。在我国由于财力有限、照护者短缺以及养老服务机构不健全等原因，目前我国喘息服务只是通过购买服务的方式，针对少数高龄、特困家庭的老人开展。

（三）喘息服务的时间

喘息服务的时间根据其模式而定。居家式喘息服务一次服务持续时间通常是几小时，如我国台湾地区大致为 4 ~ 6 小时，澳大利亚每周 1.5 ~ 5.0 小时。社区日间照护中心的时间为 12 ~ 24 小时，而养老院或护理院通常采取定期计划的形式，持续服务时间一般为几天或者几周。澳大利亚一项关于认知障碍老人照护者使用非居家式喘息服务的调查显示，照护者平均使用喘息服务持续时间为 3.1 周。

（四）喘息服务的内容

虽然喘息服务会根据不同的服务对象使用不同的喘息服务内容，但是基本的内容相同。大致主要分为两方面内容：一种是居家式喘息服务的内容，主要包括生活照顾、家政服务、精神慰藉三大类，具体内容包括送餐、助浴、巡诊、康复锻炼、陪送看病、打扫卫生、洗衣、陪老人聊天等；第二种是机构式喘息服务的内容，除了给予被照护者日常生活照顾外，还提供专业照护、治疗、营养及社交活动服务。此外，为照护者搭建与临床医生咨询健康的渠道、举办照护技能培训班、成立照护者支持团体或安排短期的郊外旅游项目也是机构式喘息服务的内容。

（五）喘息服务的社会支持理论

20 世纪 70 年代，有关社会支持的研究被提出，最初较多地应用于精神疾病及医疗康复领域。它主要研究在社会网络中哪些社会关系可以为个体提供支持，这种支持如何提供，资源在支持网络内如何流动，以及如何建构支持网络等问题。社会支持是一个多方面的概念，难以定义和衡量。虽然这个概念已经被广泛研究，但理论家和研究者在其理论和操作定义上几乎没有一致意见。因此，其概念仍然模糊，几乎任何推动社会互动的事物都可以被视作社会支持。穆光宗提出，为需要帮助的群体提供的社会支持包括两种：第一种是正式支持，来自政府、社区及相关机构，是制度化、社会化的支持模式；第二种是非正式支持，主要指来自家庭成员、亲属、朋友邻里和志愿者服务等所提供的支持和帮助。在喘息服务介入失能老人家庭照护的研究过程中，我们将失能老人及其家庭照护者看成一个需要社会支持的整体。依据上述定义，在社会支持层面中，将正式支持层面主要界定为政府和社区，非正式支持层面主要界定为亲属、邻里、志愿者组织等。

三、喘息服务介入失能老人家庭照护的必要性及作用

在我国人口老龄化日益加剧的背景下，失能老人得以享受一个有尊严的晚年生活需要长期照护保险制度的保障，但在我国，长期照护保险制度还在试点阶段。因此，具有应急作用的喘息服务介入失能老人家庭照护就显得十分必要且作用巨大。

（一）必要性

1. 人口老龄化背景下失能老人社会照护资源不足　2016年7月民政部公布的数据显示，截至2015年底，我国60岁及以上老龄人口已达2.22亿人，占总人口的16.1%。这说明我国已经进入老龄社会，这一趋势将在未来30年呈加剧态势。其中，65岁及以上人口近1.44亿人，占总人口10.5%，而我国失能失智老人已超过4000万人。预计到2035年，全国老人口年均增长约1000万人，总量将达4亿人左右，其中80岁以上的高龄人口年均增长100万人以上，老龄化压力不断加大，照护需求不断增多。根据老人的居住地和照护服务提供者的不同，可以将老人照护分为3种基本形式：①居家照护；②社区照护；③机构照护。上述3种形式中，后两种限于公民接纳能力和政府财力等多种因素，其覆盖人群有限。居家仍然是我国老人养老的主要场所，家庭成员或亲友成为承担照护工作的主体。

2. 家庭结构小型化，家庭照护的人力资源匮乏　计划生育政策的实施使得"独生子女"成为家庭主力的时代来临，家庭规模的小型化使得传统家庭照护的人力资源极其匮乏。照顾第三代和工作、生活上的压力增大使得子女对于承担老人的照护往往感到力不从心。此外，受功利主义与利己主义的影响，传统孝道文化受到强烈冲击，出于自身利益考虑不愿承担赡养老人责任的情况屡见不鲜。因此，愿意且有能力充当失能老人的照护者的家庭照护人力资源呈现短缺化趋势。

3. 失能老人家庭中照护者与被照护者身心压力大　在社会快速发展、生活成本不断提高的现代社会，不少照护者在经济、心理、精力等方面都面临着照护老人的巨大压力。然而，不管照护者是子女还是配偶，他们再有孝心和耐心，在长期的照护压力下也偶有想换个环境放松一下的时候，以缓解心理和身体上的疲倦。另外，智力正常的失能老人由于长期拖累子女，心里有愧疚感，因此会出现选择极端方式来结束自己的晚年。

（二）意义

1. 喘息服务使照护者得到喘息机会　临时性托养照护、短时替代照护等照护服务项目，可以使家庭照护者在没有后顾之忧的情况下，暂时性地摆脱照护的压力。根据实际情况和本人意愿提供完善的喘息服务，让照护者得到喘息的机会，照护者可以与朋友或其他家人外出活动、短暂休假、参与重要的社交活动，从而帮助照护者舒缓压力、调节心情、恢复自信、满足自我实现的需要（图9-1）。

2. 缓解被照护者的心理压力　当前，由于社会养老资源不足，许多老人只能在家里养老，大多数失能认知障碍老人还长期需要人照护。长期被照护的失能老人会觉得拖累了子女，从而产生巨大的心理压力。子女能离开一会儿，也是对老人的一种心理减压。实践证明，喘息服务不仅能够使照护者得到短暂休息，减轻身体和精神上的压力，回归自身的正常生活，而且也能够使得被照护老人排除寂寞，获得更好的健康状态，从而使得日后能够继续更好地居家养老。

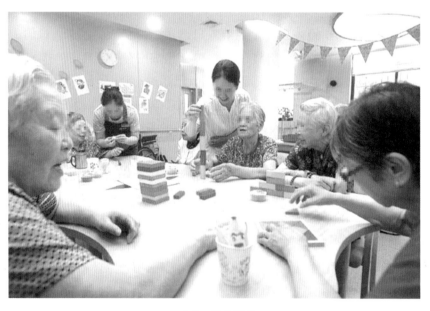

图9-1　喘息服务

3. 学习照护技能，提高照护质量 良好的照护需要相关专业知识和技能的支持。失能老人家庭照护的过程中，扮演主要照护者角色的一般是老人的配偶和子女，他们大多数没有受过专业的照护知识培训，因而大部分人认为对待老人只要体贴、耐心、细致就足够了，在专业医疗照护上往往心有余而力不足。喘息服务可以帮助家庭照护者在得到喘息的同时，还能使其有时间得到基础照护、生活照护、饮食照护及康复锻炼等技能的培训。

四、国内外喘息服务的相关研究及启示

（一）国内外喘息服务相关研究

随着研究领域的不断拓展，国（境）外享受喘息服务的人群由认知障碍老人、脑损伤患者、失能老人的主要照护者，扩大到自闭症儿童、智障儿童等的主要照护者。就目前来看，国内外对于认知障碍老人的喘息服务趋于相同节奏。截至 2017 年，全球约有 4680 万人患有痴呆，患病人数每 20 年将会翻一番。预计到 2030 年，认知障碍老人的人数将会达到 6570 万和 2050 年的 1.154 亿人。几乎所有认知障碍患者都是在他们的社会生活中接受到来自家人、朋友、邻居（所谓的非正式照护者）的照护。例如，在澳大利亚，70% 的痴呆患者居住在社区中。尽管这些非正式照护者可以为政府节省大量资金，但他们所承受的负担和压力使其面临较大的身心健康问题风险。随着认知障碍患者的人数增加，在未来几十年内非正式照护者的数量也将增加。照护患有认知障碍的老人是一种负担和任务，并且会引发与身体和心理社会相关的问题。几十年来，有研究表明了这一点，认知障碍老人的照护者去医院或者访问医疗保健专业人员的次数更频繁，伴随有更多的健康问题，比他们的同龄人服用更多的药物，而且经常遭受社会孤立。这也会增加对社会的高度财务压力。从另一角度来说，随着认知障碍老人出现进行性记忆力减退和可能逐渐出现的多系统疾病，认知障碍老人的日常照护会更加艰巨，其住院次数随之增多。认知障碍老人会更依赖非正式照护者，希望可以长期留在他们可信赖的环境中。照护者是可以最大限度地提高照护者和认知障碍老人双方满足感的人，因为他们是最能够分辨出认知障碍老人独特的需求和欲望的人。

目前，国内外还没有对家庭照护者有一个明确而统一的定义。一般而言，女性似乎成为了家庭照护者的核心人员，且其服务大多"义务"或免费。我国对于家庭照护者也没有明确的界定，但学者对此的认定一般是：不论年龄大小，只要是为因年老、疾病、身心障碍或意外等而失去自理能力的家人提供照护的人员，就是"家庭照护者"。随着我国人口老龄化进程的不断加剧，失能老人家庭照护者已成为非常重要且亟须关注的群体。国外研究表明，非正式照护在老人的长期照护中一直占有极其重要的地位。在欧洲，非正式照护者在长期照护中的贡献超过了 3/4，非正式照护者的人数至少是正式照护者的两倍。研究者对

非正式照护的经济价值估算显示，2015 年英国照护者贡献的经济价值是 1320 亿英镑，接近英国年度卫生总支出。在美国，近 5 人中就有 1 位成人为 50 岁以上的亲戚或朋友提供非正式照护。考虑到未来老龄人口的发展和大多数国家公共预算的压力，以正式照护完全替代非正式照护既不可行，也不可能。

比利时根特大学曾针对认知障碍老人的非正式照护者进行的一项回顾性研究发现：向认知障碍老人的非正式照护者提供支持，可以提高照护者的满足感以及延迟被照护者进入机构照护安养。该研究发现，日间照护服务可有效减少认知障碍老人的照护者负担和行为问题，但同时也加快了被照护者进入机构照护的时间。临时照护的结果相当复杂，对照护者和被照护者都表现出意想不到的负面影响。日间照护肯定是最容易被照护者和被照护者接受的调查类型。对于照护者而言，日间照护的使用会减少照护者的负担以及其他相似的压力相关因素。对于被照护者，日间照护是有效的方法，因为它还可以减少被照护者的行为问题，并可能改善睡眠质量。

（二）国外经验对我国喘息服务发展的启示

从外国经验出发结合我国特色，寻找出以下 4 个方面的突破方向。

1. 加强有关喘息服务的立法　我国应该先在国家层面制定喘息服务法，针对喘息服务的标准、程序、内容、收费等进行明确规定。各地应出台具有地方特色的喘息服务行动法规。

2. 加强人才队伍建设　喘息服务工作人员应具备较高的专业素质和学科背景。喘息服务工作人员在上岗前应接受岗前培训，包括专业技能、道德素养、沟通交流。日常也要安排一些常规培训学习，包括基本沟通技巧的培训、照护技能的学习、国内外先进喘息服务经验的借鉴等。

3. 扩充人力资源　喘息服务的开展不仅需要专业人员的专业服务，也需要社会各界的积极关注和参与，社会志愿服务者的参与也是广大群众了解及帮助喘息服务的一种有效方式。

4. 促进服务系统化与个性化　建立对家庭照护者和照护对象的事先调查制度。想要做到服务的系统化与个性化就必须详细记录好每一位照护者与照护对象的情况，对照护者的不同需求进行归类，定期为相同需求的照护对象提供服务这样既能达到个性化又能做到资源的节约。

五、我国发展喘息服务的社会支持现状

我国上海、南京、杭州等地区已开始积极发展"喘息服务"（表 9-7）。例如，2016 年

10 月，上海市编制审定了《上海市老年宜居社区建设细则》，在前期试点的基础上，选定 40 个社区扩大试点，适时推出了喘息服务。2016 年，南京有养老机构尝试性推出包括喘息服务在内的"短期寄养"服务，与遍布社区的居家养老服务点结合，为居家养老提供专业服务和支撑，覆盖从自理老人到重度失能、认知障碍老人全人群，可提供照护预防、居家安养、日间照护、短期寄养、喘息服务、长期托养等全梯度服务，发挥家门口养老院的养老枢纽站作用。

表 9-7　喘息服务在我国发展的社会现状

主体	措施
政府	出台有关正常，采用政府购买方式，提供喘息服务
社区	提供培训；提供服务地点；负责审查申请人能否享受服务资格等具体实施工作
亲属、邻里或志愿者组织	没有形成正式的邻里互助，也不存在长期稳定提供服务的志愿者组织。仅在日常生活中，当失能家庭确实急需帮助时，亲属、邻居或志愿者会临时代为照护失能老人

（一）浙江省杭州市的喘息服务

2011 年，西湖区在全国率先试水"喘息服务"，采用政府购买方式，为长期卧病在床的失能老人，提供临时性替代照护服务。该"机构喘息服务"在西湖区社会福利中心实施，享受"喘息服务"老人可以得到高水平的照护，还能做康复性治疗，每日菜单也是营养师专门设计的。一个月 3600 元的照护费，则全部由街道承担。如果老人不愿去机构接受喘息服务，就把喘息服务请进家来，从而获得"居家喘息服务"。目前，杭州市喘息服务的社会支持主要来自政府、社区以及亲属、邻里和志愿者组织，它们在喘息服务发展中各自发挥着不同的作用。

案例一 -

家住杭州古荡街道古北社区的老人陈某，老伴患了脑卒中，躺在床上，生活不能自理。因为行动不便，老伴骆大伯不愿去福利中心。古荡街道就把喘息服务送上门，由金夕养老服务中心派助老员照护骆大伯。每周 3 次，每次 2 小时，这样一周陈某就有 6 小时的自由活动时间。"虽然只有 6 小时，但我终于可以好好喘口气了。"陈某如释重负。

1. 政府

（1）政策方面：2015 年 1 月 25 日浙江省第十二届人民代表大会第三次会议通过《浙江省社会养老服务促进条例》，倡导家庭成员与老人共同生活或者就近居住，并通过组织开展免费培训等形式，向家庭成员普及照护失能、失智等老人的照护知识和技能。此外，该条例第 12 条提出，社区居家养老服务照护中心应当积极创造条件，为居家生活的老人提供日间照护、临时托养、上门探询、就餐、保健、文化、体育活动等服务。

（2）经济方面：根据喘息服务的概念可以看出，政府是喘息服务的主体，承担着主要的物质供给责任。在杭州市西湖区，采用政府购买方式，为长期卧病在床的失能老人，提供临时性替代照护服务。从中可以看出，政府的财政支持为喘息服务提供了经济基础，是喘息服务得以落实的必要条件。

2. 社区　喘息服务由政府或民间机构牵头，在具体的落实过程中，由社区主导落实这项服务。社区的主导主要体现在以下三方面：一是提供培训，成立专门的服务队伍，为失能老人提供临时照护服务，包括专业服务人员上门入户对失能老人进行照护或是把老人接到养老院照看；二是提供服务地点，主要体现在机构式喘息服务中。社区组织联络安排社会福利中心、老人公寓、老年康复医院等养老机构为失能老人享受喘息服务提供场所；三是负责审查申请人能否享受服务资格等具体实施工作。喘息服务由于是政府免费提供的一项社会保障服务，因此为了避免社会资源浪费，需要严格审核申请人生活状况。现阶段此项工作也由社区负责。

3. 亲属、邻里或志愿者组织　在杭州市西湖区的喘息服务中，亲属、邻里之间的互助要看具体情况，没有形成正式的亲属、邻里互助，也不存在长期、稳定提供服务的志愿者组织。仅在日常生活中，当失能家庭确实急需帮助时，邻居会暂时代为照护失能老人。邻里之间关系好的会经常走动，适当分担一些照护责任。

（二）以上海市为例

上海市一项针对失能认知障碍老人照护者的调查显示，长期照护者有以下特征。

1. 照护者工作强度大，缺乏必要支持　几乎所有被访者均表示，失能认知障碍老人照护是一项高强度、疲劳且费心的工作，由于老人生活不能自理，时刻处于"事故"与"危险"的可能中。因此，照护者大多以老人为生活中心，所有事都必须亲力亲为。

2. 照护者工作难度大，缺乏技能知识　由于失能认知障碍老人身体状况较差，缺失最基本的生活自理能力，这就要求照护者为其付出更多的精心照护，掌握一定的照护技巧与看护知识。然而访谈发现，很少有照护者曾接受过照护知识与技巧的专业培训。

3. 照护者心理压力大，缺乏倾诉渠道　由于长时间的精神紧绷，照护者经常处于较高的心理压力下。在日复一日的照护过程中，照护者常常会产生愤怒、焦虑、急躁、抑郁等不良情绪。这样的情绪日积月累，需要得到恰当的释放。他们中的大部分都选择了向家人与朋友诉苦，然而由于倾听者不具备一定的安慰与情绪排解技能，使得其倾诉作用并不明显。

4. 照护者个人生活严重受到影响　访谈中发现，由于失能认知障碍老人离不开照护者，需要其长期守护在其身边，这样的长期照护令照护者的个人生活受到严重影响。总之，长期照护工作使大部分照护者在照护家庭与个人就业方面无法做到均衡。从社交上来看，照护者长期守候在失能认知障碍老人身边，几乎没有属于自己的私人空闲时间，照护者很难在照护工作的过程中安排时间进行娱乐休闲或者社交。

经过 16 年的探索与发展，上海市绝大多数街道都已经基本建立了较为完善的居家养老服务体系。2000 年上海市在黄埔等 6 个区开始居家养老服务的试点工作，以日托、上门服务和志愿援助服务为主要服务模式，涵盖该市 60 周岁及以上、有生活照护需求的除传染性疾病和精神病且病情不稳定的所有老人。2015 年上海市居家养老服务覆盖 30.2 万人，其中享受政府补贴人数为 13 万人。同时，上海市居家养老服务机构数量也不断扩大，老人日间服务机构 442 家，服务人数 1.50 万人；居家养老服务中心 163 家，社区助老服务社共计 202 家，服务人数共 30.55 万人；另外还有建立了社区老人助餐服务点以及老年活动室。同时，上海市为居家养老老人提供各类服务项目及政策保障，如以居家老人为重点和优先服务对象的家庭医生计划，为 65 岁以上老人开展免费体检和健康评估，建立和更新健康档案，加强健康管理、健康教育。2015 年 5 月印发了上海市地方标准《社区居家养老服务规范》配套实施细则，对各系养老服务的内容及要求进行了细化，建立了统一的标准。

那么，上海市家庭长期照护者支持政策的问题有哪些呢？首先，服务对象具有选择性，失能认知障碍老人的利益无法在第一时间得到保障。尽管上海市绝大多数街道都建立了较为完善的居家养老服务项目，然而，此类服务是基于补缺思想和选择性的，即主要面向无家庭成员支持的独居老人或失独老人等。有家庭照护者的失能认知障碍老人尽管其服务需求十分急迫，但未被列入服务的优先对象。其次，家庭长期照护者对政府服务的认知率与利用率不高，其最主要原因包括个人认知偏差、信息获取路径不足、服务收费不被接受等。最后，政策本身不够完善。虽然部分地区开展了喘息服务、针对家庭长期照护者的心理辅导、机构培训等试点服务，但并不是每个街道和社区都提供，服务范围与涵盖对象还很有限，仅有小部分照护者的需求被满足。在政策制定实施的过程中也尚未形成政策上的统一。尽管政府为其提供了服务，但是由于上述原因，特别是信息获取不足与经济压力无法承担两个因素的影响，失能认知障碍老人的"居家养老"政策更像是"家庭养老"，家庭几乎承担了所有的责任。

六、喘息服务存在的问题

喘息服务起初是一种给家庭照护者而不是给被照护者的服务，是为了让照护者得到暂时的替代去"休息"享受时光。但是在家庭照护系统中，照护者与其所照护的老人关系密切，是老人一切问题的知情者，肩负着老人日常生活的具体帮助者角色。很多情况下家庭照护者所期望的喘息服务是对被照护的老人进行优质的照护，使被照护老人在心理上拥有幸福感。也就是说，喘息服务的产生源于对家庭照护者的关怀，但是家庭照护者是否寻求喘息服务支持可能视被照护者情况而定。不寻求喘息服务的家庭照护者往往与被照护老人的抵制有关，被照护老人的意愿是寻求喘息服务的重要动力。所以，喘息服务到底支持了谁受到争议，这个争议决定了政策的价值取向、照护的传输方式和实现喘息服务的手段等。

1. 照护者与照护者间的信任关系　正式照护者和家庭照护者之间如果存在信任危机，将影响喘息服务的支持效果。正式照护者是家庭照护系统中的外来人员，往往与家庭照护者和被照护老人之间存在心理距离，信任成为三者之间的互动基础。家庭氛围越保守，越难以接受非家庭成员的进入。很多研究证实，正式照护者与家庭照护者之间经常缺乏信任感，阻碍了其相互理解。

2. 照护者对喘息服务的态度　不同特征的家庭照护者对喘息服务的态度有差异，喘息服务面临着如何满足不同需求的家庭照护者问题。有研究人员通过实际调查，将家庭照护者对喘息服务的态度分为以下 3 种。

（1）需要并寻求喘息服务的家庭照护者：该群体年龄较大，教育程度较低，大多数无业，健康状况较好，照护压力大，有时候需要他人偶尔或者无期限的替代照护工作，生活中面临许多问题，但幸福感高于其他类别的照护者，对喘息服务的实用性评价较高。

（2）需要但是不寻求喘息服务的家庭照护者：他们总体幸福感和健康状况较差，一般提供照护给身体状况差的人，将照顾自己爱的人视为一种责任，认为自己是照护角色的最佳人选，更为满意自己提供照护，并且他们的照护对象也希望由自己认定的人来照护自己。因此他们照护的持续时间较长，主观上的负担感最重，对喘息服务的实用性评价最差。

（3）不需要喘息服务的家庭照护者：这类群体较年轻，受教育程度较高，大多有工作，对当下的照护情况满意，认为自己已获得足够的支持和帮助，所以不再需要喘息服务这种偶尔的同情和关心。因此，成功的喘息服务应同时强调对家庭照护者和被照护者的积极作用，这一点对正式照护者提出了更高的工作技能要求，同时也在制度层面上对正式照护者的技能培训做出更高的要求。因为喘息服务的政策意图应该是双重的，既要使家庭照护者获得休息，从而维系照护角色，又要为老人提供专业的照护服务。也就是说，正式照护者成为喘息服务实现"喘息"和"照护"两大功能的载体，对其的技能要求也较为复杂。满足不同态度的家庭照护者,甚至是不同群体特征的家庭照护者的需求,成为喘息服务成功提高使用率的关键。

3. 缺乏获得喘息服务的信息支持 家庭照护者疲于应对照护过程中出现的各种问题,被绑在了家庭和被照护者身边,他们难以获知喘息服务包含的多种形式和项目,甚至不知道它的存在,无法意识到存在可以获得喘息服务支持的机会。信息的闭塞直接导致了喘息服务的使用率低下,限制了喘息服务的覆盖面。除了上述问题外,还有诸如喘息服务与其他服务(如健康护理)之间的协作不佳;家庭照护者对喘息服务的期望低,将之视为一种别人给予的帮助,所以不敢抱怨正式照护者的不称职等。

4. 政府对于支持喘息服务的制度有待完善 第一,缺乏长期照护保险制度,政府财政压力大。由于巨大的财政压力,申请喘息服务的门槛比较高,覆盖人群较少,该服务很难在全国推行。第二,缺乏必要的保障制度来减少提供喘息服务的机构和人员的各类风险。需要喘息服务的,一般都是久病难愈、情况相对复杂的老人,老人一旦发生意外,福利中心和服务人员很难承担相关责任,因此需要相关的保障制度来维护机构和人员的合法权益。再次,政府购买力度不大,宣传力度不足。很多喘息服务非常受失能老人家庭欢迎,但因为政府购买力度小,导致提供喘息服务的动力不足。再加上政府缺乏对喘息服务的宣传,使社会组织等难以积极参与到喘息服务中来。

5. 社区资源缺乏,专业服务人员不足,基础设施落后 一是实施喘息服务的养老机构数量有限,床位不足。在机构式喘息服务中,床位不足已成为主要问题,这给喘息服务普遍推广带来了难度。例如,2014 年西湖区社会福利中心只有 10 张床位可供喘息服务,一旦周转不过来,想要接受喘息服务的老人就要排队了。二是服务人员缺乏。据预测,到 2020 年我国失能认知障碍老人将达到 4200 万人。按照国际公认的 3 位失能老人配备 1 名照护者的标准,我国养老照护者需求量必定将超千万。但目前全国养老机构照护者不到百万,缺口巨大。三是服务形式单一。目前我国喘息服务内容主要包括生活照护服务、陪同就医等简单的照护内容,几乎很少有专业的照护技能指导、医疗保健、社交活动等服务的提供。

(刘 帅 陈 慧)

第四节 社会支持系统的评估

老人的压力来源十分多样,主要来自健康状况、经济状况、社会地位及家庭、婚姻关系的变化,这些方面使得老人处于不适应、孤独的氛围中,长此以往,会产生诸多身心问题。老人问题不容忽视，这就需要我们从家庭、政府、社会等多方面努力，完善社会支持以改善农村老人的生活状况，使得农村老人能够更好地安享晚年。

导入案例

　　李大爷，68岁，已退休8年，退休金每月2500元。丧偶，现一人居住，1儿2女，没有自己的兴趣爱好，平日里在小区散步，遇到邻居聊天。

一、社会支持的来源（含家庭）

　　社会支持是指人们运用物质和精神手段在一定社会网络中对弱势群体有选择性地采取的一种社会行为。认知障碍老人是典型的弱势群体。

　　社会支持内容分为情感支持、实际支持和社交支持。情感支持是指老人从外界获得的各种情感上的、慰藉心灵上的支持；实际支持是指生活照顾和经济支持；社交支持是指出于社会交往方面的需求。

（一）社会支持的影响因素

　　1. 个体层面　主要包括老人的性别、年龄和职业。
　　2. 家庭层面　主要包括老人家庭收入、是否与配偶同住、是否与子女同住等。

（二）社会支持的主要来源

　　1. 正式社会支持体系　正式支持体系主要指由政府、民间组织等提供的支持，如完善社会养老保险制度、社会救助体系、福利院财政补贴、志愿者服务队等形式。

　　正式支持体系对老人提供的社会支持主要表现在实际支持和社交支持方面。实际支持包括在农村举办包括新型农村养老保险和新型农村合作医疗在内的社会保险制度及包括最低生活保障制度和五保供养制度在内的农村社会救助制度，具体形式包括向农村老人发放养老金、报销医疗费用，对三无老人集中供养和对贫困老人发放低保金等。社交支持包括由乡镇出资，在各村设立棋牌室、购置健身器材、成立秧歌队、举行汇报演出。

　　2. 非正式社会支持体系　非正式社会支持体系主要包括两种关系提供的支持，即亲缘关系和非亲缘关系。

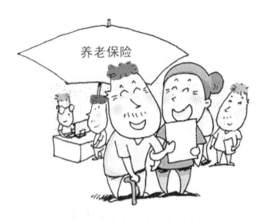

完善养老保险，保障晚年幸福生活

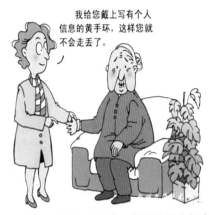

加大医疗及社会舆论宣传，积极防治老年常见病

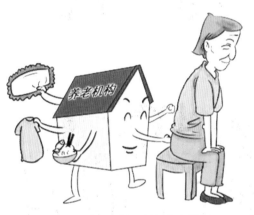

完善养老机制，增加人文关怀

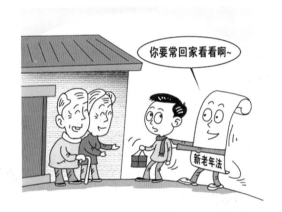

健全法律制度，保障老人权益

图 9-2　正式社会支持

（1）亲缘关系：主要指老人的配偶、子女、孙子女、父母，其中配偶与子女构成照护者的主要部分。亲缘关系是老人情感支持和实际支持的主要来源。

情感支持的获得，一是情感倾诉，如"您有心事要诉说时，有人愿意听您诉说吗，您通常找谁倾诉？"；二是决策帮助，如"您遇到重大事情需要做出决定时，可以得到他人帮助吗？都是哪些人为您提供帮助？"

实际支持主要指经济帮助，一是当老人遇到经济困难时，能否得到帮助；二是病痛照护方面，老人生病以后能否得到有效的照看；三是家务劳务帮助方面，能否帮助老人料理家务、做饭、干农活等。

社交支持具体表现就是一些社交活动，多姿多彩的业余生活。如老人想要打牌、聊天、外出、下棋等时，能否得到他人的陪伴；老人经常和哪些人一起活动，如赶集、打牌、下棋、聊天时，因为亲属间可能存在空间距离，二来因为年轻一代和老人有代沟，一般较难在一起玩乐，活动。

常见问题见图 9-3。

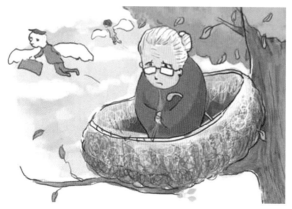

空巢老人，无人照护

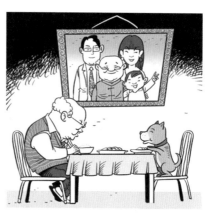

儿女工作忙碌，无暇照护老人

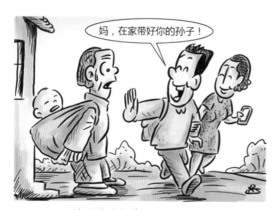

为子女发挥余热，压力大负担重

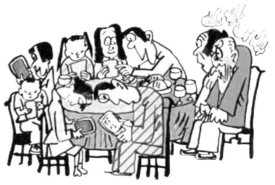

隔辈人沟通有代沟，难以一起玩乐

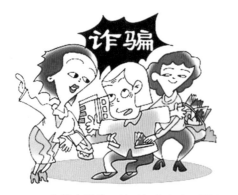

与社会脱节，缺乏与家人沟通易被骗

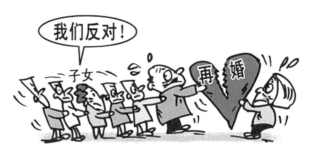

儿女因传统观念束缚，忽略老人情感需求

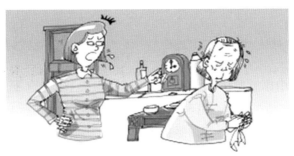

虐待老人

图 9-3 非正式社会支持的常见问题

虐待老人包括身体虐待、精神虐待、经济剥削和疏于照护。

身体虐待：指采取肢体暴力行为对老人造成身体上的伤害，也包括施加造成痛苦或有害身体的不适当的限制或禁闭。其后果可造成老人外出活动减少、困惑以及行为方式上的诸多改变。

精神或称心理虐待：长期口头侵犯，以言语暴力贬低、威胁、辱骂老人，或者漠视老人的情感需求，孤立老人，给老人造成精神、情绪伤害。其后果是老人出现严重的心理障碍，包括恐惧、做决定的能力差、冷漠、不与人交往和抑郁症等。

经济剥削或称物质虐待：指非法使用或侵吞老人的财产或资金，强迫老人更改遗嘱及其他法律文件，剥夺老人管理和使用其个人财产的权利。

疏于照护：指不提供适当条件来满足老人在衣食住行医方面的基本需要。其后果表现为老人身心状况欠佳的各种外在症状，如脸色苍白、嘴唇干裂、体重减轻、衣着邋遢、缺少辅助用品、个人卫生差、皮肤与口部溃疡、不适当地大剂量用药及其他身体或精神状况的恶化。

在社会快速发展和变迁的背景下，老人承受了很大一部分家庭和社会的代价，如帮子女买房、照看孙辈，而自身的精神、照护方面往往被忽视，加之子女数量有限，养老保障水平还很低，社会化养老服务也远为普及，都容易引发虐待老人的问题。而且老人往往怀有"家丑不可外扬"的心理，主动隐匿受虐事实，又有普法执法力度不够，使得老人的权益无法切实得到保障。

（2）非亲缘关系：包括业缘关系（主要指同事、朋友）和地缘关系（主要指邻里）。

非亲缘关系的情感支持主要为倾听与简单事件的决策帮助，且为实际支持的提供起到补充作用。但业缘关系（邻里）是老人社交支持最主要的来源。

改善老人社会支持需要政府、社会和家庭的共同努力。政府方面要进一步积极推进农村社会保障制度建设，完善相关法律法规；社会方面要大力开发老人社会服务事业；在家庭方面需要积极探索构建家庭养老新模式。

（三）照护者负担

照护者是保证老人生活质量的核心群体。老人的照护可由医院、专门养老机构和家庭承担，其中大部分工作由家庭照护者承担，在长达数年甚至十余年照护老人的过程中，照护者承受着巨大的体力和精神压力，生理和心理健康均受到严重的影响。

目前国内对照护者的重视度不够，照护者并没有受到社会足够的关怀与支持。因此，规范化、具有可操作性的照护者支持干预极为重要。强化照护者应对压力的技巧、扩展对照护者的社会资源及情感支持，更好地促进照护者的身心健康，对提高照护质量及老人的生活质量有着重要的意义。

1. 加强照护者的心理和躯体健康的支持　随着老人认知功能不断下降，日常生活和社会功能也日益下降，照护者所经历的疲劳和紧张情绪对其躯体健康存在很大危害，包括免疫明显降低、胃部不适及食欲下降、失眠、头痛、注意力不集中等。照护者要定期体检，及时治疗。医护人员要及时发现照护者存在抑郁、焦虑等心理问题及出现的原因，在照护者最需要的时候了解并帮助解决各种心理问题。

2. 鼓励照护者多与家人及朋友沟通　照护者在感到心理压力和躯体状况不能承受前尽快与家人、朋友沟通和交流，相互传授照护经验，取长补短，倾吐感受或发泄痛苦，获取鼓励和信心，寻求和获得帮助与支持，避免身心疾病的出现。

3. 完善照护制度　完善照护者短期休假服务、认知障碍老人居家服务、日间照护中心、护理之家等服务等。

4. 全社会提供全方位的服务，重视各方面的支持　可借鉴国外对承担照护而无法正常工作的人给予津贴或工资，缓解照护者较大的经济负担及其带来的精神压力；鼓励并支持相关协会或团体的成立，开展老人相关疾病的知识普及、教育和经验的交流活动，为照护者提供学习和交流的平台；在社区开展联谊会，照护者进行沟通和交流，相互传授照护经验，取长补短，倾吐感受或发泄痛苦，获取鼓励和信心。

二、社会支持的评估方法

（一）社会支持评估方法

1. 自我叙述法　即要求被调查者回忆自己在过去的一段时间中，在哪些方面需要他人帮助，哪些人提供了帮助，被调查者与这些人是何种关系。

2. 社会支持评定量表（SSRS）　该量表用于测量个体社会关系的 3 个维度：客观支持

（即患者所接受到的实际支持）、主观支持（即患者所能体验到的或情感上的支持）和对支持的利用度（支持利用度是反映个体对各种社会支持的主动利用，包括倾诉方式、求助方式和参加活动的情况），共 10 个条目。总得分和各分量表得分越高，说明社会支持程度越好（表 9-8）。

表 9-8　社会支持评定量表（social support rating scale，SSRS）

指导语：下面的问题用于反映您在社会中所获得的支持，请按各个问题的具体要求，根据您的实际情况写。谢谢您的合作。

1. 您有多少关系密切，可以得到支持和帮助的朋友（只选一项）：
（1）一个也没有
（2）1~2 个
（3）3~5 个
（4）6 个或 6 个以上

2. 近 1 年来您（只选一项）：
（1）远离家人，且独居一室
（2）住处经常变动，多数时间和陌生人住在一起
（3）和同学、同事或朋友住在一起
（4）和家人住在一起

3. 您与邻居（只选一项）：
（1）相互之间从不关心，只是点头之交
（2）遇到困难可能稍微关心
（3）有些邻居都很关心您
（4）大多数邻居都很关心您

4. 您与同事（只选一项）：
（1）相互之间从不关心，只是点头之交
（2）遇到困难可能稍微关心
（3）有些同事很关心您
（4）大多数同事都很关心您

5. 从家庭成员得到的支持和照护（在无、极少、一般、全力支持 4 个选项中选择）：
（1）夫妻（恋人）：A. 无；B. 极少；C. 一般；D. 全力支持
（2）父母：A. 无；B. 极少；C. 一般；D. 全力支持
（3）儿女：A. 无；B. 极少；C. 一般；D. 全力支持
（4）兄弟姐妹：A. 无；B. 极少；C. 一般；D. 全力支持
（5）其他成员（如嫂子）：A. 无；B. 极少；C. 一般；D. 全力支持

6. 过去，在您遇到急难情况时，曾经得到的经济支持和解决实际问题的帮助的来源有：
（1）无任何来源
（2）下列来源（可选多项）：A. 配偶；B. 其他家人；C. 朋友；D. 亲戚；E. 同事；F. 工作单位；G. 党团工会等官方或半官方组织；H. 宗教、社会团体等非官方组织；I. 其他（请列出）

续表

7. 过去，在您遇到急难情况时，曾经得到的安慰和关心的来源有
（1）无任何来源
（2）下列来源（可选多项）：A.配偶；B.其他家人；C.朋友；D.亲戚；E.同事；F.工作单位；G.党团工会等官方或半官方组织；H.宗教、社会团体等非官方组织；I.其他（请列出）

8. 您遇到烦恼时的倾诉方式（只选一项）：
（1）从不向任何人诉述
（2）只向关系极为密切的1~2个人诉述
（3）如果朋友主动询问您会说出来
（4）主动诉述自己的烦恼，以获得支持和理解

9. 您遇到烦恼时的求助方式（只选一项）：
（1）只靠自己，不接受别人帮助
（2）很少请求别人帮助
（3）有时请求别人帮助
（4）有困难时经常向家人、亲友、组织求援

10. 对于团体（如党团组织、宗教组织、工会、学生会等）组织活动，您（只选一项）：
（1）从不参加
（2）偶尔参加
（3）经常参加
（4）主动参加并积极活动

注：（1）计分方法：①第1~4、8~10条，每条只选1项，选择1、2、3、4项分别计1、2、3、4分；②第5条分A、B、C、D 4项计总分，每项从无到全力支持分别计1~4分；③第6、7条如回答"无任何来源"则计0分，回答"下列来源"者，有几个来源就计几分。

（2）分析方法：①总分，即10个条目计分之和；②客观支持分，2、6、7条评分之和；③主观支持分，1、3、4、5条评分之和；④对支持的利用度第8、9、10条。

（二）照护者负担评估方法

1. Zarit 照护者负担量表

Zarit 照护负担量表（Zarit caregiver burden interview，ZBI）最初用于老年痴呆患者照护者负担的评估，现广泛用于照护者的负担评估。该量表不仅涉及到照护者的身体和社交负担，还涉及心理和经济负担，是目前国内研究者使用最多的一个用于评价照护者负担的量表，详见表9-2。

2. 患者健康问卷抑郁量表

患者健康问卷抑郁量表（patient health questionnaire 9，PHQ-9）是一个简明的自我评定工具，常被广泛应用于基层医疗单位有关精神障碍的诊断。与其他诊断工具不同，它是基于 DSM-IV 的诊断标准而修订的，主要包括抑郁、焦虑、物质滥用、饮食障碍及躯体化障碍五大部分。经反复实践与应用，现已广泛应用于基层医疗单位作为一种筛查抑郁的工具（表9-9）。

表 9-9　患者健康问卷抑郁量表（PHQ-9）

问题	0	1	2	3
1. 做事时提不起劲或没有兴趣	①完全不会	②好几天	③一半以上的天数	④几乎每天
2. 感到心情低落、沮丧或绝望	①完全不会	②好几天	③一半以上的天数	④几乎每天
3. 入睡困难、睡不安或睡眠或多	①完全不会	②好几天	③一半以上的天数	④几乎每天
4. 感觉疲倦或没有活力	①完全不会	②好几天	③一半以上的天数	④几乎每天
5. 食欲不振或吃太多	①完全不会	②好几天	③一半以上的天数	④几乎每天
6. 觉得自己很糟—或觉得自己很失败，或让自己或家人失望	①完全不会	②好几天	③一半以上的天数	④几乎每天
7. 对事物专注有困难，例如阅读报纸或看电视时	①完全不会	②好几天	③一半以上的天数	④几乎每天
8. 动作或说话速度缓慢到别人已经觉察？或正好相反—烦躁或坐立不安、动来动去的情况更胜于平常	①完全不会	②好几天	③一半以上的天数	④几乎每天
9. 有不如死掉或用某种方式伤害自己的念头	①完全不会	②好几天	③一半以上的天数	④几乎每天

注：评判方法：0～4分，没有抑郁；5～9分，轻度抑郁；10～14分，中度抑郁；15～19分，中重度抑郁；20～27分，重度抑郁。

3. 焦虑症筛查量表　焦虑症筛查量表（generalized anxiety disorder scale 7，GAD-7）为焦虑障碍的筛查工具（表 9-10）。

表 9-10　焦虑症筛查量表（GAD-7）

指导语：在过去的两周里，你生活中以下症状出现的频率是？请再答案对应的位置打"√"

项目	没有	有几天	一半以上时间	几乎天天
1. 感到不安、担心及烦躁	0	1	2	3
2. 不能停止或无法控制担心	0	1	2	3
3. 对各种各样的事情担忧过	0	1	2	3
4. 很紧张，很难放松下来	0	1	2	3
5. 非常焦躁，以至无法静坐	0	1	2	3
6. 变得容易烦恼或易被激怒	0	1	2	3
7. 感到好像有什么可怕的事会发生	0	1	2	3
总分				

注：评判方法：0～4分无焦虑症；5～9分可能有轻微焦虑症；10～13分可能有中度焦虑症；14～18分可能有中重度焦虑症；19～21分可能有重度焦虑症。

4. 匹兹堡睡眠质量指数（Pittsburgh sleep quality index，PSQI）量表　用于评定被试最近 1 个月的睡眠质量。由 19 个自评和 5 个他评条目构成，其中第 19 个自评条目和 5 个他评条目不参与计分，在此仅介绍参与计分的 18 个自评条目（表 9-11）。

表 9-11　匹兹堡睡眠质量指数（PSQI）量表

条目	项目	评分			
		0 分	1 分	2 分	3 分
1	近 1 个月，晚上上床睡觉通常在 |_| 点钟				
2	近 1 个月，从上床到入睡通常需要 |_|_| 分钟	□ ≤ 15 分钟	□ 16 ~ 30 分钟	□ 31 ~ 60 分钟	□ ≥ 60 分钟
3	近 1 个月，通常早上 |_|_| 点起床				
4	近 1 个月，每夜通常实际睡眠 |_|_| 小时（不等于卧床时间）				
5	近 1 个月，因下列情况影响睡眠而烦恼				
	a. 入睡困难（30 分钟内不能入睡）	□无	□ < 1 次 / 周	□ 1 ~ 2 次 / 周	□ ≥ 3 次 / 周
	b. 夜间易醒或早醒	□无	□ < 1 次 / 周	□ 1 ~ 2 次 / 周	□ ≥ 3 次 / 周
	c. 夜间去厕所	□无	□ < 1 次 / 周	□ 1 ~ 2 次 / 周	□ ≥ 3 次 / 周
	d. 呼吸不畅	□无	□ < 1 次 / 周	□ 1 ~ 2 次 / 周	□ ≥ 3 次 / 周
	e. 咳嗽或鼾声高	□无	□ < 1 次 / 周	□ 1 ~ 2 次 / 周	□ ≥ 3 次 / 周
	f. 感觉冷	□无	□ < 1 次 / 周	□ 1 ~ 2 次 / 周	□ ≥ 3 次 / 周
	g. 感觉热	□无	□ < 1 次 / 周	□ 1 ~ 2 次 / 周	□ ≥ 3 次 / 周
	h. 做噩梦	□无	□ < 1 次 / 周	□ 1 ~ 2 次 / 周	□ ≥ 3 次 / 周
	i. 疼痛不适	□无	□ < 1 次 / 周	□ 1 ~ 2 次 / 周	□ ≥ 3 次 / 周
	j. 其他影响睡眠的事情 如有，请说明：	□无	□ < 1 次 / 周	□ 1 ~ 2 次 / 周	□ ≥ 3 次 / 周
6	近 1 个月，总的来说，您认为您的睡眠质量：	□很好	□较好	□较差	□很差
7	近 1 个月，您用药物催眠的情况：	□无	□ < 1 次 / 周	□ 1 ~ 2 次 / 周	□ ≥ 3 次 / 周
8	近 1 个月，您常感到困倦吗？	□无	□ < 1 次 / 周	□ 1 ~ 2 次 / 周	□ ≥ 3 次 / 周
9	近 1 个月您做事情的精力不足吗？	□没有	□偶尔有	□有时有	□经常有

计分方法见表 9-12。

表 9-12 PSQI 基表计分方法

成分	内容	评分			
		0分	1分	2分	3分
A. 睡眠质量	条目 6 计分	□很好	□较好	□较差	□很差
B. 入睡时间	条目 2 和 5a 计分累计	□0分	□1～2分	□3～4分	□5～6分
C. 睡眠时间	条目 4 计分	□>7 小时	□6～7 小时（不含 6 小时）	□5～6 小时（含 6 小时）	□<5 小时
D. 睡眠效率	以条目 1、3、4 的应答计算睡眠效率*	□>85%	□75%～85%（不含 75%）	□65%～75%（含 75%）	□<65%
E. 睡眠障碍	条目 5b～5j 计分累计	□0分	□1～9分	□10～18分	□19～27分
F. 催眠药物	条目 7 计分	□无	□<1 次／周	□1～2 次／周	□≥3 次／周
G. 日间功能障碍	条目 8 和 9 的计分累计	□0分	□1～2分	□3～4分	□5～6分

注：* 睡眠效率计算方法：

$$睡眠效率 = \frac{条目 4（睡眠时间）}{条目 3（起床时间）- 条目 1（上床时间）} \times 100\%$$

（刘　帅　乐文洁）

第五节　照护者自身压力应对技巧

一、认知障碍照护者自身压力概念和现状

认知障碍照护者自身压力又称照护者负担，指照护者在照护患者的过程中因照护工作对自身情绪、社会、经济、身体及心理产生的各种不利影响，主要包括心理负担、体力和经济负担。最新的国内针对照护者身心健康的研究，发现其躯体疾病、睡眠障碍、心理疾患方面均有很高的发生率。照护者出现上述问题后，对照护者可能出现态度冷漠、漠不关心或者呵斥患者、或自己状况严重不能承担照护患者的工作，患者会受到照护者不良情绪影响认知行为能力会进一步下降，导致照护者更难以适应，形成恶性循环。这提醒我们应该关注照护者的身心健康。

二、认知障碍照护者自身压力来源

在认知障碍这一疾病中，有两个主要的主体，一方是患者，另一方是照护者。患者由于认知行为能力受损，往往不能主动对构建良好的被照护者与照护者之间的关系而努力，这一关系的主动权绝大部分掌握在照护者方面；对照护者来说，自己挚爱的人罹患认知障碍，对照护者来说是严重的打击，接下来繁重、琐碎、无数次重复的照护工作容易导致身心疾病。如果照护者不能及时调整，积极应对，非常容易出现焦虑、抑郁、失眠等症状。

来自患者的压力多由于患者精神症状的出现。认知障碍老人激越行为发生率可高达50%～60%。特别地，晚期认知障碍老人会出现情绪焦虑、躁动不安、不恰当地穿脱衣服、徘徊、打人、骂人、毁物等攻击性伤害行为。这种情况发生时，照护者的辛勤劳动和精心照护不但得不到感激和谢意，反而会防不胜防遭到患者的言行攻击，且这种攻击往往无法宣泄只能承受；患者生活自理能力差，衣食住行全部需要悉心照护，比如刚换好衣服又有遗尿、遗便情况，夜间游荡让照护者昼夜无休。这些繁重无休止的重复劳动会耗竭照护者的精力和体力，构成巨大的身心压力。如果不能及时妥善疏导，这种压力必将对照护者自己的身心造成影响。对照护者所承受压力进行合理有效处理是一项重要的工作。

三、认知障碍照护者自身压力应对技巧

（一）掌握患者主要的临床表现，提高应对策略

认知障碍老人的临床表现多样。AD患者主要以记忆障碍为主，患者常常因为记不住事情而产生抑郁焦虑情绪、或者不记得东西放在何处而产生怀疑等；了解到这些特点就会理解患者的处境，产生同理心，而不会认为自己被冤枉等。额颞叶认知障碍的患者常常表现为精神症状；针对每种精神症状采取不同的处理对策，能很好地对患者的情绪问题进行疏导，而不是强迫患者，加重患者的情绪应激。除了了解疾病的特点，照护者对于患者日常沐浴、穿衣等问题也需要掌握特殊的技巧，减轻患者的情绪和身体不适，使患者在轻松愉快中完成，自然也就减少了冲突，减轻了照护难度。目前有一些机构由医生、护士和照护者共同参与制定详细的照护计划和应对策略，起到很好的效果。

（二）具有爱心、耐心、同情心，有和认知障碍老人进行沟通的技巧

照护者应认识到照护认知障碍老人是身心均需要接受很大挑战的工作，意义重大。通过有效的照护，能最大限度地延缓被照护者疾病进展、使患者精神愉悦。照护者应认知到

自己的工作是不可替代的。从思想上，家庭照护者要认识到自己所从事的是平凡、伟大、充满温情的工作，是对患病者病前对自己付出的回报。要了解患者所承受的痛苦和孤独，产生同理心，拥有同情心。喜欢自己的职业是遇到困难能够积极应对的前提。虽然这些并不会减少照护的难度和强度，但怀着一颗对自己感恩、肯定的心去从事照护工作会让一些困难更易处理。有研究表明，秉持积极心态开展照护工作的照护者罹患身心疾患的比例远远低于消极被动心态工作者。针对家庭成员对自己工作的认同度低这一问题，照护者可努力与其进行有效的沟通，或者让其他家庭成员体验自己的工作，以更好地取得家人的支持。定时召开家庭会议，与家人交流和探讨遇到的困难。

（三）针对自身焦虑、抑郁等情绪处理技巧

一方面，照护者要正确对待压力，提高自我适应能力。另一方面，建议找专业的医生针对照护者自身的精神压力、躯体状况和心理状况进行定期评估，及时发现、处理，不要等到身心问题严重时才给予干预。

1. 自我放松技巧　运用幽默说笑、诉说、宣泄等营造轻松的照护氛围。幽默、外向、性格开朗的照护者产生心理问题的相对较少，容易取得患者的信任。每天允许留出一段时间给自己，做自己喜欢的事情、选择自己爱吃的食物等。遇到困扰，不要归咎于自己，要认识到问题主要是由于疾病进展所致。一旦感到心理压力难以承受，要及时寻求帮助。

2. 参加照护者小组　小组内可一起分享经验、缓解压力、放松、相互支持鼓励，帮助培养健康乐观的性格，提高自己的抗压能力和情绪管理能力。小组的管理者可组织大家一起分享一些棘手问题的处理。例如，针对认知障碍老人常常出现的激越行为，可共同总结应对的办法，提供应对技巧。在小组中，照护者是关怀者也是被关怀者，彼此之间给予充分的关爱、尊重和对付出的肯定；利用小讲座、模拟情景训练、角色互换训练、情绪调控技巧、讨论、发放资料等方式共同探讨使用的减压方法。让照护者知道自己面对的照护困境并不少见，并非束手无策。如果照护者本人没有时间去现场，可以在网上或者电话参加这类小组，以获得更多更好的照护信息，最重要的是这让你不觉得自己是一个人孤独地进行这项艰苦的工作，你自己遇到的棘手问题可能其他照护者已经经历过并已经获得很好的解决办法。

（四）睡眠障碍处理

很多认知障碍老人晚上存在睡眠障碍、无目的游荡，导致照护者不能入睡，长期积累造成睡眠障碍。处理对策为生物钟调整，上午陪患者散步，建立昼夜节律。安排自己休假能有效缓解神经的紧张度，使得照护者获得一定时间一定程度的身心放松和休息。

（五）躯体疾病对策

照护者自身也常常有一些基础疾患，但繁忙的工作常常让他们无暇顾及自己的身体状况。常见的照护者存在的问题如倦怠、免疫力下降、睡眠障碍、高血压、食欲不佳、头痛、紧张、焦虑等。

自身的身体健康是保障照护工作的前提。所以照护者需要定期体检、按时服药。压力可带来多种身体不适，如果症状持续 2 周不能缓解，需要及时就诊。每天吃好饭，多进食水果和充足的营养。听轻音乐有助入睡，晚上睡眠不足可以在白天小憩。每天运动 15～30 分钟可增加抗压能力。

（六）利用新的技术和社会资源

利用新的科技技术可以改善患者功能，减少照护者工作负担。如对卧床或者行动不便者的搬运系统，利用社会的假日照护机构，给予照护者放假、休息和娱乐时间，使得照护者在身体和心理上得到休息。合理应用现有药物，能延缓病情进展。

（七）留时间给自己

找到时间放松身心，每天腾出 15～30 分钟留给自己。可以打个小盹、运动一下、看一会儿电视、电影或者其他你喜欢的能放松的活动。即便是伸展一下、做瑜伽、深呼吸或者仅仅是安静的待会儿都可以。不要忽略你正常的生活，比如和朋友小聚。做你日常的活动，自己的生活全部打乱完全按照认知障碍老人的生活节奏生活会增加压力。及时寻求帮助，如果太累了找到其他人短暂代替你几天。

（八）明了自己的感受，找到可以倾诉的对象

可以把你自己的想法和感受写下来，自己想想如何改善，是需要其他人的帮助还是仅仅需要一点独处的时间？让自己和他人了解自己的需要很重要。写下自己的情感也是释放负性情绪的良好办法。

与其他人尤其是你信赖的可以敞开心扉、畅所欲言，说说你正在面对的困境。有时候这种对象不好找到时，可以向社会工作者、心理医生等倾诉。这些人能帮助你说出一些你和朋友或者家人难以说出的困难，也可帮助你表达自己的感受并试着找到解决的方法。

（刘　帅　刘春艳）

第六节　如何避免认知障碍患者被虐待

第六次全国人口普查显示，我国 60 岁及以上人口占 13.26%。根据国际阿尔茨海默病协会报告，我国拥有全球人数最多的认知障碍老人。痴呆发生后，患者的认知功能、日常生活能力、工作能力、交往能力逐渐减退，对照护者的依赖性逐渐增加，并为其带来沉重的照护负担。

认知障碍老人的照护问题日趋成为全球最具挑战性的社会健康问题。认知障碍长期照护是指长期对认知障碍老人提供包含医疗、保健、生活、个人与社会支持的照护。长期繁重的照护工作会给照护者带来不同程度的心理压力，同时会导致潜在的倦怠感。其中，疲劳是照护者自身感知的一种强烈而持久的倦怠感，是照护他人时的伴随症状。长期缺少有效应对的疲劳会导致照护者心力耗竭，压力和情绪会转化为虐待释放。老人因被虐待导致身心健康受到伤害，死亡率升高，医疗费用大幅度上升，严重影响老人的晚年生活。国外研究表明，虐待更容易发生在认知障碍老人和其他认知障碍人群。我国虐待老人的发生率依旧高达 35%。

一、"虐待老人"的定义与分类

根据 2002 年联合国社会及经济理事会的定义，"虐待老人"一般是指：在本应充满安全和信任的关系中，发生一次或多次致使老人受到身体或心理伤害的行为，或不采取适当行动致使老人受到身体或心理的伤害导致处境困难的行为。虐待老人包括身体虐待、精神虐待、经济剥削和疏于照护。

二、老年认知障碍患者经常被虐待的原因

目前对于虐待原因的分析主要有压力论、暴力循环理论、个体行为理论及老人无能论；也有从照护者方面分析虐待老人原因，如照护负担、代际矛盾、生活环境等。其中照护负担与我们关系最密切，也是研究最多的。

认知障碍老人的疾病具有特殊性，他们自理能力差、多数伴有认知障碍行为和精神症

状，无疑加重了照护者的负担。认知障碍老人的照护者作为照护体系的主力军，其身心健康问题与认知障碍老人的身心健康相关。长期的照护并不能改善患者的病情，照护者容易产生消极情绪，这种负性情感无法排解时易转化为虐待行为发泄到患者身上。

认知障碍老人的照护者以脑力疲劳为主，主要原因是：目前我国长期照护机构照护者数量短缺，流动性大，较多长期照护机构接收的照护者文化程度多以小学、初中为主，整体年龄偏大，导致其在理解、记忆、分析问题等能力较弱；另外，认知障碍老人躯体合并疾病多，同时伴有精神和行为障碍，照护者生活照护、安全照护等工作任务繁重，顾及其他方面的时间较少，大部分未接受过认知障碍照护知识和技能培训，缺少专业的应对技巧，更容易产生脑力疲劳。

同时，女性照护者躯体疲劳、疲劳总体水平高于男性照护者。长期照护机构中生活不能完全自理的认知障碍患者居多，患者长期卧床，翻身、排尿便等生活需求依赖照护者，且当前"一对多"的照护现象普遍，照护者工作强度大。照护者为患者翻身时因腰部长时间超负荷、频繁重复性弯腰及用力姿势不当容易造成职业性腰背痛。

长期照护机构照护者主要工作内容为饮食照护、安全保护、清洁卫生、睡眠照护及排泄照护等生活照护工作。老年认知障碍患者随着疾病进展，认知功能逐渐受损并伴有精神行为和症状，生活自理能力逐渐下降，生活照护的项目和内容增多。老年认知障碍患者生活自理能力的下降使得照护者工作量加大，照护者照护负荷、压力加重，其疲劳状况越严重。有研究显示，照护者康复训练执行力普遍偏低，可能导致认知障碍老人生活自理能力改善效果不佳。如此形成恶性循环，容易造成照护者疲劳越来越严重。

三、虐待老人评估工具

对老人照护者进行虐待评估，可以及时识别和发现虐待老人的危险和问题，使虐待老人事件及时得到干预，并阻止此类恶性事件的发生。目前的评估方法是使用各种调查表对照护者和被照护的认知障碍老人进行调查。国外较常使用的量表有老人评估量表（elder assessment instrument，EAI）、虐待筛查指标（indicators of abuse screen，IOA）、老人虐待筛查简表（brief abuse screen for the elderly，BASE）、Hwalek-Senstock 老人虐待筛查测试（Hwalek-Senstock elder abuse screening Test，HSEAST）、冲突策略量表（conflict tactics scale，CTS）等。由于部分量表需要的时间较长，或者部分量表需要调查人群不同，受限于老人的认知情况与配合情况，故不宜使用。目前被我国众多研究者认可的用于评估照护者虐待老人情况的量表有以下 2 个。

（一）照护者虐待老人评估量表

1995 年，由加拿大研究者 REIS 和 Nahmiash 利用中立理论编制了照护者虐待老人评估量表（caregiver abuse screen，CASE），专门用于评估老人照护者是否存在虐待危险倾向。2010 年冯瑞新等将其译制成中文版（表 9-12）。CASE 可有效帮助医护人员早期识别照护者的虐待倾向并及时给予干预。

CASE 量表由 8 个封闭式问题和一个开放性问题组成，封闭式问题均有"是"与"否"两个备选答案。按原作者提供的计分方法，1 = 是，0 = 否，各条目得分相加等于总得分，得分范围为 0 ~ 8 分。得分越高，表明虐待危险越大。只需 5 分钟即可完成。

表 9-12　照护者虐待老人评估量表（CASE）

1. 你有时在控制（他 / 她）的脾气或攻击时会有困难吗	是	否
2. 你会经常感觉自己被迫违背本人个性而行事或做你感觉很糟糕的事情吗	是	否
3. 你会发现很难控制（他 / 她）的行为吗	是	否
4. 你有时会感觉自己被迫对（他 / 她）粗鲁吗	是	否
5. 你有时会感觉你不能为（他 / 她）做真正必要的事情或应该做的事情吗	是	否
6. 你经常会感到你不得不拒绝或不理睬（他 / 她）吗	是	否
7. 你会经常感觉很疲倦或精疲力竭以致不能满足（他 / 她）的需要吗	是	否
8. 你会经常感到不得不对（他 / 她）大声叫嚷吗	是	否
9. 照护老人还有什么困难吗		

（二）疲乏量表 –14

疲乏量表（fatigue scale-14，FS-14）由英国研究者 Chalder 等于 1993 年研制，用来评估疲劳症状的严重性，筛选疲劳个体。该量表共有 2 个维度，共 14 个条目，其中第 1 ~ 8 条目为躯体疲劳，第 9 ~ 14 条目为脑力疲劳（表 9-13）。条目回答"是"计 1 分，答"否"计 0 分，反向计分条目为第 10、13、14 条目，疲劳总分为 2 个维度得分之和，各因子总分按 1/3、2/3 为界，分成轻、中、重 3 个等级，得分越高意味着疲劳状况越严重。

表 9-13　疲乏量表 -14

1. 你有过被疲劳困扰的经历吗	（1）是	（2）否
2. 你是否需要更多的休息	（1）是	（2）否
3. 你感觉到犯困或昏昏欲睡吗	（1）是	（2）否
4. 你在着手做事情时是否感到费力	（1）是	（2）否
5. 你在着手做事情时并不感到费力，但当你继续进行时是否感到力不从心	（1）是	（2）否
6. 你感觉到体力不够吗	（1）是	（2）否
7. 你感觉到你的肌肉力量比以前减小了吗	（1）是	（2）否
8. 你感觉到虚弱吗	（1）是	（2）否
9. 你集中注意力有困难吗	（1）是	（2）否
10. 你在思考问题时头脑像往常一样清晰、敏捷吗	（1）是	（2）否
11. 你在讲话时出现口头不利落吗	（1）是	（2）否
12. 讲话时，你发现找到一个合适的字眼很困难吗	（1）是	（2）否
13. 你现在的记忆力像往常一样吗	（1）是	（2）否
14. 你还喜欢做过去习惯做的事情吗	（1）是	（2）否

四、如何应对认知障碍老人照护者的虐待倾向

虐待倾向是指认知障碍老人照护者意欲作为或不作为的方式致使认知障碍老人受到伤害或处境困难或未满足其基本需要。照护者文化程度、照护负担、社会支持、价值感以及认知障碍老人自身精神行为症状、自理能力等均是认知障碍老人照护者虐待倾向的影响因素，因此我们可以针对影响因素逐一采取应对措施。

（一）增长专业知识，提高专业技能

通过授课等形式，向照护者进行专业技能和职业素养的培训。除了对照护者进行专业知识的教育外，还要鼓励照护者多从积极的方面来感受照护任务，保持积极乐观的心态，肯定自己的价值；鼓励其在履行照护职责的过程中，全力改善患者的健康状态，并从中获得满足感。

（二）建立老年认知障碍预防系统

建立老年认知障碍患者虐待三级预防机制，开展预防虐待老人知识科普活动，提高照

护者对虐待老人的认知，针对虐待事件的发生共同探讨分析原因并及时纠正。

（三）合理安排照护者工作时间

照护者把时间和精力几乎都用于照护认知障碍老人，很少有自己的活动时间。因此需要合理安排照护者工作时间，密切观察照护者身体状况及心理变化。针对出现躯体不适或精神不济，对存在严重负面情绪者建议停止照护工作，并及时进行心理疏导，以避免疲劳诱发虐待的发生。

（四）合理利用辅助器材

许多认知障碍老人合并运动障碍，导致照护者的日常照护工作需要付出重大体力。因此在长期照护机构管理者可采取引进辅助器材，鼓励照护者加强运动锻炼等措施减轻照护者体力消耗，同时改进照护者照护技巧，提高照护者身体素质，以改善照护者躯体疲劳状况。在家庭中可以帮助认知障碍老人早日习惯使用便携式器材，如拐杖、电动轮椅、电动护理床等，可在一定程度上减轻家庭照护者的消耗。

（五）予以社会支持

社会支持指来自社会各方面给予个体在精神和物质上的帮助。照护者把时间和精力几乎都用于照护患者，导致其与外界社会的联系减少，能够获得的社会支持也相对减少，照护者整体参与社会活动较少，较难利用整个社会支持网络，导致不管是否存在虐待倾向，社会支持利用度普遍偏低。良好的社会支持有益于照护者的身心健康。应鼓励照护者积极参与社会活动，增强内心的参与感与归属感；遇到挫折能够主动寻求帮助，及时倾诉，释放内心的压抑情感，减少不良情绪对自身的影响；倡导其他家属共同参与对认知障碍老人的照护，从而给予主要照护者更多的支持和谅解；还可通过定期的联谊会，分享疾病治疗和照护的最新信息，增进照护者之间的交流，帮助他们建立良好的社会环境。当照护者获得足够的社会支持，逐渐适应照护任务和角色时，期虐待行为发生的可能性会大大降低。

认知障碍老人照护者的学历是产生虐待危险行为的保护因素，照护者文化程度越高，虐待危险行为得分越低。老人丧偶和生活不能自理则是照护者产生虐待危险行为的危险因素。需采取多种有效的措施，缓解认知障碍老人照护者的困难和压力，预防认知障碍老人照护者虐待危险行为，进而降低认知障碍老人被虐待的发生率，提高其生活质量。

（刘　帅　甘景环）

思考练习题

1. 认知障碍照护者照护能力评估方法有哪些?

2. 社会支持的主要来源是哪些?

3. 病例分析题:评估员正对一名 65 岁的女性老人进行认知功能评估,该老人为高中文化程度。MMSE 测验如下:日、星期、季节错误,年、月正确,市、区、街道、第几层楼正确,地方错误,记忆力三个均可重复,注意力和计算力对了 1 个,回忆能力只回忆出 3 个物品名称中的 1 个,命名 2 个均正确,复述错误,完成命令对了 3 步,阅读正确,书写正确,结构错误。

问题 1:请判断该老人 MMSE 得分。

问题 2:请判断该老人的认知障碍程度分级。

参考文献

[1] KOSBERG JI, CAIRL RE. Burden and competence in caregivers of Alzheimer's disease patients [J]. J Gerontol Soc Work, 1992, 18 (1-2): 85-96.

[2] FARRAN CJ, MCCANN JJ, FOGG LG, et al. Developing a measurement strategy for assessing family caregiver skills: Conceptual Issues [J]. Alzheimers care today, 2009, 10 (3): 129-139.

[3] 赵雪萍, 薛詠红, 杨惠花, 等. 社区脑卒中病人照护者照顾能力现状及影响因素分析 [J]. 护理研究, 2011, 25 (28): 2551-2553.

[4] 蒋振虹, 谭小林, 赵科, 等. 阿尔茨海默病患者的家庭照护者心理健康状况及其影响因素分析 [J]. 中国医药导报. 2015, 12 (11): 55-59.

[5] 胡舒, 谭小林, 赵科, 等. 阿尔茨海默病患者家庭照护者生活质量及其影响因素 [J]. 中国老年学杂志, 2017, 37 (7): 1741-1744.

[6] 钟华, 沈鑫华, 吴爱勤. 阿尔茨海默病行为和精神症状对于照护者心理健康的影响 [J]. 上海精神医学, 2006 (5): 281-284.

[7] 朱小凤, 阮继红, 郑红霞. 养老机构中痴呆照护者的心理压力与对策 [J]. 中国民康医学, 2008 (3): 251-252.

[8] 杨婷, 高艳艳, 秦亚辉. 阿尔茨海默病病人家属心理负担及影响因素的研究进展 [J]. 全科护理, 2017, 15 (4): 400-403.

[9] 叶彩祝, 周静然, 严梅秀. 阿尔茨海默病病情及护理干预对照护者生活质量的影响 [J]. 实用临床医学, 2011, 12 (5): 90-92, 94.

[10] 伍星, 许秀峰. 阿尔茨海默病患者照护者负担的干预 [J]. 中国当代医药. 2013, 20 (21): 12-14.

[11] 张登利. 国外老人"喘息服务"研究及借鉴 [J]. 中国社会工作, 2018 (26): 46-49.

[12] VAN EXEL J, MORÉE M, KOOPMANSCHAP M, et al. Respite care--an explorative study of demand and use in Dutch informal caregivers [J]. Health Policy, 2006, 78 (2-3): 194-208.

［13］陈际华，卞海琴. 社会支持理论下喘息服务介入失能老人家庭照顾问题研究［J］. 经济研究导刊，2018（7）：60-66.

［14］涂骁玲，唐世明. 家庭照护者喘息服务研究进展［J］. 护理学报，2014，21（19）：36-39.

［15］刘洪玲. 国外青年志愿服务的成功经验对我国的启示［J］. 太原师范学院学报（社会科学版），2009，8（6）：54-56.

［16］穆光宗. 中国都市社会的养老问题：以北京为个案［J］. 中国人民大学学报，2002（2）：80-87.

［17］SHAW C，MCNAMARA R，ABRAMS K，et al. Systematic review of respite care in the frail elderly［J］. Health Technol Assess，2009，13（20）：1-224.

［18］JEON YH，CHENOWETH L，MCINTOSH H. Factors influencing the use and provision of respite care services for older families of people with a severe mental illness［J］. Int J Ment Health Nurs，2007，16（2）：96-107.

［19］SMEETS SM，VAN HEUGTEN CM，GEBOERS JF，et al. Respite care after acquired brain injury：the well-being of caregivers and patients［J］. Arch Phys Med Rehabil，2012，93（5）：834-841.

［20］REICHOW B，LEMONS CJ，MAGGIN DM，et al. Beginning reading interventions for children and adolescents with intellectual disability［J］. Cochrane Database Syst Rev，2019，12（12）：Cd011359.

［21］VAN MIERLO LD，MEILAND FJ，VAN DER ROEST HG，et al. Personalised caregiver support：effectiveness of psychosocial interventions in subgroups of caregivers of people with dementia［J］. Int J Geriatr Psychiatry，2012，27（1）：1-14.

［22］BOOTS LM，DE VUGT ME，VAN KNIPPENBERG RJ，et al. A systematic review of Internet-based supportive interventions for caregivers of patients with dementia［J］. Int J Geriatr Psychiatry，2014，29（4）：331-344.

［23］VAN'T LEVEN N，PRICK AE，GROENEWOUD JG，et al. Dyadic interventions for community-dwelling people with dementia and their family caregivers：a systematic review［J］. Int Psychogeriatr，2013，25（10）：1581-1603.

［24］MANTHORPE J，SAMSI K. Person-centered dementia care：current perspectives［J］. Clin Interv Aging，2016，11：1733-1740.

［25］李梓伊. 喘息服务介入失能老人家庭照顾的意义探析［J］. 法制与社会，2016，（2）：268-269.

［26］VANDEPITTE S，VAN DEN NOORTGATE N，PUTMAN K，et al. Effectiveness of respite care in supporting informal caregivers of persons with dementia：a systematic review［J］. Int J Geriatr Psychiatry，2016，31（12）：1277-1288.

［27］SHANLEY C. Developing more flexible approaches to respite for people living with dementia and their carers［J］. Am J Alzheimers Dis Other Demen，2006，21（4）：234-241.

［28］DONG X，SIMON M A，GORBIEN M. Elder abuse and neglect in an urban chinese population［J］. J Elder Abuse Negl，2007，19（3-4）：79-96.

［29］GRIFFITH R. Mental Capacity and Mental Health Acts part 1：advance decisions［J］. Br J Nurs，2014，23（14）：812-813.

［30］SAKAR H，MAHTAB AK，FARSHAD S，et al. Validation Study：The Iranian Version of Caregiver Abuse Screen（CASE）among Family Caregivers of Elderly with Dementia［J］. J Gerontol Soc Work，

2019，62（6）：649-662．

［31］冯瑞新，刘雪琴．照护者虐待老人评估量表（中文版）的信度和效度测评［J］．解放军护理杂志，2010，27（17）：1290-1292．

［32］CHALDER T，BERELOWITZ G，PAWLIKOWSKA T，et al．Development of a Fatigue Scale［J］．J Psychosoma Res，1993，37（2）：147-153．

［33］ANETZBERGER G．An update on the nature and scope of Elder Abuse［J］．Generations，2012，36：12-20．

［34］《心理评定量表手册（1999—2010）》出版［J］．新乡医学院学报，2012，29（2）：95．